女性健康

[英]彼得·亚伯拉罕斯 著

狄 文 译

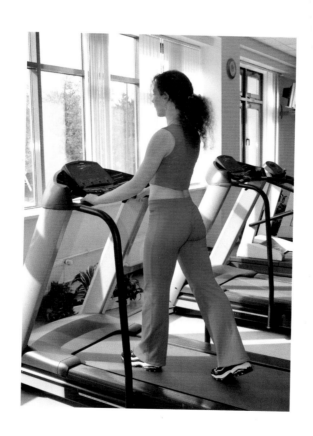

世界图书出版公司

上海·西安·北京·广州

图书在版编目（CIP）数据

女性健康 / (英) 亚伯拉罕斯著；狄文译. —上海: 上海世界图书
出版公司, 2012.6
　　ISBN 978-7-5100-4429-8

　　Ⅰ. ①女… 　Ⅱ. ①亚… ②狄… 　Ⅲ. ①女性－保健－基本知识
Ⅳ. ① R173

中国版本图书馆 CIP 数据核字(2012)第 068537 号

女性健康

[英] 彼得·亚伯拉罕斯 著

狄 文 译

上海世界图书出版公司出版发行
上海市广中路 88 号
邮政编码 200083
上海新艺印刷有限公司印刷
如发现印刷质量问题，请与印刷厂联系
质检科电话：021-56683130
各地新华书店经销

开本：889 × 1194　1/16　印张：11.75　字数：300 000
2012 年 6 月第 1 版　2012 年 6 月第 1 次印刷
印数：1-5000
ISBN 978-7-5100-4429-8/R · 287
图字：09-2009-735 号
定价：58.00 元
http://www.wpcsh.com.cn
http://www.wpcsh.com

翻译人员

（按姓氏笔画排序）

主　译：

狄　文

译　者：

万晓燕	王　瑶	包州州	叶太阳	叶　婧	孙　赟	朱俊彦
吴步初	吴震溟	吴　霞	宋柯琦	张　宁	张　羽	张梅莹
张　惠	李　姝	李　鹤	陈云燕	陈洁雯	季　芳	林　弈
施　君	洪祖蓓	胡　柯	胡海燕	赵卫秀	徐亚楠	徐吉雯
徐　红	殷　霞	顾李颖	高　华	戴　岚		

校译者：

王　酉　王　瑶　陈洁雯　顾李颖　戴　岚

主译助理：

王　酉　顾李颖　戴　岚

目　录

引 言

　　女性健康问题远比男性健康复杂而多样，这主要取决于女性生殖系统、生物钟调控、妊娠和绝经等因素。

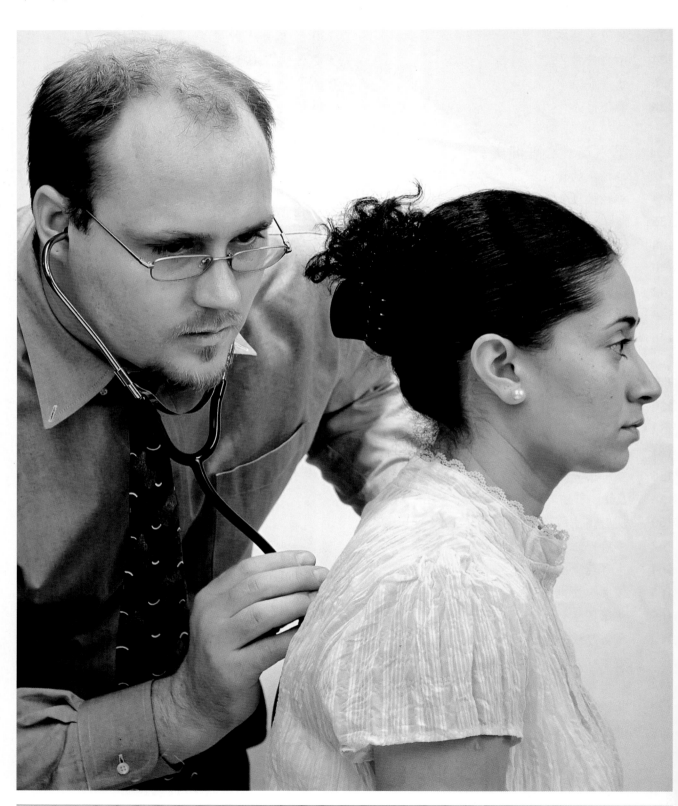

这本书将分成以下几个章节来详细阐述妇女健康这个复杂的话题：

◆ 医学阐述女性身体解剖结构

◆ 女性生殖包括月经周期、妊娠、分娩、绝经和激素替代治疗

◆ 性健康包括避孕、盆腔疼痛、生殖系统炎症

◆ 妇科肿瘤中更关注女性最常见肿瘤——乳腺癌，包括其防范和早期筛查

◆ 皮肤病变包括痤疮和头皮病变

◆ 精神健康包括在女性中经常发生的抑郁症、强迫症、贪食症和神经性厌食等

◆ 辅助疗法主要包括如何调控机体免疫力，如何提升机体活力进行机体释放、减压

每一章节又细分成若干个主题，并在目录页中分列，依次进行详细注解。

你的活力和健康

要想生活得每一天都很充实愉快，你必须把自己的健康放在首位。任何一项身体检查都不要耽误，如果你被要求预约做宫颈涂片检查或乳腺筛查，就不要推迟。要知道这些常规检查是发现一些早期疾病的重要手段。

乳房 X 线摄影

尽管乳房X线摄影会引起短暂性的不适，但是它能发现乳腺癌的一些早期临床异常现象。乳腺癌在 35 岁以下患癌症的女性中最常见。而且其发生率随着年龄增长，并在绝经前达到高峰，一生中一名女性有可能患乳腺癌的概率为 1∶9.5。早期发现常提示良好的预后，乳腺癌不再是不可治愈，目前乳腺癌 5 年存活率超过 75%。

自身检查同样重要，许多乳腺癌患者都是最初自己发现乳腺部位肿块或乳房／乳头外形异常之后，到医院得到了确诊。

戒烟

戒烟对你的健康是很重要的。四五十岁的时候戒烟远比你二三十岁时困难。吸烟影响你的健康、身体的每一个器官和系统，它提高了你患乳腺癌和其他癌症的概率，已知肺癌在吸烟者中很常见，同样吸烟者还易患支气管炎和肺气肿。

血压和血脂检测

血压和血脂对于身体健康至关重要，卒中（中风）已成为人类致死疾患的第三位，并常导致中年女性肢体障

◀一名女性患者正在接受医生的检查。一旦你出现健康问题应当及时咨询医生。

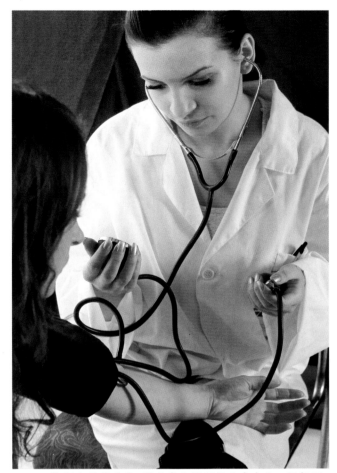

▲检测血压很重要，因为高血压可导致卒中和心肌梗死。

碍。不吸烟的女性和服用降压药和降血脂药物的女性很少发生卒中。健康饮食和适当锻炼能帮助你远离卒中和心肌梗死。

健康生活的金科玉律

◆ 如果出现疼痛不适，应当立即到医院检查，通常疼痛是一些疾病的信号。

◆ 你在怀孕期间也可能会生病，不要将怀孕期间的所有病痛都归因于妊娠反应。

◆ 如果你觉得身体某处不适，请和你的家庭医生沟通，有时这是因为你情绪低落，有时恰恰是某种疾病发生的初期表现。

◆ 每周锻炼3～5次以及合理健康饮食将为你今后的生活打下良好基础，而不健康饮食和懒惰才是你晚年的真正杀手。

◆ 每 6 个月检查一次牙齿。

◆ 每1～2年作一次眼部检查，很多糖尿病都是患者在做眼部检查时发现的。

◆ 不要推迟与家庭医生或医院的预约，始终把你的健康和身体检查放在第一位。

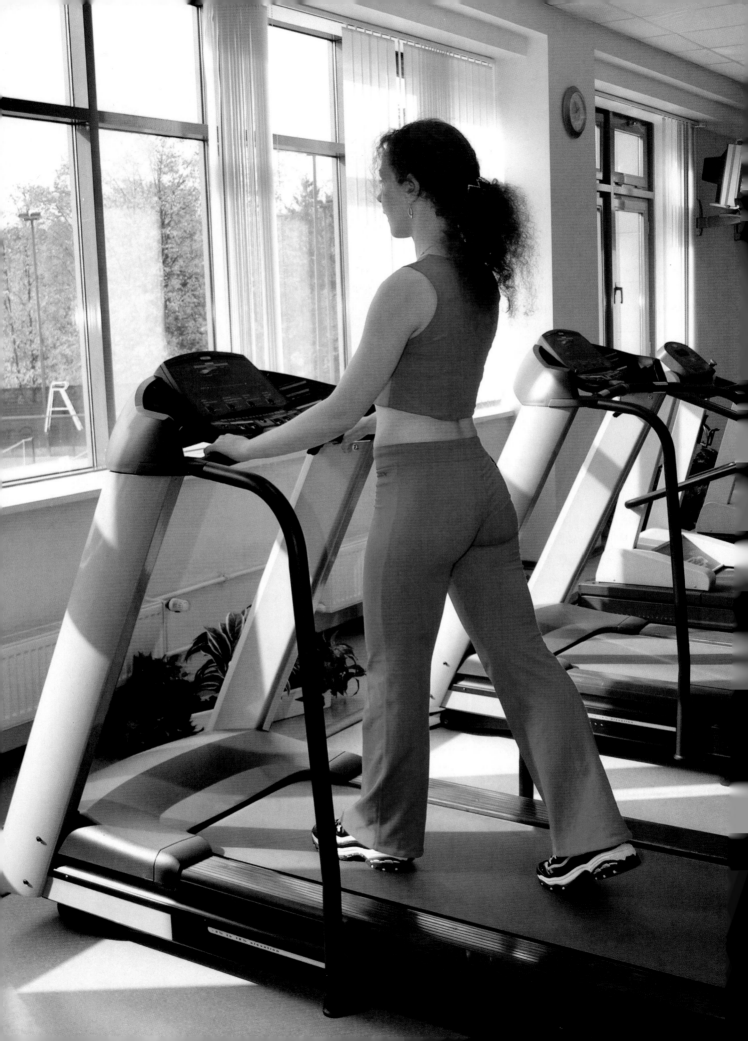

女性生理结构总述

◀日常锻炼不仅有助于保持身体健康，而且有提高体能
和健脑的作用。

女性生殖系统

女性生殖系统功能分为两部分。卵巢产生卵子供受精，而子宫在怀孕9个月中孕育保护胎儿。

女性生殖系统包括内生殖器（卵巢、输卵管、子宫和阴道）和外生殖器（外阴）。

内生殖器

杏形的卵巢位于子宫两侧，由韧带悬挂。卵巢上方为输卵管，输卵管是精子与卵子相遇受精的场所，也是向宫腔运送受精卵的通道。

子宫位于盆腔，怀孕时上升至下腹部。阴道连通宫颈和外阴，具有很大的伸展性。阴道在分娩过程中充分扩展，构成软产道的主要部分。

外生殖器

女性外生殖器又称外阴，是生殖道的开口处。阴道口位于尿道口后方的前庭后部，两侧由小阴唇和大阴唇覆盖。两侧小阴唇顶端的联合处为阴蒂。

▶女性生殖系统分内外生殖器，内生殖器呈T字型，位于盆腔。

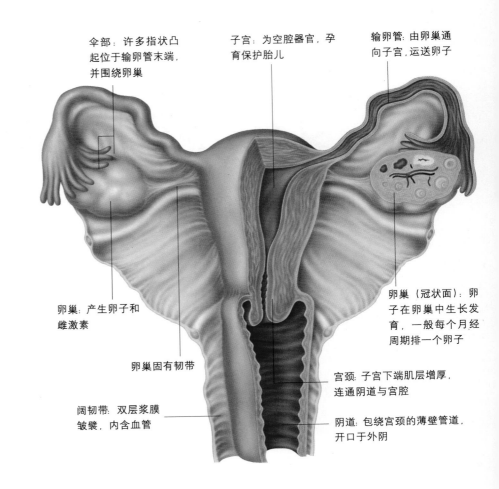

伞部：许多指状凸起位于输卵管末端，并围绕卵巢

子宫：为空腔器官，孕育保护胎儿

输卵管：由卵巢通向子宫，运送卵子

卵巢：产生卵子和雌激素

卵巢固有韧带

阔韧带：双层浆膜皱襞，内含血管

卵巢（冠状面）：卵子在卵巢中生长发育，一般每个月经周期排一个卵子

宫颈：子宫下端肌层增厚，连通阴道与宫腔

阴道：包绕宫颈的薄壁管道，开口于外阴

女性生殖系统位置

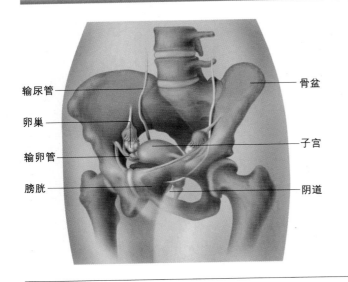

输尿管

卵巢

输卵管

膀胱

骨盆

子宫

阴道

女性内生殖器（除了卵巢，基本上都是管道结构）的位置在青春期发生变化。成年女性的内生殖器位于盆腔深部，因此受到骨盆的保护。

成年女性的盆腔与儿童的盆腔不同，儿童盆腔相对较浅。女孩的子宫和膀胱都位于下腹部。

阔韧带

腹膜犹如"斗篷"覆盖子宫底部和卵巢，向两侧延伸呈翼状，构成阔韧带，可限制子宫向两侧倾倒。

◀成年女性的内生殖器位于盆腔深部，因此受到骨盆的保护。

内生殖器血供

女性生殖系统血供丰富。动脉互相交错，吻合成网状。而静脉血由静脉丛排送。

女性生殖器的四条主要动脉：

◆ 卵巢动脉：由腹主动脉分出。卵巢动脉的分支穿过卵巢系膜，供应输卵管和卵巢。卵巢动脉在卵巢系膜中与子宫动脉相吻合。

◆ 子宫动脉：为髂内动脉的分支。子宫动脉在宫颈水平到达子宫，并被宫颈韧带固定。子宫动脉上支与卵巢动脉吻合，下支供血给宫颈和阴道。

◆ 阴道动脉：同样为髂内动脉的分支。与子宫动脉一同为阴道壁供血。

◆ 阴部内动脉：主要为阴道下1/3段和肛门部供血。

静脉

静脉在子宫壁和阴道壁交错吻合成复杂的网络结构。血液经过这些静脉后最后通过子宫静脉汇入髂内静脉。

▶此图中，女性盆腔脏器的表层被隐去，显示出其下面的血管。

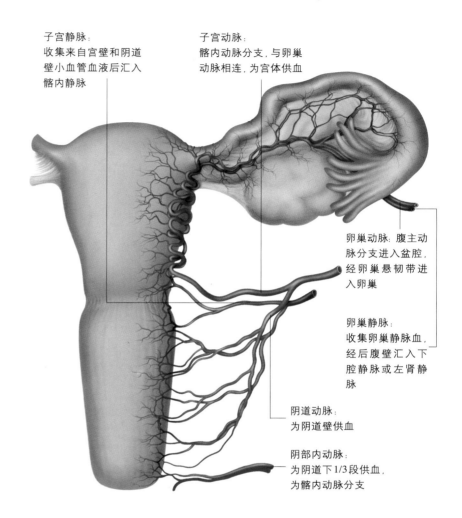

子宫静脉：收集来自宫壁和阴道壁小血管血液后汇入髂内静脉

子宫动脉：髂内动脉分支，与卵巢动脉相连，为宫体供血

卵巢动脉：腹主动脉分支进入盆腔，经卵巢悬韧带进入卵巢

卵巢静脉：收集卵巢静脉血，经后腹壁汇入下腔静脉或左肾静脉

阴道动脉：为阴道壁供血

阴部内动脉：为阴道下1/3段供血，为髂内动脉分支

女性生殖道显影图

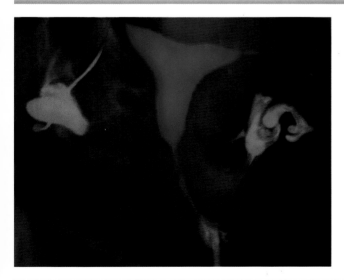

女性生殖道的管腔或空腔部分可通过子宫输卵管碘油造影来显现。

在此过程中，一种特殊的射线不能穿透的染料经宫颈进入宫腔，即X线摄片区。染料充满宫腔后，流入输卵管，最后进入腹腔。

评估输卵管通畅度

子宫输卵管碘油造影可用于不孕患者的检查，以评估输卵管是否通畅。如果输卵管阻塞（通常由于感染引起），染料将不能到达输卵管全长。

◀这张子宫输卵管碘油造影显示宫腔内充满染料，染料同样出现在输卵管和盆腔内。

子宫

子宫是女性生殖系统的一部分，在孕期孕育和保护胎儿。子宫位于骨盆，是有腔的肌性器官。

育龄妇女的子宫在非孕期约7.5厘米长，5厘米宽，而在孕期，可伸展扩大容纳胎儿。

结构

子宫由两部分构成

◆ 宫体：构成子宫的上部分。宫体具有很好的延展性，在孕期伸展容纳胎儿。位于宫体中央的宫腔为三角形，两侧通输卵管。

◆ 宫颈：构成子宫的下部分。宫颈是较厚的肌性管道，受到盆底组织的支持。

子宫壁

宫体为子宫的主要部分，宫体壁较厚，由三层组织构成。

◆ 浆膜层：子宫壁表面较薄的外膜层，与盆腔腹膜相连。

◆ 肌层：子宫壁中间较厚的肌肉层。

◆ 内膜：子宫壁内层，是受精卵种植的地方。

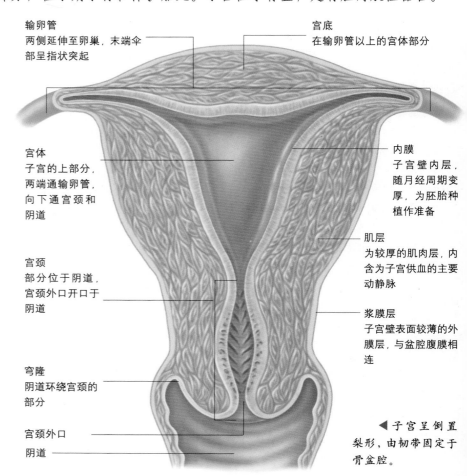

输卵管
两侧延伸至卵巢，末端伞部呈指状突起

宫底
在输卵管以上的宫体部分

宫体
子宫的上部分，两端通输卵管，向下通宫颈和阴道

宫颈
部分位于阴道，宫颈外口开口于阴道

穹隆
阴道环绕宫颈的部分

宫颈外口

阴道

内膜
子宫壁内层，随月经周期变厚，为胚胎种植作准备

肌层
为较厚的肌肉层，内含为子宫供血的主要动静脉

浆膜层
子宫壁表面较薄的外膜层，与盆腔腹膜相连

◀子宫呈倒置梨形，由韧带固定于骨盆腔。

子宫的位置

子宫位于盆腔中央，膀胱与直肠之间。子宫的位置随着膀胱直肠的充盈程度和体位的变化而发生变化。

子宫的通常位置

膀胱

阴道

子宫极度后屈位置

直肠

▲绝大多数妇女子宫倾向膀胱，当膀胱充盈时向后移。然而，子宫可有多种位置。

通常位置

一般情况下，子宫的纵轴和阴道纵轴呈90°角，子宫向前倾向膀胱。该位置称前位。

前屈位

有些妇女的子宫位于通常位置，但是宫底可能略微倒向宫颈，此时称为前屈位。

后屈位

某些情况下，子宫向后屈，宫底倾向直肠，此时称为后屈位。

无论子宫位于什么位置，孕期子宫一般都会向前倾。然而，后屈子宫的孕妇，其子宫通常需要较长的时间超出骨盆腔，从而使得子宫可被触及。

孕期子宫

怀孕时，子宫必须伸展扩大容纳胎儿，从一较小的盆腔脏器扩大至占据大部分腹腔的脏器。

增大的子宫将腹腔脏器向横膈方向推移，使得胸腔体积减小，导致肋骨向外突出以作代偿。胃、膀胱等脏器在孕晚期受到较强挤压，使其容积迅速减小，更容易被充盈。

分娩后，子宫体积迅速减小，尽管最终体积会比未孕前稍微大一些。

宫高

在怀孕期间，子宫逐渐增大，约12周时，占满盆腔，此时宫底可进入下腹部。孕20周时，宫底到达脐部。孕晚期，宫底可到达剑突部（胸骨的最下部）。

子宫重量

孕晚期，子宫的重量可从孕前的45克增加至约900克。子宫肌纤维增大，宫壁增厚。此外，肌纤维数量也增加。

▶孕期，子宫扩大容纳胎儿，腹腔脏器受到子宫和膈肌的挤压。

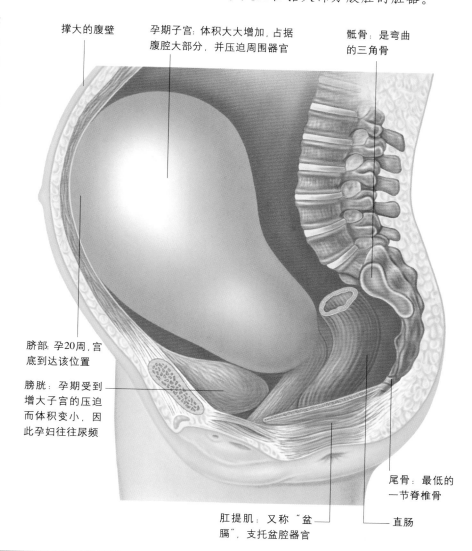

撑大的腹壁

孕期子宫：体积大大增加，占据腹腔大部分，并压迫周围器官

骶骨：是弯曲的三角骨

脐部：孕20周，宫底到达该位置

膀胱：孕期受到增大子宫的压迫而体积变小，因此孕妇往往尿频

尾骨：最低的一节脊椎骨

肛提肌：又称"盆膈"，支托盆腔器官

直肠

子宫内层

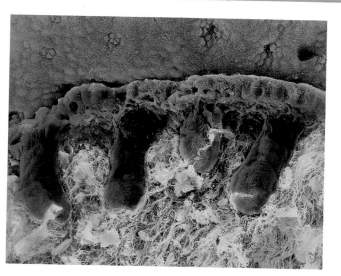

子宫内层称为子宫内膜。包括较薄的基底层和上面的功能层。内膜中包含较多管状腺体。

月经周期

受到激素的影响，子宫内膜发生周期性变化，这为受孕作准备。子宫内膜的厚度可从1毫米增加到5毫米。

血供

子宫肌层的血管，向子宫内膜伸出无数小分支。有两类血管：短直动脉，为基底层供血；螺旋动脉，为功能层供血。动脉的螺旋形状可防止月经期流血过多。

◀这张放大的图片显示出子宫内膜表层上皮细胞（蓝色）和三个管状腺体。

阴道和宫颈

阴道是薄壁肌性管道，上端包绕宫颈，下端开口于外阴。静息时阴道闭合，性交或分娩时阴道扩张。

阴道大约8厘米长，与膀胱和直肠相邻。分娩时，阴道构成产道的主要部分。性交时，阴道容纳阴茎。

阴道的结构

阴道的前壁和后壁通常紧密相贴，管腔闭合。分娩时，阴道可延展扩张。

子宫的下部是宫颈，其伸向并开口于阴道。阴道围绕宫颈的部分称为阴道穹隆，按其位置分为前、后、左、右四部分。

阴道壁分为三层：

◆外膜——为外层的纤维素组织，具有很大的延展性

◆肌层——阴道壁中间的肌肉层

◆黏膜——阴道壁的内层，有很多横纹皱襞。阴道黏膜由覆层鳞状上皮细胞覆盖，以抵抗性交时的摩擦。

▶阴道是薄壁肌性管道，约8厘米长，性交或分娩时阴道扩张。

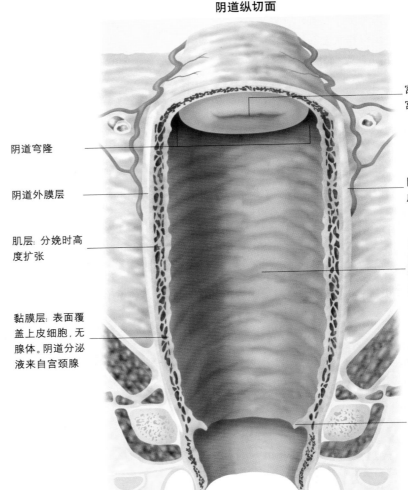

阴道纵切面

阴道穹隆

阴道外膜层

肌层：分娩时高度扩张

黏膜层：表面覆盖上皮细胞，无腺体。阴道分泌液来自宫颈腺

宫颈口：通向宫腔的入口

阴道动脉：供应含氧血液

阴道腔：处于闭合状态，有很多横纹皱襞

处女膜环：处女膜残留。环绕阴道入口的黏膜皱襞

外 阴

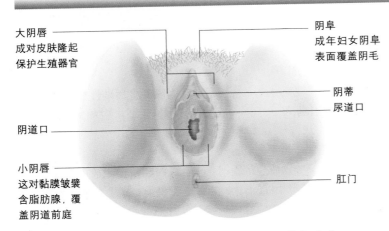

大阴唇
成对皮肤隆起
保护生殖器官

阴阜
成年妇女阴阜
表面覆盖阴毛

阴蒂
尿道口

阴道口

小阴唇
这对黏膜皱襞
含脂肪腺，覆盖阴道前庭

肛门

▲外阴具有四层黏膜皱襞，称为阴唇。覆盖和保护尿道口、阴道口及阴蒂。

女性的外生殖器又称外阴，是生殖器官的外露部分，包括：

◆阴阜：耻骨联合前方的皮肤隆起，皮下还有脂肪，生长有阴毛。

◆大阴唇：一对纵长的皮肤皱襞，包绕外阴口。

◆小阴唇：大阴唇内部的一对薄皱襞。

◆阴道前庭：尿道口与阴道口的开口区域。

◆阴蒂：具有勃起性和富含神经的海绵体组织，与男性阴茎相似。

阴道口在周围肌肉和阴唇的包绕下，处于部分关闭状态。首次性交、阴道检查或使用卫生棉条时破裂。

宫　颈

宫颈是子宫下端较窄的部分，突向阴道。

宫颈受到韧带固定，托起相对活动的宫体。

宫颈结构

宫颈有一个狭窄的通道。成年妇女，该通道约2.5厘米长。宫颈壁坚韧，含有较多纤维和肌肉，而宫体主要含肌肉。

宫颈管是宫腔的延续，末端开口于阴道，称宫颈外口。管腔中间部分最宽，而两端稍紧缩。

宫颈黏膜

宫颈上皮，或宫颈黏膜包括两种类型：

◆宫颈内黏膜：宫颈管内黏膜是由单层柱状上皮构成，覆盖于有较多折叠的颈管表层，还有腺体。

◆宫颈外黏膜：为宫颈阴道部黏膜，由覆层鳞状上皮构成。

▶宫颈位于子宫下部，较宫体含有较少的纤维组织，并由两种类型上皮覆盖。

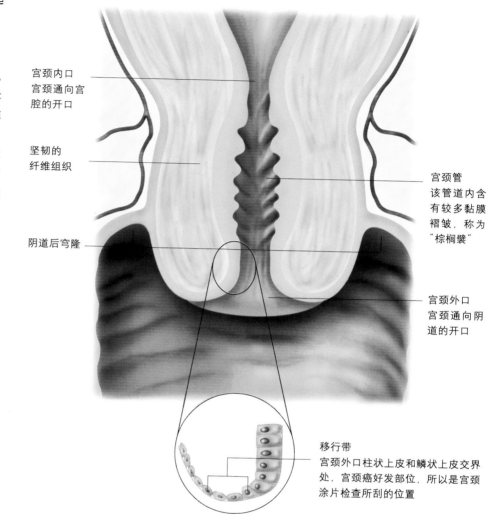

宫颈内口
宫颈通向宫腔的开口

坚韧的纤维组织

阴道后穹隆

宫颈管
该管道内含有较多黏膜褶皱，称为"棕榈襞"

宫颈外口
宫颈通向阴道的开口

移行带
宫颈外口柱状上皮和鳞状上皮交界处，宫颈癌好发部位，所以是宫颈涂片检查所刮的位置

宫颈外口

宫颈管开口于阴道处称为宫颈外口。

当常规宫颈筛查发现异常细胞时，需仔细检查宫颈。此时往往需要用到阴道镜检查。

阴道镜检查

阴道镜检查时，宫颈上的异常细胞被染料异常着色。在可疑处做活检，并可能需要进一步治疗。

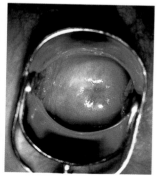

▲金属窥阴器下健康宫颈，在宫颈外口处可见深粉色分界线。

未产妇宫颈外口　　　经产妇宫颈外口

▲未产妇宫颈外口呈圆形，宫颈管紧闭；经产妇宫颈外口呈线形，宫颈管较松。

卵巢和输卵管

卵巢是产生卵子的场所，卵子遇到精子形成受精卵。输卵管将卵子从卵巢运送至宫腔。

卵巢位于下腹部，子宫两旁。卵巢的位置会发生变化，特别是在分娩韧带松弛后。

每个卵巢包括：

◆ 白膜：一层致密的起保护作用的纤维组织

◆ 髓质：中央部分，含有血管、神经

◆ 皮质：卵泡发育场所

◆ 表层：青春前期表面光滑，生殖期表面变为凹凸不平。

血供

卵巢由卵巢动脉供血。卵巢动脉由腹主动脉分出，同时为输卵管供血，卵巢动脉与子宫动脉吻合。

来自卵巢的血液汇入卵巢静脉，卵巢静脉出卵巢门后形成静脉丛，右侧汇入下腔静脉，左侧汇入左肾静脉。

▶卵巢纵切面显示：卵泡位于卵巢皮质，每个卵泡含有一个不同发育阶段的卵子。

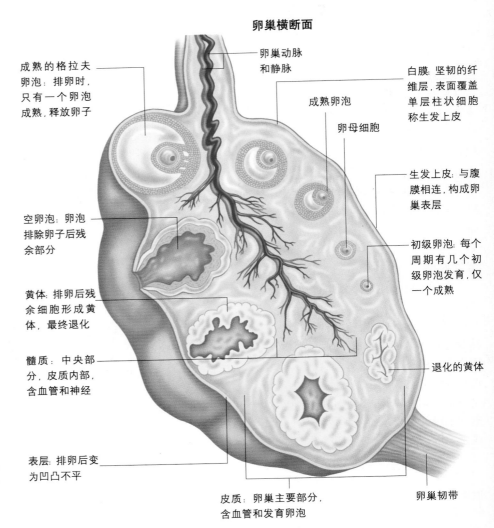

卵巢横断面

卵巢动脉和静脉

成熟的格拉夫卵泡：排卵时，只有一个卵泡成熟，释放卵子

成熟卵泡

卵母细胞

白膜：坚韧的纤维层，表面覆盖单层柱状细胞称生发上皮

空卵泡：卵泡排除卵子后残余部分

生发上皮：与腹膜相连，构成卵巢表层

黄体：排卵后残余细胞形成黄体，最终退化

初级卵泡：每个周期有几个初级卵泡发育，仅一个成熟

髓质：中央部分，皮质内部，含血管和神经

退化的黄体

表层：排卵后变为凹凸不平

皮质：卵巢主要部分，含血管和发育卵泡

卵巢韧带

提供支持的韧带

卵巢被韧带固定于子宫和输卵管之间。

主要的韧带

这些韧带包括：

◆ 阔韧带：位于子宫两侧的双层腹膜皱襞，呈翼状。包裹输卵管和卵巢。

◆ 卵巢悬韧带：此韧带将卵巢悬于骨盆壁，卵巢血管和淋巴管由此穿行。

◆ 卵巢系膜：阔韧带包裹卵巢部分。

◆ 卵巢韧带：将卵巢固定于宫体，卵巢韧带穿行于阔韧带。

这些韧带在妇女分娩后可能变松弛，这意味着卵巢活动性变大。

卵巢韧带

输卵管

阔韧带

卵巢

卵巢悬韧带

子宫

▲每侧卵巢被数根韧带悬挂固定。然而，卵巢位置可发生变动，尤其韧带松弛时。

输卵管

输卵管收集卵巢排出的卵子，并将其运送至子宫。输卵管为精子、卵子提供受精场所。

输卵管一般长10厘米左右，由宫体上端向两侧盆壁延伸。

输卵管行于阔韧带上方，在到达卵巢处开口于腹腔。

结构

输卵管由外向内可分为四部分，分别为：

◆伞部：输卵管外端，开口于腹腔，呈漏斗状

◆壶腹部：最长最宽阔的部分，卵子在该处受精

◆峡部：狭窄，壁厚部分

◆间质部：是输卵管最短的部分。

血供

输卵管具有丰富的血供，分别来自卵巢动脉和子宫动脉，构成动脉丛。静脉血液由伴行于动脉的静脉回收。

输卵管主要部分

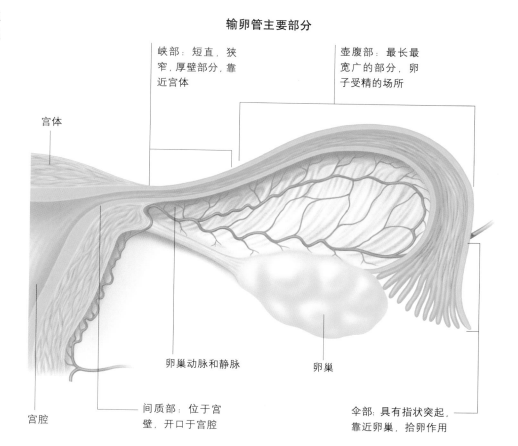

峡部：短直，狭窄，厚壁部分，靠近宫体

壶腹部：最长最宽广的部分，卵子受精的场所

宫体

卵巢动脉和静脉

卵巢

间质部：位于宫壁，开口于宫腔

宫腔

伞部：具有指状突起，靠近卵巢，拾卵作用

▲输卵管位于宫体两侧，外端接近卵巢，并开口于腹腔。

输卵管管壁

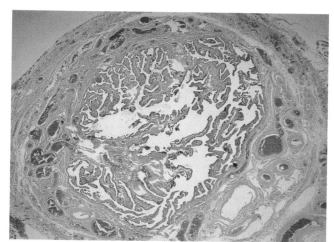

▲输卵管管壁内层由两种细胞覆盖：黏液分泌细胞和纤毛细胞，起到滋养和输送卵子的作用。

输卵管管壁表现出帮助输送卵子至宫腔种植的功能特征：

◆管壁肌肉纤维使输卵管能有节律地收缩，收缩波向宫腔方向传递。

◆管壁内层含有纤毛细胞，将卵子"扫"向宫腔。

◆管壁中的无纤毛细胞分泌黏液，滋养位于输卵管的卵子和精子。

卵巢激素

输卵管受到卵巢激素的影响，因此其活动随月经周期而发生周期性变化。比如孕激素可增加管壁中黏液的分泌。

女性乳房

女性一生中乳房结构都在发生变化。最明显的变化发生在妊娠期，因为乳房要为发挥哺乳的功能做好准备。

男性和女性都有乳腺组织，但正常情况下，只有在女性中乳房结构才发育完善。女性乳房为两个半球形，由脂肪和乳腺组织构成，覆盖在前胸壁胸骨两侧的肌肉层表面。

乳房的结构

乳房基底部大致为圆形，向上延伸至第二肋骨，向下延伸至第六肋骨。另外，乳房组织可能向腋下延伸，被称为"腋尾"。

不同女性乳房大小差异很大。主要由于脂肪含量不同。每个乳房的乳腺组织含量大致是相同的。

乳腺由15～20个乳腺小叶构成，乳腺小叶是分泌乳汁的组织。乳汁被每个小叶内的导管运输至乳房表面，这些导管称为"输乳管"，开口于乳头。

乳头为被乳晕包绕的突起结构，乳晕为圆形，有色素沉着。乳头皮肤非常薄，没有毛囊和汗腺。

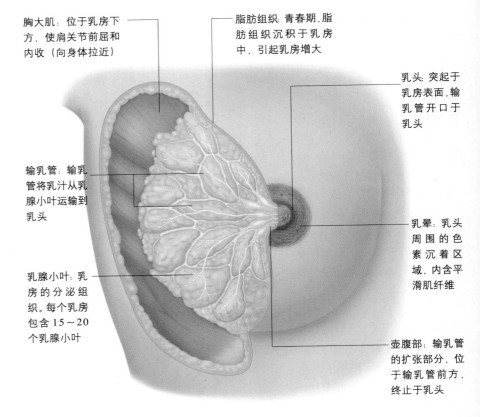

胸大肌：位于乳房下方，使肩关节前屈和内收（向身体拉近）

脂肪组织：青春期，脂肪组织沉积于乳房中，引起乳房增大

乳头：突起于乳房表面，输乳管开口于乳头

输乳管：输乳管将乳汁从乳腺小叶运输到乳头

乳腺小叶：乳房的分泌组织。每个乳房包含15～20个乳腺小叶

乳晕：乳头周围的色素沉着区域，内含平滑肌纤维

壶腹部：输乳管的扩张部分，位于输乳管前方，终止于乳头

▲女性乳房由脂肪和纤维腺体组织组成，乳腺分泌乳汁，由15～20个小叶组成；乳汁通过输乳管被运输至乳头。

乳房的血管

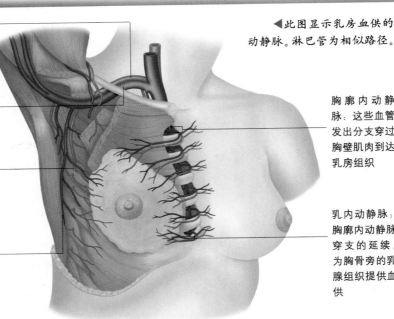

右锁骨下动脉：胸廓内动脉和腋动脉均为其分支

右锁骨下静脉：直接汇入颈内静脉，形成右头臂静脉

胸外侧动脉：沿身体侧缘走行，发出侧乳房分支供应乳房外侧

胸外侧静脉：由胸外侧动脉供血

◄此图显示乳房血供的动静脉。淋巴管为相似路径。

胸廓内动静脉：这些血管发出分支穿过胸壁肌肉到达乳房组织

乳内动静脉：胸廓内动静脉穿支的延续，为胸骨旁的乳腺组织提供血供

乳房的血供有很多来源：包括穿行于整个前胸壁的胸廓内动脉，胸外侧动脉供应乳房外侧部分，还有一些血供来自于后肋间动脉。

乳房皮肤下的浅静脉呈网状，特别是乳晕区。这些静脉在怀孕期间尤为重要。

这些静脉收集的血液向不同方向回流，同动脉的路径相似。通过胸廓内静脉，胸外侧静脉及后肋间静脉汇入返回心脏的大血管。

乳腺淋巴引流

淋巴是渗漏出血管进入细胞间隙的液体，通过淋巴系统返回到血液循环。淋巴通过一系列淋巴结，过滤去除细菌、细胞和其他颗粒。

微小淋巴管形成于组织间隙，汇合形成较大的淋巴管。从组织中携带清洁的淋巴液，并进入静脉系统。

淋巴液从乳头回流。乳晕和乳腺小叶回流入网状的小淋巴管，即乳晕下淋巴丛。此处淋巴液可通过不同途径回流。

回流方式

75% 来自于乳晕下淋巴丛的淋巴液大部分从乳房外象限回流至腋窝淋巴结。这些淋巴液经过腋窝区域的一系列淋巴结，回流至锁骨下淋巴干，最终进入右侧淋巴干，返回至心脏上方的静脉。

其余大部分淋巴液多数来自于乳房内象限，回流至位于前胸壁中线处的胸骨旁淋巴结。乳房的一小部分淋巴管从其他途径回流至后肋间淋巴结。

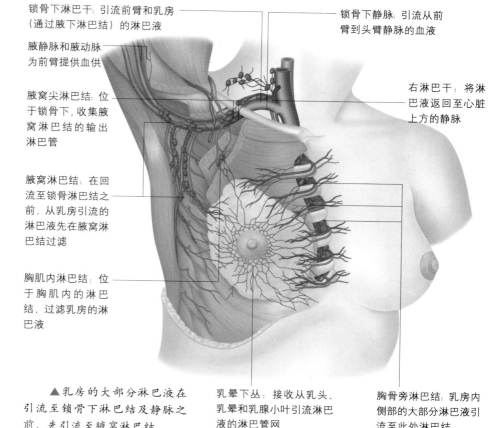

锁骨下淋巴干：引流前臂和乳房（通过腋下淋巴结）的淋巴液

腋静脉和腋动脉为前臂提供血供

腋窝尖淋巴结：位于锁骨下，收集腋窝淋巴结的输出淋巴管

腋窝淋巴结：在回流至锁骨淋巴结之前，从乳房引流的淋巴液先在腋窝淋巴结过滤

胸肌内淋巴结：位于胸肌内的淋巴结，过滤乳房的淋巴液

锁骨下静脉：引流从前臂到头臂静脉的血液

右淋巴干：将淋巴液返回至心脏上方的静脉

▲乳房的大部分淋巴液在引流至锁骨下淋巴结及静脉之前，先引流至腋窝淋巴结。

乳晕下丛：接收从乳头、乳晕和乳腺小叶引流淋巴液的淋巴管网

胸骨旁淋巴结：乳房内侧部的大部分淋巴液引流至此处淋巴结

淋巴回流和乳腺癌

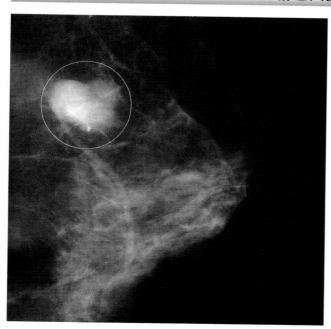

淋巴液中通常含有颗粒，比如从组织中清除出的细胞。如果淋巴液来自于含有肿瘤生长的区域，可能其中含有从肿瘤中脱离出的细胞。这些细胞将被淋巴结过滤，并在淋巴结中停留，生成继发性肿瘤，或称为"转移"。

了解身体各部位的淋巴引流方式，特别是容易生乳腺癌的区域，对医生来说非常重要。如果发现一个乳房肿块，医生检查相关淋巴结以确定是否有肿瘤细胞的进一步播散至关重要。

乳房X线摄片

无论医生还是患者本人，均可用乳房X线摄片（乳房的放射检查）检查乳腺癌。乳房X线摄片可以帮助检测早期乳腺癌，从而使乳腺癌更容易治疗。

◀图片为乳腺恶性肿瘤。圈内高密度阴影为肿瘤组织。

骨盆的骨骼

盆状的骨盆由髋骨、骶骨和尾骨组成。骨盆为许多重要的骨骼肌提供附着点，并有助于保护重要的盆腔器官。

骨盆的骨骼形成一个环，连接脊椎和下肢。保护盆腔脏器，包括生殖器官和膀胱。

附着许多强健骨骼肌的骨盆骨，让身体的重量稳定地传递到下肢。

骨盆的结构

骨盆由无名（髋）骨、骶骨和尾骨组成。前面观，两块无名骨会合于耻骨联合。后面观，这两块骨头都加入到骶骨。从骨盆后面的骶骨向下延伸就是尾骨。

假骨盆和真骨盆

可以认为骨盆被一条穿过骶岬和耻骨联合的假想平面分为两部分：

◆ 骶岬上方为假骨盆，支持下腹器官

◆ 假想线下方为真骨盆，在女性中，即为胎儿娩出的狭窄产道。

成年女性骨盆前面观

骶髂关节：骶骨和髂骨翼之间宽而平的关节

骶岬

骶骨

右髋骨

左髋骨

尾骨：尾骨及骶骨的最低点有助于形成骨盆环的后壁

耻骨联合：两块耻骨在骨盆前方相连接的区域

坐骨结节：坐骨的较大突起，坐位时起承重作用

耻骨弓：位于骨盆前方耻骨下方的角度，女性耻骨弓角度较男性大

▲骨盆的骨性结构由髋骨、骶骨和尾骨组成，此处显示的成年女性骨盆可以适应分娩。

男性和女性骨盆之间的差异

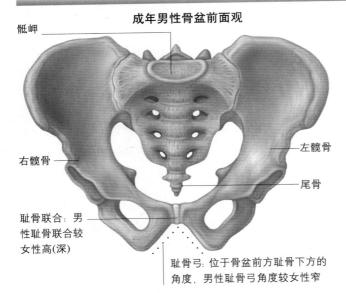

成年男性骨盆前面观

骶岬

右髋骨

左髋骨

尾骨

耻骨联合：男性耻骨联合较女性高(深)

耻骨弓：位于骨盆前方耻骨下方的角度，男性耻骨弓角度较女性窄

▲男性骨盆与女性不同，男性骨盆更重，骨盆骨更厚实。耻骨弓较窄，耻骨联合较深。

男性和女性骨骼有许多不同之处，但没有其他地方像骨盆差异如此明显。

生理差异

男性和女性之间的骨盆差异可以归因于两个因素：分娩的要求；在一般情况下，男性比女性更重，肌肉更发达。

比较明显的差异有：

◆ 一般结构——男性骨盆更重，骨盆骨更厚实

◆ 骨盆入口——女性真骨盆入口为宽椭圆形，男性较窄，为心形

◆ 骨盆通道——女性进入真骨盆的通道大致为圆柱形，而在男性中从上往下会逐渐变细

◆ 耻骨弓——骨盆前面的耻骨组成的角度：女性（100°或更大）大于男性（90°或更小）。

这些差异以及其他更精细的测量方法被法医病理学家及人类学家用来判断一副骨骼的性别。

髋骨

这两块髋骨在前方融合，在后方与骶骨相连。每块髋骨有三块骨——髂骨、坐骨及耻骨构成。

两块髋骨组成了大部分骨盆，在前面相互连接，在后面与骶骨相连。

结构

由于髋骨的功能是传递脊柱与腿之间的力量，因此髋骨大而强。如同大多数骨骼，由于与肌肉或韧带的连接而使髋骨表面突起或者凹凸不平。

髋骨形成由三个独立的骨骼融合：髂骨、坐骨和耻骨。在少儿期，这三个骨头仅由软骨连接。在青春期，三骨融合在两侧分别形成单一无名骨，或称髋骨。

特点

髋骨的上缘由增宽的髂嵴形成。髋骨下部为坐骨的隆起，称为坐骨结节。

闭孔位于髋臼的下方偏前的位置，髋臼与股骨（大腿骨）头相连接。

▶这张髋骨的侧面观清楚地显示了髂骨、坐骨及耻骨的结构。这三块骨在青年时期融合在一起。

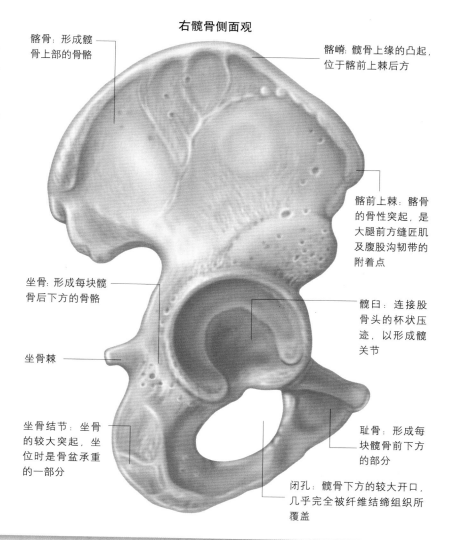

右髋骨侧面观

髂骨：形成髋骨上部的骨骼

髂嵴：髋骨上缘的凸起，位于髂前上棘后方

髂前上棘：髂骨的骨性突起，是大腿前方缝匠肌及腹股沟韧带的附着点

坐骨：形成每块髋骨后下方的骨骼

坐骨棘

髋臼：连接股骨头的杯状压迹，以形成髋关节

坐骨结节：坐骨的较大突起，坐位时是骨盆承重的一部分

耻骨：形成每块髋骨前下方的部分

闭孔：髋骨下方的较大开口，几乎完全被纤维结缔组织所覆盖

女性骨产道

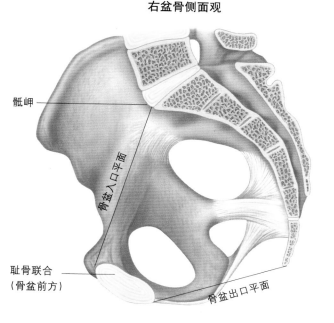

右盆骨侧面观

骶岬

骨盆入口平面

耻骨联合
（骨盆前方）

骨盆出口平面

分娩时，胎儿下降至骨产道，进入骨盆入口，从骨盆出口娩出。因此，女性骨产道的大小至关重要。

三角形状

骨产道断面观基本为三角形，前壁较短，由耻骨联合形成，后壁较长，由骶骨和尾骨构成。

从前到后，骨盆入口直径通常为11厘米，被称为"产科结合径"。由于骨盆入口的椭圆形结构，从边到边的直径会有轻度增宽。

分娩过程中的变化

骨盆出口通常比骨盆入口稍大些，特别是妊娠后期，附着在骨盆骨骼上的韧带在激素的影响下可以延伸。同时连接尾骨和骶骨的关节变得松弛，使得尾骨在分娩过程中向后移动。

◀骨产道基本定义为前方的耻骨联合，后方的骶骨和尾骨。在分娩过程中尾骨后移。

盆底肌肉

骨盆底的肌肉在支持腹部和盆腔器官中起着至关重要的作用。它们还有助于调节排便、排尿的过程。

骨盆底肌肉在支持腹部和盆腔器官中起着至关重要的作用。在妊娠期，这些肌肉帮助承受不断增大的子宫的重量，在分娩过程中，宫颈扩张时可以支持胎儿头部。

肌肉

盆底肌肉附着于组成环状骨盆骨骼的内侧面，并向下倾斜，大致形成一个漏斗形。

肛提肌是骨盆底最大的肌肉，扁而阔，由三部分构成：

◆ 耻尾肌——肛提肌的主要部分

◆ 耻骨直肠肌——与另一边的相应部位相连接，围绕直肠形成一个 U 形吊带

◆ 髂尾肌——肛提肌后壁纤维。

第二肌肉，坐骨尾骨肌位于肛提肌的后方。

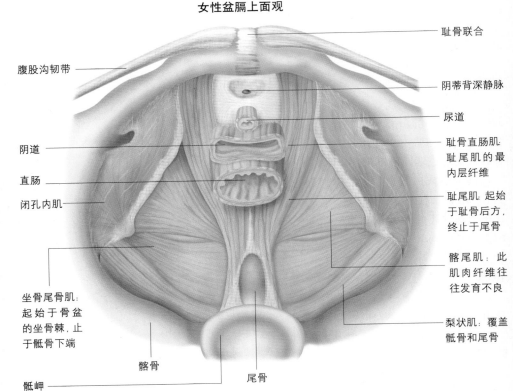

女性盆膈上面观

- 耻骨联合
- 腹股沟韧带
- 阴蒂背深静脉
- 尿道
- 阴道
- 耻骨直肠肌：耻尾肌的最内层纤维
- 直肠
- 闭孔内肌
- 耻尾肌：起始于耻骨后方，终止于尾骨
- 髂尾肌：此肌肉纤维往往发育不良
- 坐骨尾骨肌：起始于骨盆的坐骨棘，止于骶骨下端
- 梨状肌：覆盖骶骨和尾骨
- 髂骨
- 尾骨
- 骶岬

▲盆底肌肉形成了盆膈。肛提肌是最重要的肌肉，并由于其提肛作用而命名。

骨盆壁

骨盆腔有一前壁、一后壁和两侧壁。前壁由耻骨及其连接——耻骨联合构成。后壁由骶骨和尾骨及与其相邻的部分髂骨构成。两侧壁由髋骨内部填塞的肌肉组成。

会阴体

女性骨盆

- 阴道
- 会阴体
- 肛门
- 臀大肌

▲尽管会阴体很小很隐蔽，却是非常重要的结构。会阴体为其上方位于骨盆内的器官提供支持作用。

会阴体是盆底的纤维组织，位于肛管的前方。此结构为许多盆底及会阴肌肉提供附着点，使得成对肌肉能互相牵拉，通常这是骨的功能之一。它也为骨盆的内脏器官提供了支撑。

会阴侧切术

在顺产过程中，会阴体可能会受到损伤。当胎儿的头部通过骨盆时，会阴体可以被拉伸或撕裂。失去会阴体对阴道后壁的支持，将会最终导致阴道脱垂。

为避免会阴体在分娩过程中发生损伤，产科医生可能行会阴侧切。此切口位于阴道开口后方的肌肉，从而扩大了胎儿娩出的出口，并避免了对会阴体的损伤。

骨盆开口

盆底结构就像胸部的横膈，几乎形成了一个连续的隔膜。但盆底存在开口，使得重要结构通过。在盆底区有两个重要的开口。

从下面观，骨盆底可以被看成漏斗形。盆底肌排列有序，共有两个主要的开口：

◆ 肛门直肠裂——此开口允许直肠和肛管通过，到达肛门下方的盆底肌，耻骨直肠肌的U形纤维形成了裂的后壁

◆ 泌尿生殖裂——位于肛门直肠裂前方。盆底有输尿管开口。输尿管将尿液从膀胱导出身体。在女性中阴道开口亦从盆膈中穿过（位于尿道后方）。

盆底肌的作用

盆底肌的作用包括：

◆ 支持腹腔及盆腔内的器官

◆ 帮助抵挡如咳嗽和打喷嚏时增加的腹压，否则会造成膀胱及肠管的排空

◆ 帮助控制排便和排尿

◆ 上肢剧烈运动时，如举重时，帮助固定躯干。

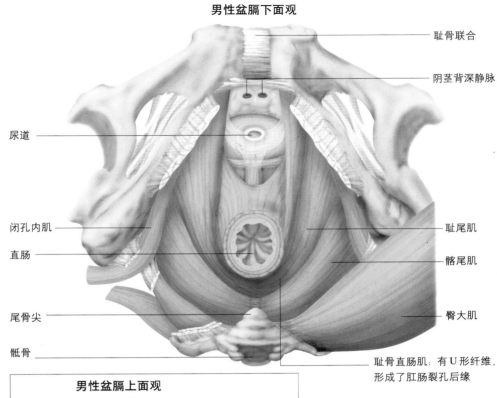

男性盆膈下面观

耻骨联合
阴茎背深静脉
尿道
闭孔内肌
直肠
尾骨尖
骶骨
耻尾肌
髂尾肌
臀大肌
耻骨直肠肌：有U形纤维，形成了肛肠裂孔后缘

男性盆膈上面观

泌尿生殖裂
肛门直肠裂：通常为一个小孔，排便时必须能扩张

▲盆底肌肉起到重要的支持作用，防止盆腹腔脏器下垂。

坐骨直肠窝

骨盆冠状面

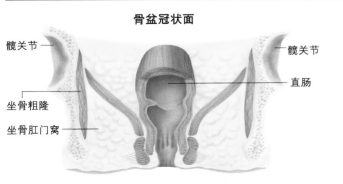

髋关节
坐骨粗隆
坐骨肛门窝
髋关节
直肠

▲坐骨肛门窝上窄下宽，窝内由脂肪组织填充。

坐骨直肠窝，或称为坐骨肛门窝，为盆膈外缘及肛周皮肤组成的间隙，由脂肪组织充填。脂肪被分为几个部分，由结缔组织带支持。坐骨肛门窝的脂肪组织起到缓冲作用。适应肛门在排便时大小和位置的改变。

感染

坐骨直肠窝容易被感染（坐骨肛门窝、坐骨直肠窝脓肿）。身体上任意部分，只要供血相对不足，就容易受到感染。而坐骨肛门窝中的脂肪组织正符合上述情况。感染可以蔓延至对侧，感染区域可能需要外科切开引流。

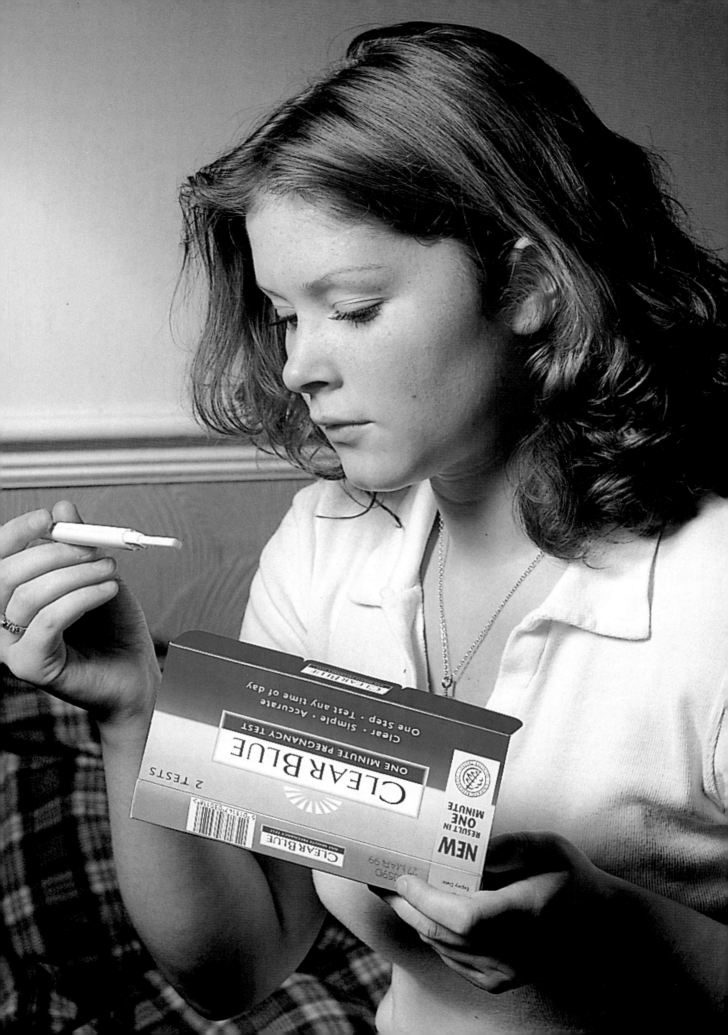

女性生殖系统

月经周期

月经周期是卵子定期从卵巢内排出并为怀孕做准备的一个规律性过程。从女性第一次月经直至绝经，它每隔四周经历一次。

月经周期的特点是卵巢内卵细胞周期性成熟（由卵细胞发育成卵子）并使子宫产生生理性变化。在青春期，一般是在 11～15 岁，因激素分泌量突然增加，女性生殖系统开始走向成熟。

月经周期

第一次月经来潮称为初潮，通常发生在 12 岁左右。此后，平均每隔 28 天经历一个生殖周期。周期可长可短或不规则，因人而异。除了怀孕，它周而复始地发生，但有时可因神经性厌食或剧烈运动而停经。

月经期

每隔 1 个月，如果没有怀孕，随着雌孕激素水平下降，富含血管的子宫内膜层发生撤退性出血导致月经。它可每隔 28 天左右发生一次，也可 19～36 天不等。

月经期持续 5 天左右。每次出血约 50 毫升，内含血液及子宫内膜组织。出血量也可因人而异，有人仅 10 毫升，有人却多达 110 毫升。

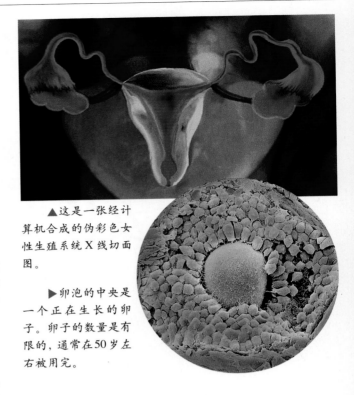

▲这是一张经计算机合成的伪彩色女性生殖系统 X 线切面图。

▶卵泡的中央是一个正在生长的卵子。卵子的数量是有限的，通常在 50 岁左右被用完。

经期出血过多称为月经过多；月经临时停止称为闭经，例如怀孕。月经周期彻底结束称为绝经，通常发生在 45～55 岁。

每月的生理性改变

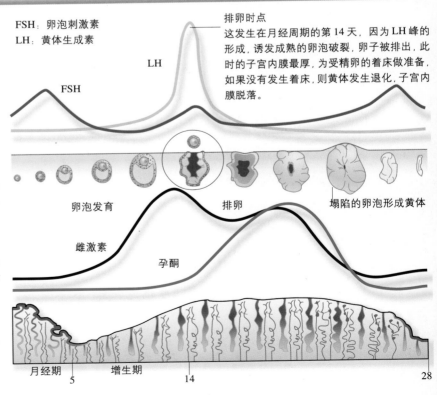

▶这幅图阐明了整个周期中经历的变化。在月经的第 1～5 天，子宫内膜脱落，而另一卵泡开始生长。其后子宫内膜开始增厚，大约在月经周期的第 14 天，卵子被排出，此时称为排卵。

FSH：卵泡刺激素
LH：黄体生成素

排卵时点
这发生在月经周期的第 14 天，因为 LH 峰的形成，诱发成熟的卵泡破裂，卵子被排出，此时的子宫内膜最厚，为受精卵的着床做准备，如果没有发生着床，则黄体发生退化，子宫内膜脱落。

促性腺激素
由垂体分泌促进卵泡成熟及卵巢性激素的分泌。

卵巢活动
每月只有一个卵子能发育成熟，在排卵期被排出后卵泡内剩余组织形成黄体，暂时继续产生激素。

卵巢激素
卵巢分泌激素刺激子宫内膜生长，排卵后由黄体分泌的孕激素促进子宫层更加致密以便为怀孕作准备。

子宫内膜
子宫内膜不断生长为孕卵着床做准备，如未受孕，内膜层在月经周期的前 5 天内脱落。

卵子生长

一个健康的卵子从发育到成熟排出大约需要六个月的时间。它们周而复始的发生直至卵子被耗竭。

出生时有200万个卵子（卵原细胞）均分到两侧卵巢，到青春期时只剩下40万个。在每1个月经周期约有20个卵泡发育但只有1个能成熟并排出。接近绝经的时候卵巢内均为闭锁的卵泡没有卵子存在。

卵子在被称为卵泡的具分泌结构的环境中生长。在卵泡发育的第一阶段，卵母细胞被一层颗粒细胞包围，此时称为初级卵泡。从卵泡开始发育乃至其后的45年间，只要其未成熟排出，初级卵泡卵子中的遗传物质虽并未分裂，但是容易被改变。这就可以解释为何高龄妇女怀孕时卵子中的染色体变异和子代畸形的概率增加。

初级卵泡经历有丝分裂形成次级卵泡，然后形成三级卵泡（又称窦前卵泡，意思是含有腔隙）。尽管一开始有近20个卵泡开始发育走向成熟，但最终19个卵泡会衰退。

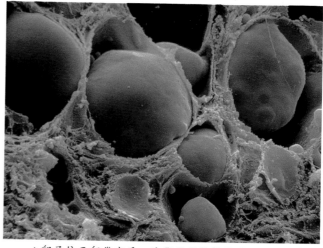

▲卵子位于卵巢皮质，这张显微结构图显示了各个卵子在卵巢中被结缔组织分隔开了。

如果有超过1个卵泡成熟，受孕就会产生双胞胎乃至三胞胎。

排　卵

在月经的前半周期卵泡在下丘脑、垂体和卵巢激素三者精确的相互作用下生长发育大约需14天。

每个月经周期的起始阶段，垂体卵泡刺激素分泌逐渐增加，触发新一代健康卵子开始生长发育。垂体卵泡刺激素的分泌是缘于前1个月经黄体期（后14天）未受孕情况下雌孕激素的下降。

卵子的挑选

在卵泡刺激素上升起始阶段，将近有20个直径2～5毫米的次级卵泡分布于两侧卵巢。在这一组卵泡中仅有一个卵泡能成为优势卵泡，其余卵泡则闭锁。一旦产生优势卵泡该组其余卵泡的生长将受到阻碍。一个直径5毫米大的次级卵泡在卵泡刺激素的持续刺激下需10～12天长至20毫米，然后破裂释放出卵子被排至输卵管。随着卵泡的增大，雌激素分泌逐渐增加，触发月经中期垂体促黄体生成素的生成增加，促使卵子的成熟释放。从LH峰形成至排卵间隔相对恒定（约36小时）。排卵后残存的卵泡（黄体）成为一个重要的内分泌腺，分泌雌孕激素。

激素的调节

在排卵后7天左右孕酮分泌达高峰。一旦受孕，黄体分泌的孕激素将支撑整个早孕阶段直至12周后其功能被胎盘取代。如果未怀孕，黄体期仅维持14天左右，雌孕激素水平下降迎接下一周期的到来。

在月经前半周期（黄体期前），成长中的卵泡分泌雌激素促使子宫内膜层增厚，以便为受精卵着床提供营养。

一旦黄体形成，子宫内膜在孕激素作用下变得更加紧致，为孕卵种植做准备。

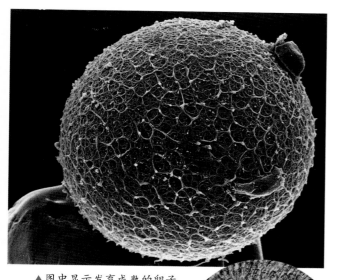

▲图中显示发育成熟的卵子外层被覆一种称为透明带的蛋白质外壳，它主要是在受精过程中起到识别捕获精子的作用。

▶图中显示的是光镜下的次级卵泡，成熟的卵子周围有一层放射冠支持其发育。

月经失调

月经过多或月经不规则会给不少妇女带来痛苦，影响了生活及工作。但是有不少治疗方法可以改善这一境况。

月经问题是妇女就诊妇科的常见原因。月经过多或月经不规则可导致贫血、抑郁症或人际关系不良。

正常月经周期

大多妇女月经周期为28天，经期为3～6天。

◆ 每隔4周，卵巢内卵泡中的卵子发育成熟，由卵泡排出沿输卵管向子宫方向游动。

◆ 排卵后残存的卵泡形成黄体，分泌孕激素。

◆ 子宫内膜层增厚富有血管为怀孕做准备。

◆ 如果卵子没有受精，黄体便发生萎缩，孕激素水平下降，月经来潮。

如果某一周期没有排卵，没有正常激素水平的升降变化，可致月经不规则或月经过多。

◀卵子从卵巢内被排出的过程称为排卵，一般发生在下一周期前14天。

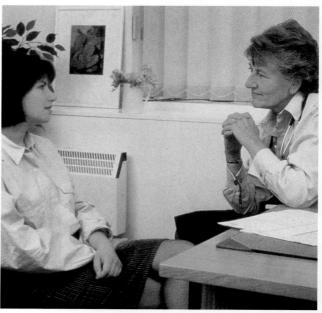

▲许多妇女饱受月经疼痛的困扰。只要她们去就诊，通常可以获得帮助或一些建议。

病史及体检

当妇女因月经问题就诊时，应该会被询问其一般身体状况、月经情况及其他可能致病的因素。年龄是一大因素，年过45岁之后常因卵子耗竭月经失去周期性而导致月经不规则，月经不调在青春期也很常见。

随着年龄增长其他致病因素亦更常见，如子宫肌瘤、子宫肌腺瘤、子宫内膜息肉等。

▶经扩阴器检查可了解宫颈有无息肉。宫颈息肉常致经间期出血或同房后出血。

点滴出血

青春期女孩常有痛经，而宫颈息肉常致经间期出血或同房后出血。此时妇科医生需仔细询问任何有关同房不适的细节问题，并常规行宫颈防癌涂片。

体格检查

如果一患者疑为怀孕时，对其进行体检显得尤其重要。下腹痛可伴有白带异常尤其是有异味时提示是感染性疾病。

如有子宫肌瘤通过腹部检查可触及增大的子宫。通过扩阴器检查可了解宫颈有无疾病，如疑有炎症需提取白带检查。

经双合诊检查可了解子宫大小、卵巢大小及有无触痛。许多妇女经仔细妇科检查就可判断究竟是何处出了问题。

如怀疑是贫血或甲状腺疾病引起的经期问题时需抽血化验，随后经药物治疗即可。

▼医生对于月经问题的会诊通常包括妇科检查。可能还会包括宫颈涂片的检查。

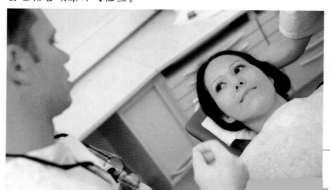

辅助检查

在医院或诊所常可经妇科辅助检查明确女性生殖系统病变。

月经异常常见有以下几种检查：

◆ 超声检查：是一种借助声波反射原理的身体影像学方法，由此可了解盆腔脏器的形态。经腹部超声需膀胱充盈。借助小的阴道超声探头可行阴道超声检查，它不会导致不适感觉，而得到的图像更加清晰。

◆ 内膜活检术：可在门诊进行，感觉更像涂片检查。用一根细的塑料管经宫颈从子宫内膜上获取一小块组织检查。

◆ 宫腔镜检查：经一细的光学镜头称为内窥镜进入子宫来了解子宫内部情况。由此可发现内膜息肉或肌瘤或其他子宫病变。该检查可在局麻或全麻下进行。常可结合诊刮术（扩宫及刮宫术）收集内膜标本进行检查。

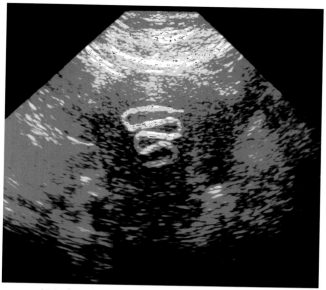

▲经超声检查可帮助诊断月经病。该图显示子宫内有一节育环。

治疗方法

◆ 药物治疗

下列药物可用以减少月经量，如布洛芬、甲芬那酸或氨甲环酸。这些药物不含激素仅在月经期服用。如想调整周期并减少经量可采用口服复合型避孕药或孕激素（孕酮或炔诺酮）周期治疗。

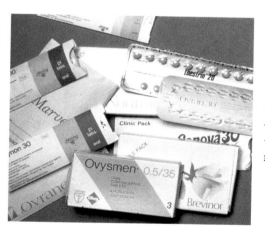

◀避孕药可有效地减少月经量，并可调整月经周期。

◀肌瘤常是多个的。肌瘤可以长得非常巨大，如其一直生长不予以治疗可以影响生育。

曼月乐环是一带有激素的宫内节育器，不仅可以避孕还不会导致月经过多或感染。在门诊即可放置，不仅可有效避孕，而且还可使经量减少95%。

◆ 手术治疗

子宫内膜或宫颈息肉摘除术是一常见小手术。另一种手术方法是经宫颈子宫内膜切除术（TCRE），是将子宫内膜削除直至子宫肌层，从而大大减少每月月经量。虽并非一直有效，可复发，但它可作为日间手术，且危险性小。它还可用以治疗黏膜下肌瘤。

◆ 子宫切除术

对于严重病变的患者，如有大的子宫肌瘤或其他方法无效时，最后可采用此方法。对于想保留生育功能的患者可采用肌瘤挖除术而保留子宫。

◆ 未来治疗方法

还有一些保守治疗有待进一步验证，如堵塞肌瘤的血管营养枝来缩小肌瘤（动脉栓塞术），抑或经微波电凝或热球术破坏子宫内膜等。

总　结

下列原因可致月经异常：

◆ 子宫肌瘤：正常的子宫平滑肌细胞过度增生所致的良性病变，常见于40岁以上妇女可导致月经过多。常为宫体部肌瘤，也可向宫腔内生长。

◆ 子宫息肉：长在宫颈上或内膜上。常致经间期出血。

◆ 子宫肌腺瘤：为子宫内膜组织长入子宫肌层，导致月经过多及痛经。

经前紧张综合征

大多妇女在生育年龄的某一段时间会遭遇月经前的一系列生理或心理不适，被称为经前紧张综合征，简称 PMS。

将近 80% 的妇女在生育年龄会有不同程度的经前紧张综合征，表现为一系列生理或心理不适。

大多数患者 PMS 症状出现在月经的后半周期，多症状轻微，可以忍受。但有近 5% 的患者身心症状严重影响到日常生活，甚至到了难以忍受的程度。

医学定义

经前紧张综合征是近几十年才被真正定义的一种疾病，而现在发病率正逐步提高。许多学者认为它与现在的饮食结构和生活方式有关。而另一种理论认为，因先前的育龄妇女经常处于妊娠阶段，而忽略了 PMS 这一疾病的存在。

PMS 发生率

PMS 仅发生在有排卵和月经周期的妇女，也就是发生在每月排卵后至经前两周内。PMS 不会发生在青春期前或绝经后或妊娠期。

尽管 PMS 可在青春期至中年的任一阶段发生，但更常见于 35～40 岁。下列情况容易诱发：

◆ 有 PMS 家族史
◆ 分娩后不久
◆ 流产后不久

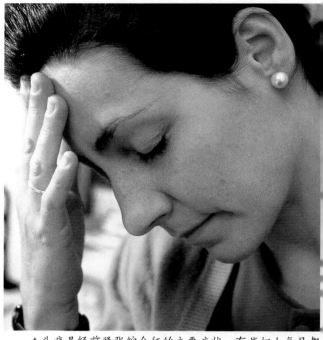

▲头痛是经前紧张综合征的主要症状。有些妇女每月都会受到这方面问题的困扰。

◆ 开始口服避孕药不久
◆ 停用口服避孕药不久
◆ 患有产后抑郁症。

PMS 的病因及症状

数年来有关 PMS 的病因研究开展了很多，但结果仍不明朗。因其症状与月经周期有关，因此某种程度上它可能与激素水平的变化有关。

因各不相同，但基本上是上述多种病因共同致病的。

可能的原因有

有关激素方面的原因有：

◆ 雌孕激素的失衡
◆ 泌乳素水平的升高（可以影响生殖激素水平）
◆ 血清素的缺乏，导致激素水平容易发生紊乱。

饮食失衡、不健康的饮食习惯再加上缺乏运动也是其病因之一。

尽管每位患者的病

◀PMS 发生在月经后半周期。背痛与注意力分散是两大主要症状。

症状

有关 PMS 生理心理方面的症状可达 150 多种。常见的生理问题有：

◆ 乳房触痛
◆ 头痛
◆ 水肿和消化不良
◆ 腹泻与便秘
◆ 食欲改变
◆ 背痛
◆ 皮肤问题，如痤疮。

常见的心理问题有：

◆ 抑郁与压抑
◆ 易怒与情绪波动
◆ 缺乏自信
◆ 疲乏
◆ 注意力涣散。

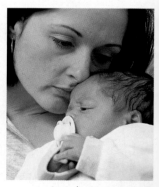

▲ 产后抑郁症是重度 PMS 的危险因素。

PMS 诊断与治疗

PMS 的症状形式多样，以至于诊断主要依据其发作时间，即在月经周期的后半周期。如果这些症状持续到下一月经前半周期，那就不可能是 PMS。

没有特殊的体检或实验室检查可用于诊断 PMS。但是通过特殊的检查可以明确一些导致 PMS 的病因，如激素紊乱。

PMS 诊断

PMS 的诊断有赖于确立其症状是否与月经周期有关。可以让患者记录 3 至 4 个月的发病情况，然后再去求助于医生，亦可通过一些方法自我治疗。

PMS 没法治愈，但通过治疗可以使症状缓解、痛苦减轻。

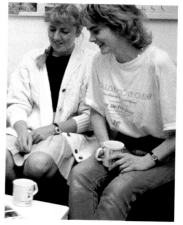

▼ 自我治疗的方法有参加一些团会和其他的 PMS 患者接触，共享治疗经验。

自我治疗方法

并非每位 PMS 患者都需要靠药物治疗，一些患者可以通过自我治疗的方法使症状得以控制或缓解。包括：

◆ 养成低脂高纤维的健康饮食习惯，对身心健康都有好处。

◆ 每隔 3 小时进食一次，规律性地摄取碳水化合物对缓解 PMS 症状有好处。

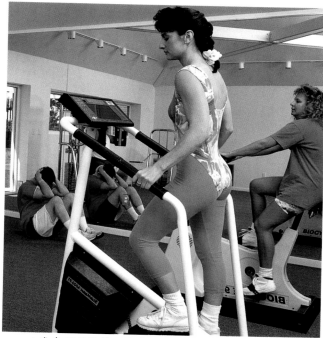

▲患者可以寻找一些常规锻炼来缓解 PMS 症状。锻炼可以改善患者情绪。

◆ 经常锻炼有助于调动情绪。还有其他一些方法可以使人放松，如瑜伽、太极拳都证实有效。

◆ 少喝含咖啡或酒精的饮料。

◆ 补充维生素和矿物质。

尽管仍有争议，但近来有报道称月见草油及维生素 B_6 可以减轻 PMS 症状，补充镁钙锌也是有益的。

◆ 参加一些团会，如国际 PMS 协会（NAPS）。

PMS 的药物治疗

目前尚无一种单一有效的治疗方法。对于一些严重的 PMS 患者如果通过调整饮食习惯或生活方式无效，则需给予药物治疗。常用的有：

◆ 孕激素：可以通过直肠或阴道给药，用于缓解易怒、焦虑和乳房触痛。

◆ 口服避孕药：通过抑制排卵达到治疗目的，但有时适得其反，症状反而加重。

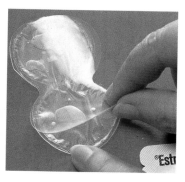

◆ 雌激素皮贴：有时需同时给予孕激素来保护子宫内膜。

◆ 抗抑郁药：例如氟西汀（百忧解），适

◀雌激素皮贴可用于治疗 PMS，但其有效性尚未得以充分证实。

用于有 PMS 情感症状者。

◆ 利尿剂：适用于有水钠潴留症状者。

◆ 达那唑和溴隐亭：适用于有乳房触痛的 PMS 患者。

补充治疗

还有一些非药物补充治疗方法：包括顺势疗法、针灸、足底治疗、芳香疗法和中药治疗都可用于 PMS 治疗。有些患者会采取上述治疗是因为他们感到在医生那里得不到充分理解和帮助。

另一种补充治疗方法是沟通治疗，需要比一般医生多花些时间去倾听患者的心声。

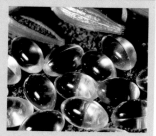

▲月见草油作为一种天然药物，不仅对部分 PMS 药物治疗患者有效，还适用于更年期患者。

排　卵

妇女整个生育周期的总卵子数是在她出生前就决定的。未成熟的卵子在青春期前储存于卵巢内，之后每个月排出一枚，即我们所说的排卵。

卵子是女性的配子，即性细胞，可以结合精子形成新的个体。卵子是由卵巢产生并储存的，卵巢是两个胡桃形的器官，通过输卵管与子宫相连。

卵巢

每个卵巢被覆腹膜作为保护层。在这层腹膜的下方为紧密的纤维帽，称为白膜。卵巢包括紧致的外部区域，我们称为皮质，以及次致密的内部区域，名为髓质。

配子的产生

女性，卵子的数量与供给在出生的一刻即被决定。卵子产生细胞从出生后至青春期间逐渐退化，能排出成熟卵子的时间跨度被限制于青春期至绝经期之间。卵子产生的过程我们称为卵子发生，按照字面意思理解为"卵子的开始"。胎儿期的配子产生许多卵原细胞，继而分化形成初级卵母细胞，被滤泡生发细胞所包绕。

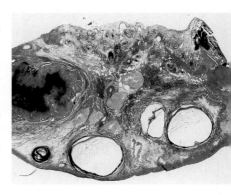

▶ 这张显微照片显示一个卵巢有许多个大的卵泡（白色）。在排卵期，大致有近20枚卵泡开始发育，但是只有一个会成熟并排出卵子。

配子的分化

初级卵母细胞开始减数分裂（一种特异性的核分裂），但是这个过程会中断停滞于第一阶段，直至青春期。在出生时，整个一生的始基卵泡数大致在70万到200万之间。这些特异化的细胞以未成熟卵的形式保持静止状态在皮质区，逐渐退化，至青春期只剩下4万个。

卵子发育

青春期前，初级卵母细胞被颗粒细胞围绕形成初级卵泡。

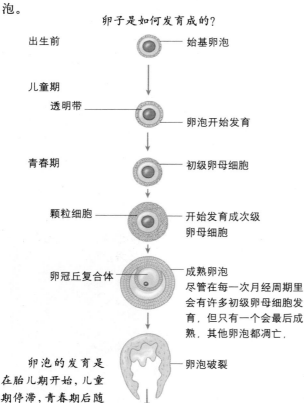

卵子是如何发育成的？

出生前 —— 始基卵泡

儿童期

透明带 —— 卵泡开始发育

青春期 —— 初级卵母细胞

颗粒细胞 —— 开始发育成次级卵母细胞

卵冠丘复合体 —— 成熟卵泡
尽管在每一次月经周期里会有许多初级卵母细胞发育，但只有一个会最后成熟，其他卵泡都凋亡。

—— 卵泡破裂

卵泡的发育是在胎儿期开始，儿童期停滞，青春期后随着每个排卵周期的开始继续发育。

—— 卵子排出

青春期

随着青春期的开始，许多初级卵泡根据每个月的激素波动而发育，继而成为次级卵母细胞：

◆ 透明带为一层清晰的黏液样液体，沉积于卵子表面。

◆ 颗粒细胞形成一多细胞层围绕卵子表面。

◆ 卵泡的中央形成一个空腔（即窦），充填着颗粒细胞分泌的液体。

◆ 卵子被挤于卵泡的一侧，周围围绕着滤泡细胞，称为卵冠丘复合体。

成熟的次级卵母细胞亦称为成熟卵子（格拉夫卵泡）。

减数分裂

第一次减数分裂产生2个不同体积的细胞——次级卵母细胞和第一极体。次级卵母细胞包括几乎所有初级卵母细胞的胞质。两个细胞分别进行第二次分裂，这个过程在卵母细胞遇到精子受精之前将不再继续。

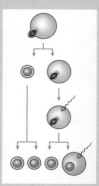

减数分裂，一种特异性的核分化，发生于卵巢内，生成1个女性性细胞和3个极体。

卵子的排出

当一个卵泡破裂，释放出成熟卵子到输卵管内即完成了排卵。整个月经周期中只有在这个阶段方可能发生受精。

当一个成熟卵泡持续膨胀，我们可以在卵巢表面看到一个水泡状的结构。

激素改变

随着激素改变，围绕在卵子周围的滤泡细胞开始迅速分泌一种稀薄的液体，卵泡快速增大。因而，卵泡壁变得很薄并暴露于卵巢表面，卵泡最终破裂。

排卵

少量的血液和卵泡液被挤出囊泡，连同被卵冠丘复合体和透明带包绕的次级卵母细胞从卵泡中排出至腹腔，此过程称之为排卵。

女性大多数不会察觉到这种排卵的现象，尽管有一些患者有下腹部剧烈疼痛经历，这是由于卵巢壁被强烈拉伸的结果。

受精的过程

排卵大致发生于妇女月经周期的第 14 天，这个时期称为易受孕期。精子在子宫内最多可存活 5 天，因此，受精可发生的时段大致为 1 周。

次级卵母细胞被精子穿透，妊娠开始，最后阶段的减

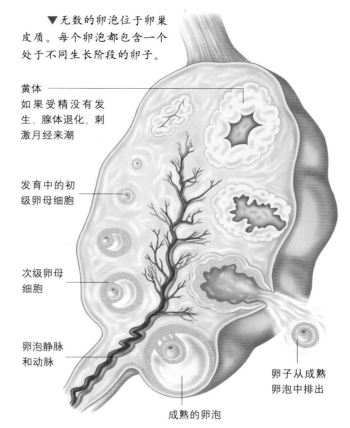

▼无数的卵泡位于卵巢皮质。每个卵泡都包含一个处于不同生长阶段的卵子。

黄体
如果受精没有发生，腺体退化，刺激月经来潮

发育中的初级卵母细胞

次级卵母细胞

卵泡静脉和动脉

卵子从成熟卵泡中排出

成熟的卵泡

数分裂被激发。如果卵子没有受精，次级卵母细胞不能完成第二阶段的减数分裂继而退化。

卵泡破裂后形成叫黄体的腺体分泌孕酮。此激素为子宫内膜接受胚胎做准备。

月经周期

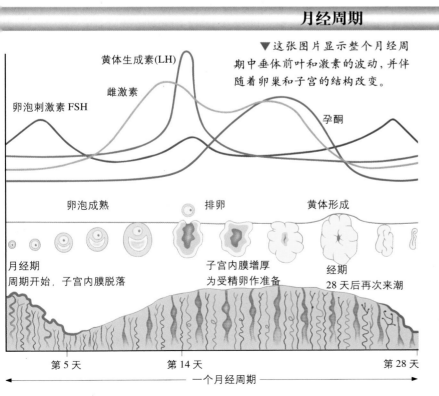

黄体生成素(LH)

雌激素

卵泡刺激素 FSH

孕酮

▼这张图片显示整个月经周期中垂体前叶和激素的波动，并伴随着卵巢和子宫的结构改变。

卵泡成熟　　　排卵　　　黄体形成

月经期
周期开始，子宫内膜脱落

子宫内膜增厚
为受精卵作准备

经期
28 天后再次来潮

第 5 天　　　第 14 天　　　第 28 天

一个月经周期

月经周期是指在卵子生成过程中发生于女性生殖系统的周期性变化。这种改变是由下丘脑和卵巢分泌的激素调控的，包括：雌激素、孕酮、黄体生成素、卵泡刺激素。

子宫的改变

伴随着月经周期的改变，在雌激素和促卵泡素的作用下子宫内膜增厚，血管增生。

在月经的第 14 天，卵泡成熟。排卵发生于月经第 14 天，此时次级卵母细胞排出至输卵管内。破裂的卵泡变为分泌激素的黄体。分泌期的孕酮，刺激子宫内膜进一步增厚，以利于受精卵种植。如果受精没有发生，孕酮和雌激素的水平将降低。继而，子宫内膜剥落，月经来潮。

受 精

百万条精子穿行入女性生殖道寻找卵子。数百条精子到达卵子的外层，最后只有一条精子将完成受精。

性交后单个男性配子（精子）和女性配子（卵子）结合时即发生受精。此时，两细胞融合，新的生命诞生。

精子

通过性交，男性精液中的精子穿行入子宫。在这个过程中，精子在宫颈管碱性分泌物的作用下获能，因而，继续行程经过宫腔进入输卵管。

虽然整个行程只有20厘米，但是需要2个小时，因为相对于精子的体积来说，这个距离是相当长的。

存活

虽然一次射精平均可射出3亿条精子，只有其中的一小部分（大约10 000条）能到达输卵管，卵子所在地。能到达卵子的精子则更少。这是由于许多精子被阴道的有害环境所破坏，或者游入其他错误的生殖道。

精子需要在女性体内存在一定时间方能获得使卵子受精的能力。生殖道中的液体能使精子获能，它们的尾部鞭打游动更为有力。

子宫收缩对精子的运行也有利，驱使它们朝宫腔方向游动。这种收缩是由前列腺素引起，精液中含有前列腺素，女性的器官亦可产生此物质。

卵子

一旦卵子排出（经过排卵）后，在输卵管纤毛的波浪样运动作用下卵子被推入子宫腔。通常在性交后的2小时卵子到达输卵管的壶腹部与精子汇合。

受精的路径

精子和卵子的结合：受精通常发生在输卵管壶腹部

迷途的精子：许多精子游入错误的方向

卵子排出：每个月，通过排卵，卵泡破裂，释放卵子

▶ 虽然许多精子进入宫腔，但只有一小部分能到达输卵管，绝大部分都在途中死亡。

子宫腔

宫颈

有害环境：许多精子在阴道的酸性环境中被杀死

◀ 同房后，上百万条精子进入女性生殖道，开始它们寻觅卵母细胞的旅程。

到达卵子

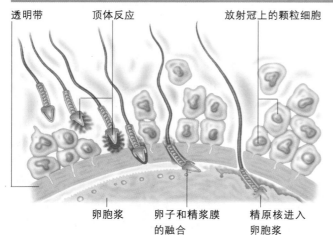

透明带　　顶体反应　　　　放射冠上的颗粒细胞

卵胞浆　　卵子和精浆膜的融合　　精原核进入卵胞浆

▲当精子到达卵子处，便释放酶。这些酶可溶解卵子外保护层，允许精子穿入。

在精子的行程中，女性生殖道分泌物去除精子含有的胆固醇，以此削弱它们的顶体膜的作用。这个过程被称为获能，脱离这个过程精子将无法受精。

若处于卵子附近，精子则能被化学性吸引。一旦精子最终到达卵子内部，它们的顶体膜已被彻底剥除，每个顶体的内容物均被释放出来（精子含酶间隔腔内的酶）。

穿透

精子细胞分泌的酶使由卵冠丘复合体、透明带组成的卵子的外围保护层塌陷。为了让一条精子消化并穿入这些保护层，需要至少100个顶体的溶解。

通过这个方法，第一批到达卵子的精子们均自我牺牲，以使其他精子可以穿透卵胞质。

受精

当单个精子穿入卵子，它们的遗传物质相互融合。受精卵形成，分裂成胚胎。

当精子穿透卵子后，卵子内会发生一种化学反应，让其他精子无法再进入卵子。

减数分裂 II

精原核进入卵子的过程触发了从排卵开始的成熟卵子的核分裂的完成。单倍体卵子和第二极体（分化产生）形成。

几乎在同一时刻，精子和卵子的核融合产生双倍体配子，包含了从母系和父系继承来的遗传物质。

性别的决定

在受精的那一刻性别即被决定。是精子，也是父亲决定了子代的性别。

性别是由两条染色体结合决定的，X 和 Y。女性提供一条 X 染色体，而男性可能提供 X 或者 Y 染色体。一个含 X 染色体的卵子将被 X 或者 Y 染色体的精子所受精，形成女性 XX 或者男性 XY。

细胞卵裂

受精后的数小时，受精卵经历了一系列的减数分裂，发育为具有多个细胞的桑椹胚。桑椹胚每 12~15 个小时分裂一次，发育为包含 100 个细胞的囊胚。

囊胚分泌人绒毛膜促性腺激素。它能预防黄体塌陷，维持孕酮的分泌。

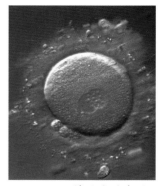

▲一旦精子穿透卵子，精卵细胞的核融合。双倍体受精卵形成，包含了父系和母系的遗传基因。

着床和发育

受精后 3 天，囊胚开始了从输卵管回游至子宫的旅程。

一般来说，囊胚不能通过括约肌收缩的输卵管。然而，由受精激发的孕酮水平的增高，引起肌肉的松弛，给囊胚继续游回入子宫腔提供了可能。

多胎

在绝大多数时间，女性每个月从任一侧卵巢排出一枚卵子。

但是，偶尔，可能从两侧的卵巢各排出一枚卵子并被不同的精子受精，从而双卵双胎发育形成。此时，每个胎儿可从它们各自的胎盘获得养分。

非常罕见的，一个受精卵会自发分裂开来形成 2 个胚胎。这会形成同卵双生，这对双胞胎拥有完全一样的基因并共享一个胎盘。

连体婴是由于受精后几小时内，卵子发生了不完全分裂而形成的。

着床

进入子宫腔后，囊胚开始种植于腔壁增厚的内膜处。

囊胚释放的激素保护其不被视为异体并排斥。囊胚安全着床后，孕囊开始形成。

非整倍体

大约 1/3 的受精卵无法种植回子宫腔而流产。

那些着床的胚胎中，许多胚胎包含着基因的非整倍体，例如携带有额外染色体。

许多非整体胚胎导致了着床后的流产。这种现象亦可能发生于经期延后的周期中，甚至妇女都没有意识到怀孕的发生。

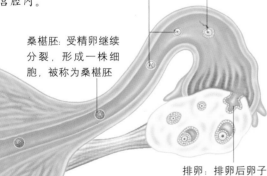

▼受精卵游走回输卵管后，开始卵裂。再形成囊胚，种植回子宫腔内。

早期卵裂：受精卵游走回输卵管后开始卵裂

受精：卵子和单个精子融合形成受精卵

桑椹胚：受精卵继续分裂，形成一株细胞，被称为桑椹胚

排卵：排卵后卵子从卵泡中释放

子宫内膜：着床局部内膜的血供更为丰富

囊胚：持续的分裂形成囊胚，一个充满液体腔的球体

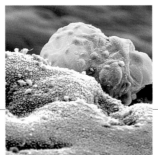

▼受精卵到达子宫后，将黏附于子宫内膜。获得丰富的血供作为营养，它们开始发育。

分　娩

在怀孕末期，母亲和胎儿都有着生理上的变化。激素的变化促发了子宫壁肌肉的收缩，排出胎儿和胎盘。

分娩意为"带来年轻的新生命"，是怀孕的最后一个阶段。这个通常发生在最后一次月经后的 280 天（40 周）。

一系列的生理反应引起了胎儿从母亲体内被娩出，这整个过程我们称为分娩。

分娩的起始

目前对于分娩精确的诱发因素还是未知的，但是已经确定了有很多的因素在这一起始过程中起作用。在分娩前，由胎盘分泌的孕激素在母亲的体循环中达到一个高峰。孕激素是一种在怀孕期间起到维持子宫内膜，并且能抑制子宫平滑肌活动的激素。

激素的触发

在怀孕末期，宫内的空间持续地减小，并且胎儿有限的氧供也变得越发的受限（由于胎儿体型增大的速度要比胎盘增大的速度快得多）。这个导致了从胎儿垂体前叶分泌的促肾上腺皮质激素（ACTH）的水平增加。

随后，胎儿的肾上腺皮质开始产生化学信号（糖皮质激素），这个激素能够抑制胎盘孕激素的分泌。同时，由胎盘分泌的进入母体血循环的雌激素水平达到一个高峰。使得子宫肌层细胞上的催产素受体大大增加（使子宫肌层细胞对催产素更加敏感）。

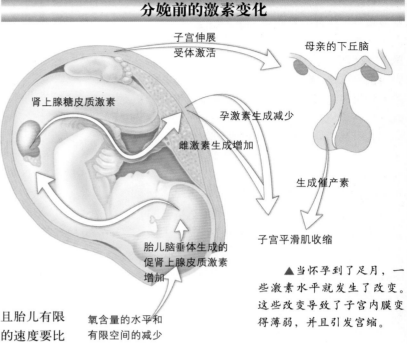

分娩前的激素变化

子宫伸展
受体激活

母亲的下丘脑

肾上腺糖皮质激素

孕激素生成减少

雌激素生成增加

生成催产素

胎儿脑垂体生成的促肾上腺皮质激素增加

子宫平滑肌收缩

氧含量的水平和有限空间的减少

▲当怀孕到了足月，一些激素水平就发生了改变。这些改变导致了子宫内膜变得薄弱，并且引发宫缩。

宫缩

最终，孕激素对于子宫平滑肌细胞的抑制作用抵不过雌激素的刺激作用。

子宫内肌层变得薄弱，子宫开始不规律的收缩。这种宫缩，被称为希克斯收缩，这个可以帮助松弛宫颈，为分娩做准备，经常被怀孕的母亲认为是分娩开始了。

分娩的启动

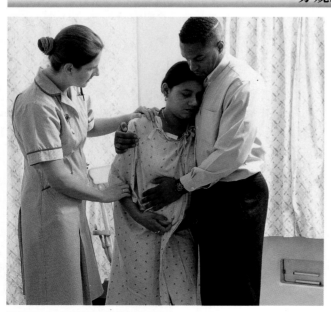

怀孕到足月时，子宫宫颈的伸展受体作用于母体的下丘脑（大脑的一个区域），来刺激脑垂体后叶释放催产素。胎儿的某些细胞也开始分泌催产素。

催产素水平升高刺激胎盘释放前列腺素，同时与前列腺素一起刺激子宫收缩。

宫缩的增强

由于孕激素的水平被抑制，子宫变得薄弱，并且对于催产素更加敏感，宫缩逐渐变强，频率变高，并且开始了有节律的收缩。

这个激活了一个正反馈机制，收缩越强烈，催产素分泌越多，而这个又使得收缩变得更强烈。当分娩后宫颈不再伸展，这个循环便被打破了，催产素的水平下降。

◀缩宫素刺激子宫收缩，将胎儿推向宫颈，宫颈的进一步伸展刺激更多缩宫素分泌。

分娩的进程

分娩可以分为 3 个显著的阶段，宫颈的扩张、胎儿的娩出以及胎盘的娩出。

宫颈的扩张

为了让胎儿的头能够顺利地通过产道,宫颈和阴道必须扩张至直径大约 10 厘米。在分娩的起始阶段,在子宫的上段开始出现较弱且规律的收缩.这些最初的收缩间隔 15～30 分钟,持续 10～30 秒。随着分娩过程的进展,收缩变得更快更强烈,子宫的下段也开始了收缩.胎儿的头部在每次宫缩的时候都压迫宫颈,使得宫颈变松弛,并且逐渐地扩张。在整个分娩过程中保护着胎儿的羊膜囊最终破裂,排出羊水。

衔接

宫颈扩张的过程是整个分娩过程中最长的一部分,能持续 8～24 个小时。

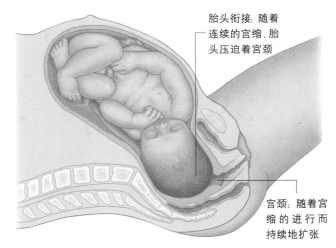

胎头衔接: 随着连续的宫缩,胎头压迫着宫颈

宫颈: 随着宫缩的进行而持续地扩张

▲扩张是分娩最长的一个阶段。最长能达 24 小时来使宫颈扩张到能够有效地进行分娩。

在此期间,胎儿开始通过产道下降、旋转,直到胎头进入盆腔,与骨盆衔接。

娩　出

分娩的第二阶段,娩出,其过程是从宫颈扩张完全,到胎儿离开母体。通常在这个时间,宫颈是完全扩张了,强烈的宫缩每 2～3 分钟发生一次,每次持续大约 1 分钟。

帮助分娩的辅助力量

与此同时,母亲将有一种不可控制的用力愿望来使用腹部的肌肉压力,用力产出胎儿。这一阶段最长不超过 2 小时,经产妇通常会更快。

分娩

着冠发生在胎头最大的部分到达阴道的时候。在很多例子中,阴道会过度扩张而撕裂。一旦胎头娩出,余下的胎儿部分娩出就会容易得多。当胎头第一次出现,头骨(其最大直径的位置)楔形扩张宫颈。胎头先显露使胎儿有条件能够在完全从母体娩出前进行呼吸。

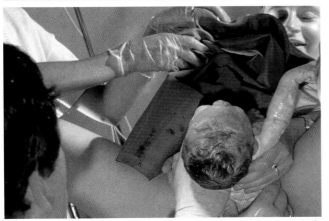

▲一旦宫颈完全扩张,婴儿做好了出来的准备。母亲会有很强烈向下用力的感觉,将胎儿推出宫颈。

胎盘的娩出

分娩的最后一个阶段,是胎盘的娩出。这个在生产后的 30 分钟内发生。在胎儿被娩出后,有节律的宫缩仍然在继续,这将帮助压迫子宫血管从而减少出血。宫缩也能够使胎盘从子宫壁上剥离。

胎盘和羊膜

胎盘和羊膜能够通过轻拉脐带很容易地剥离下来,要保证胎盘没有残留在子宫内,避免产后持续性的子宫出血以及产后感染。

对脐带中的血管数目检查是有必要的,脐动脉的缺失通常和胎儿的心血管缺陷有关。

激素水平

血中的雌激素和孕激素水平在她们的来源——胎盘娩出后,下降得非常快。在分娩后的 4～5 周,子宫会变得小很多,但仍旧要比怀孕前的大。

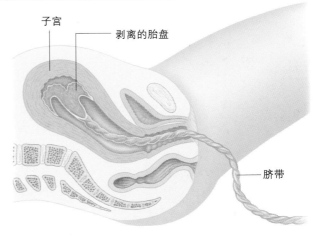

子宫

剥离的胎盘

脐带

▲胎儿娩出后宫缩还在继续。这使胎盘能从子宫壁上剥离,通过轻拉脐带将其移除。

女性不孕的原因

在六对夫妇中就有一对发生不孕症。有一些方法可以检测为什么会导致女性不孕。

女性通常在试孕一年左右不怀孕才会就诊，但建议35岁以上女性尽早就诊。卵子质量随年龄的上升而下降，因此40岁女性成功妊娠尤其是接受体外受精（IVF）治疗的成功率更低。

女性通常先找全科医师就诊并接受激素测试，其伴侣进行精液检查。然后再由妇科专家进行一系列的妇科检查和治疗。

排卵障碍

每个月卵巢都会释放健康的卵子（排卵）。医生安排的第一个检查项目是下一次月经来的前7天进行血液检查，检测排卵后黄体释放的孕激素水平。

不孕症最常见的原因以及最易治疗的症状是排卵障碍。常见于两个月经周期相差超过5天的女性。

多囊卵巢

许多无排卵的女性在B超检查下可以发现多囊卵巢（PCO）。虽然这类女性有些是月经周期规则且有排卵，但是大部分的人都有月经不规则或闭经。

其他的一些症状包括身体和面部毛发增加或脱发以及体重增加。激素检查可能表现为黄体生成素（LH）和男性激素睾酮升高。压力过大、过度肥胖或者体重过低也会打乱月经周期导致不排卵。

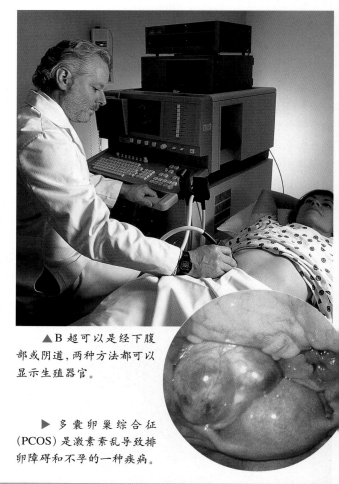

▲B超可以是经下腹部或阴道，两种方法都可以显示生殖器官。

▶ 多囊卵巢综合征（PCOS）是激素紊乱导致排卵障碍和不孕的一种疾病。

不孕的激素原因

随着女性逐渐衰老，卵子质量和数量开始下降。这反映在血中卵泡刺激素（FSH）水平升高。这是在月经开始的几天内测量的指标，因为这段时间内的FSH水平能够反映女性"生理时钟"。即使发生排卵，高FSH提示卵子数量的减少以及卵子质量下降，因此会降低妊娠的概率。

过早绝经是指在40岁之前不来月经，表示卵子已耗竭。在这种情况下，该类女性只能使用其他女性在体外受精过程中捐赠的卵子了。

另外一种月经不规则和停止排卵的原因是垂体的良性肿瘤分泌过多的泌乳素。泌乳素过多会影响FSH的产生，而FSH是促使每个月卵子生长的信号。甲状腺功能异常也会影响月经周期导致不孕。这两种情况比较容易治愈，因此，如果女性月经失调的话，需常规检查甲状腺激素和泌乳素。

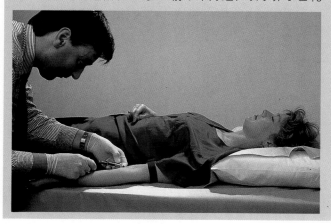

◀通过血液检查可以发现激素紊乱或某些引起不孕的疾病。

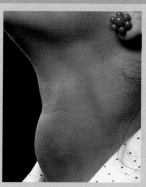

▲颈部的肿胀是由甲状腺功能亢进引起的。这会影响正常的卵子产生。

检测女性不孕

女性不孕可通过多种方法进行检测。包括损伤性的手术和非损伤性的（如X线或超声）检测技术。

腹腔镜

腹腔镜检查是一项评价输卵管功能正常与否的微创手术技术。这属于小手术，常作为日间手术进行。手术时在局麻或全身麻醉下，于脐周开一个很小的切口，在腹腔内充入二氧化碳气体，使各个内脏分开，有利于辨别不同的内脏结构。通过伸入脐部切口的腹腔镜，可以看见子宫、输卵管和卵巢。通过子宫腔注入显影剂，可观察输卵管是

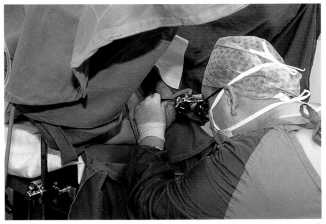

▲宫腔镜是一种内窥镜，由阴道进入子宫腔，可以提供精确的不孕诊断。

否有阻塞或挛缩。

手术中可以观察到异常的结构或其他问题。有些问题可以在手术中进行治疗，或对组织进行活检分析，以决定继续观察或进行进一步的手术。

宫腔镜

宫腔镜检查和腹腔镜检查相似，但是没有手术切口，可在门诊进行，但是仍需要麻醉。这种技术在不孕症中的应用逐渐增加。

宫腔镜也是一种内窥镜，通过子宫颈进入宫腔来观察子宫腔是否正常。这种技术较其他创伤性的技术，更有助于宫腔粘连方面（如瘢痕组织等）的诊断。

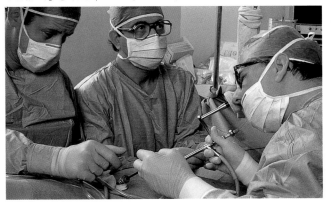

▼腹腔镜是由腹部切口进入腹腔，可以直接检查到生殖器官。

其他检查不孕的方法

子宫输卵管造影

X线下子宫输卵管造影(HSG)是另外一种检查方法，该方法通过把显影剂注入子宫腔，在X线的照射下可以显示子宫和输卵管的形状。可明确显示输卵管的阻塞部位。

这种检查是在女性月经周期的早期(一般是在月经后的10天之内）进行。这段时间的怀孕率最低，避免X射线损伤发育中的胚胎。造影剂沿着输卵管流动，就能看见

阻塞部位。此方法可诊断出75%的输卵管阻塞。

造影剂在通过生殖器官时对子宫和输卵管有冲刷作用，这对妊娠有一定的帮助。但是也有一些不良反应如盆腔不适感、造影剂过敏及射线的辐射等。

子宫输卵管超声造影

另外一种相关的检查方法是子宫输卵管超声造影(HyCoSy)，显影介质注

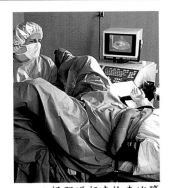

▲经阴道超声检查比腹部超声检查更常用，从而对盆腔解剖显示更清晰。

入宫颈后行阴道超声检查（TVS）。由此可以看到内脏器官的详细情况，不适感和不良反应较轻。

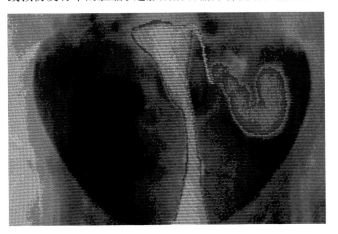

◀这是一张伪彩色宫腔输卵管显影图，蓝色的造影剂不能流入右侧输卵管（在图中为左侧），表示该侧输卵管阻塞。

卵子捐赠

一些女性因为不能产生正常的卵子而不能生育。采用供卵者的卵子做体外受精为这些女性带来生育的机会。

一些女性因为不能产生正常的卵子而不能生育。如果卵巢不能正常发育就会产生这种现象。一些女性过早绝经手术或化疗也会导致不孕。

遗传因素

一些有生育力但携带有遗传性疾病的女性，如血友病等会选择使用捐赠的卵子，而不是冒险生育。因为出生的子代可能受到很大的痛苦，或早年夭折。供卵给了她们一个生育正常孩子的机会。

供卵者

供卵者必须是健康的，最好已经有一个自己的家庭。

医疗史的评价方法与供精者一样。医生会检测其是否有遗传性疾病可能通过受卵者传给下一代。

咨询

供卵者必须接受咨询，确认她们已经完全理解供卵的步骤和一些并发症以及给她们的家庭带来的影响。

供卵是一个比供精复杂且花费很大的手术。这些费用

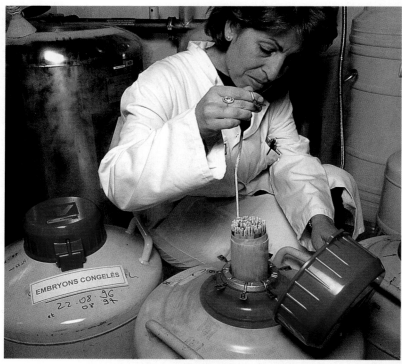

▲这项技术是在移植胚胎之前将冻存的胚胎从−196℃的液氮保存罐中取出。

包括供卵者需要使用大量昂贵的促卵泡生长的药物以及取卵手术的花费。

供卵者的准备

大部分的女性每个排卵周期只产生一个卵子，就是说供卵者需要刺激她们的卵巢产生足够的卵子，才能使供卵有价值。因为如果受者只得到一个卵子，妊娠的概率会极低。

促排卵

给予供卵者激素类药物用于刺激卵巢产生更多的卵子。通常是每天都需要使用，可以通过鼻吸或注射的方式。药物使用分成两个阶段，有不同的作用：

◆ 抑制正常月经周期
◆ 刺激卵巢一次性产生多个卵子。

在促排卵过程中，使用超声密切监测卵子发育情况。一旦有检测到足够数量的卵子，即给予最后的药物促使卵子成熟。

最后一种药物注射时机的选择需谨慎，使得在注射后34至38小时卵子成熟且可以被取到而不是已自行排卵。

不良反应

不幸的是，这些药物会带来一些不良反应，包括红疹、头痛、心情波动和抑郁以及卵巢周围的疼痛。这些症状通常在第二种药物使用的时候出现。

储藏

和精子不同，捐赠的卵子不能冻存，复苏不佳，不能用于继续治疗。

然而，捐赠的卵子可以受精，形成的胚胎可以冻存，以供受者日后移植之用。

同步

另外，供卵者和受卵者的月经周期可以调整到同步使受卵者可以在供卵者取卵当月便可移植。

取卵和卵子孵化

与取精不同，取卵是一个复杂的过程，取卵前要使用促排卵药物，取卵时在局麻下通过阴道壁取出的卵子，受精后移植到受者体内。

卵子与精子不同，不能轻易获得。供卵者卵子获得的方法和接受体外受精（IVF）的女性一样。

卵子的采集

卵子是从卵巢的每个卵泡中抽吸出来的。先将超声探头置入阴道，取卵针在阴道超声指引下由阴道壁进入卵巢中的卵泡抽吸卵子。

卵子与受卵者丈夫的精子或供精（如果男方也是不孕症者）一起孵化。这个过程持续数日。

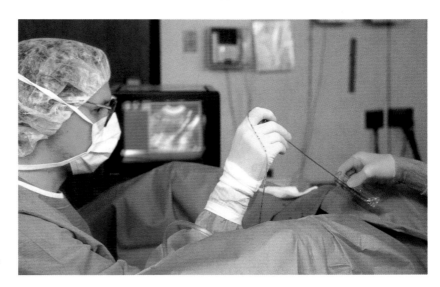

▶手术医生正在用细针给一名女性取卵。超声探头能引导穿刺针从阴道壁进入卵巢。

胚胎移植

胚胎学家每天都会观察每个卵子是否成功受精以及发育成胚胎。

胚胎移植

通常在取卵后2天进行胚胎移植。在移植前，需在显微镜下观察胚胎，确保其发育是正常的。

胚胎移植整个操作过程很快，不需要麻醉。用一个很细的移植导管通过宫颈进入子宫腔，最多可以移植3个胚胎。这样就有20%怀孕的概率。

胚胎冷冻

多余的胚胎可以冷冻起来以防第一次失败后可以再进行移植。如果有需要，这些胚胎也可以捐赠给其他夫妇。

▼胚胎通常在八细胞分裂期（经过三次分裂）冷冻。当需要移植到受者子宫时才被解冻。

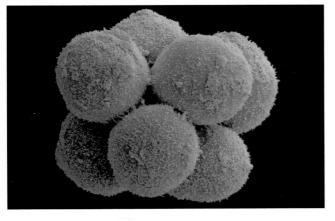

受者的准备

给予受者一定的雌激素和孕激素来准备子宫内膜。定期检测受者的血激素水平，定时超声测定子宫内膜。子宫内膜必须达到合适的厚度以及丰富的血供才能够移植胚胎。

理想的情况是受者的排卵周期和供者的同步，这样就可以移植新鲜的胚胎，若不同步则需先冷冻胚胎，再移植解冻后的冻存胚胎。

但是受者也要做好一定的思想准备，因为在成功怀孕之前可以会有数次的失败。

▼在人工授精前，医生需对受者进行检查。检测血液激素水平和子宫内膜情况。

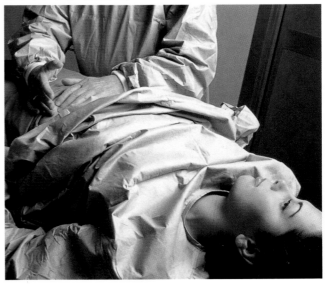

胚胎捐赠

一对夫妇不能产生健康的精子和卵子就不能正常受孕，可能会选择使用捐赠的胚胎。这给予了他们经历妊娠和生育后代的机会。

在极少数的情况下，有些夫妇会发现他们需要借助他人捐赠的精子和卵子来构建一个家庭。这种情况通常是男方不能产生精子(无精子症)，同时他的妻子卵巢衰竭或过早绝经。

一种选择是接受捐赠的精子和卵子，另一种选择是接受捐赠的胚胎。

体外受精来源的胚胎

当在接受体外受精治疗时，许多夫妇会发现他们有过多的胚胎适用于植入。

为了减少多胎妊娠的发生概率，医生通常在一个周期内移植 2 个或 3 个胚胎。

在一些生殖中心里，夫妇可以选择冷冻多余的胚胎，如果这次治疗周期失败的话，下次可以使用冷冻的胚胎复苏后移植，或在他们想生育第二胎的时候可以使用。

然而，一些夫妇不想使用冷冻的胚胎，他们可能会考虑捐赠给其他夫妇。

虽然使用捐赠胚胎生育出来的子代不会有受者夫妇的遗传特征，但许多夫妇仍然愿意选择经历怀孕的过程而不考虑领养孩子。

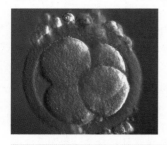

◀有时候患者夫妇既需要捐赠的精子也需要捐赠的卵子来怀孕。捐赠的胚胎也是他们的选择之一。

咨询

接受捐赠胚胎的夫妇要接受严格的心理咨询，确保他们能够理解整个过程以及认识到他们将面临的一些问题。

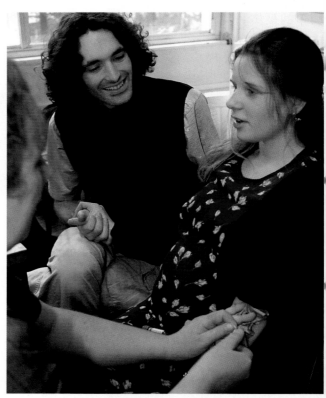

▲在接受体外受精治疗时会限制移植胚胎的数量。那些接受治疗的夫妇会选择把多余的胚胎捐赠给其他需要的人。

胚胎储存

▼胚胎最多可冷冻 10 年，在这期间胚胎的情况是保持不变的。10 年之后，胚胎将被捐赠或丢弃。

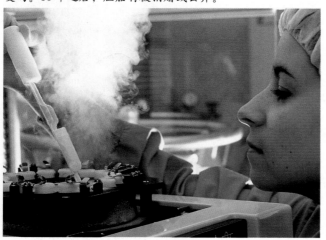

接受体外受精治疗后多余的胚胎将被常规冷冻保存。胚胎最多可以冷冻 5 年，5 年后要询问该夫妇是否需要再次冷冻胚胎或丢弃。

最长储存时间

英国人类授精和胚胎协会（HFEA）表示胚胎最多可以保存 10 年。到目前为止没有证据显示冷冻会损伤胚胎。

供者匹配

供者的生理特点（如身高、体型、眼睛和头发的颜色）在 HFEA 内登记，在可能的情况下要和受者匹配。女性供胚者通常在 ≤ 35 岁时进行冷冻胚胎。

胚胎移植

最多只有3个胚胎可以移植到受者体内。每放入一个胚胎，就有10%的妊娠机会。

如果受者已绝经（卵巢衰竭者常见）要给予她激素替代治疗（HRT），为妊娠做准备。治疗方案通常在移植前几个月就要开始。

需使用超声检测受者子宫内膜的情况以确定移植的合适时间。

移植

如果内膜达到理想的状态，可移植2～3个胚胎。移植过程是无痛的，胚胎通过导管移植到受者子宫腔。

成功率

和其他想怀孕的女性一样，接受移植者同样需要等待观察月经是否来潮，或进行妊娠试验。一旦确认怀孕后，一切按正常的怀孕过程继续。移植一个胚胎成功的概率是10% 左右。

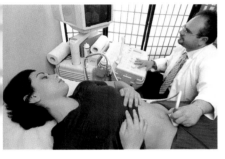

◀ 超声可以观察子宫内膜的形态，这有助于决定胚胎移植的最佳时间。

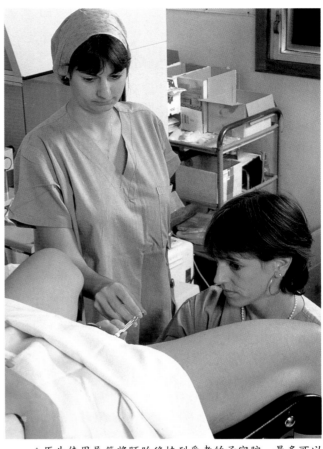

▲ 医生使用导管将胚胎移植到受者的子宫腔。最多可以放3个胚胎以达到最大的妊娠率。

供者咨询

与卵子和精子捐赠者不同，捐赠胚胎的夫妇已经接受了不孕症的治疗。他们已经接受了更广泛的咨询，既有关于他们自身的治疗，也有关于多余胚胎将来可能捐赠给其他夫妇。

当一对夫妇决定捐赠胚胎后，可能会是在他们接受体外受精治疗的数年之后。届时他们将会再次被征询意见。

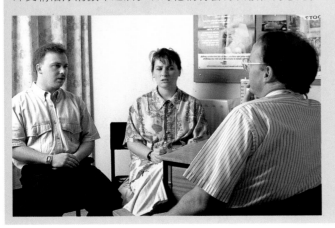

个人决定

是否同意捐赠胚胎是个人意愿，实际上许多剩余胚胎被用于研究或者销毁。

一些国家对于胚胎捐赠以及用于医学研究有很严格的规定。而有些国家在这两个方面是严格禁止的。

医学研究

在允许胚胎用于医学研究的国家，他们会根据科学家的意见制定严格的法规来规范胚胎可以使用的范围。最近的法律规定胚胎的保存不能超过 10 年。

法律审议

咨询师要解释胚胎捐赠的法律立场，并要了解捐赠胚胎的夫妇对于其子代生活在他人家庭而出现的情感状况。如果该夫妇准备在子代长大后告知他们有兄弟姐妹这一情况时，谈话还必须涉及子代的心理及情感问题。

◀ 捐赠胚胎者已经接受过生育咨询，然而当他们愿意捐赠胚胎时将接受进一步的咨询。

子宫内膜异位症

子宫内膜异位症是指子宫内膜组织异位生长在子宫以外的部位。这些组织每月经历相同的月经周期，会增生和撤退性出血，同时也会在经期引起严重的疼痛。

子宫内膜异位症在女性中的发病率为5%～10%。子宫内膜异位症是指正常情况下排列生长在子宫内的细胞被覆到子宫腔以外的部位，通常是盆腔内的任何地方。

子宫内膜构成子宫内壁，月经期子宫内膜脱落。通常情况下，任何微小的子宫内膜剥脱或者出血，通过输卵管进入盆腔后都会很快被吸收。然而，对于患有子宫内膜异位症的妇女来说，子宫内膜组织会黏附在盆壁、卵巢、输卵管、子宫、膀胱或是肠道表面。

子宫内膜异位症并不仅仅局限于以上这些部位，甚至可以影响远处的器官如阑尾、肾脏、输尿管甚至是肺部。

对月经的影响

由于异位的内膜组织和正常子宫内膜组织是相同的，所以当每月的月经期来临时，异位内膜也会少量出血，形成水疱样的囊肿。随着时间的推移，囊肿表面会逐渐形成纤维组织，与盆腔周围结构形成粘连。

子宫内膜异位症可能发生的部位

盲肠和阑尾：阑尾子宫内膜异位症可能导致急性阑尾炎

圆韧带：圆韧带连接子宫和骨盆前壁，子宫内膜异位症很少发生在这个位置

膀胱：膀胱子宫内膜异位症可能会引起尿频和偶发的循环血尿

输卵管和卵巢：发生内膜异位症的概率在总的病例中为40%左右

宫骶韧带

大肠(结肠)：结肠子宫内膜异位症会导致经前、经期疼痛、出血或者腹泻

阴道直肠隔：位于直肠和阴道之间，该处的子宫内膜异位症可能引起性交痛

▲这张图显示一些内膜可能异常存在的位置。长期的瘢痕修复会影响盆腔的正常解剖结构。

子宫内膜异位症的症状

子宫内膜异位症最常见的临床症状之一是疼痛。在排卵期、月经期、排便时甚至性生活时都会有疼痛感。这种疼痛通常随着月经期逐渐加重，这一点和痛经大相径庭。痛经一般是在月经开始阶段疼痛更剧烈。

然而，并不是每一位子宫内膜异位症的患者都会饱受疼痛的困扰，有时甚至在卵巢上生长着巨大的子宫内膜异位囊肿（即巧克力囊肿，是一种充满着血液的肿瘤）的患者不一定会感到疼痛，直到囊肿与腹膜（衬于腹壁内表面的一层浆膜）发生粘连。

生育问题

许多妇女是由于她们在生育方面出现一些问题而发现并被诊断为子宫内膜异位症的。

◄腹痛是子宫内膜异位症的常见症状。其特点和更常见的"痛经"有着显著不同。

这可能是由于盆腔内粘连的形成，限制了输卵管从卵巢向子宫内输送卵子的能力。更为罕见的原因是输卵管被异位的子宫内膜组织所堵塞。

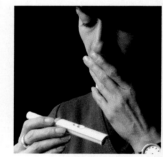

▶当一名妇女难以受孕，她很可能被发现并被诊断为子宫内膜异位症。30%～40%的子宫内膜异位症患者会导致不孕。

病因

子宫内膜异位症的发病原因至今不明。一种理论是月经期间经血并没有通过阴道排出体外，而是通过输卵管逆流，进入腹腔种植。虽然这一理论不能解释某些患者的发病原因，但是它提示发病原因可能是同免疫系统不能有效识别、去除子宫以外的内膜组织有关。

激素已被认为对疾病的症状和异位内膜播散情况有影响，正如内膜组织在整个月经周期随着子宫相关组织变化而变化。

子宫内膜异位症的治疗

一旦患者被确诊为子宫内膜异位症，通常是通过超声或者是腹腔镜来诊断，可以使用药物或者手术方法来治疗。

子宫内膜异位症的诊断非常困难，经常被误诊为子宫肌瘤、腰背疼痛或者肠易激综合征。医生必须牢记子宫肌瘤也可以引起疼痛和月经量过多。不过，当一名妇女主诉患有月经期疼痛，并且疼痛随着经期逐渐加重，那么她很有可能患有子宫内膜异位症。

临床检查

有时子宫内膜异位症的诊断可以由医生通过双合诊（经阴道和经直肠）触诊盆腔内的器官来确诊。然而，有时触诊到的组织和肿块并不是子宫内膜异位症导致的。对于帮助观察异常肿块和囊肿，超声波是非常有用的。

腹腔镜

腹腔镜是诊断子宫内膜异位症的金标准，有时可以发

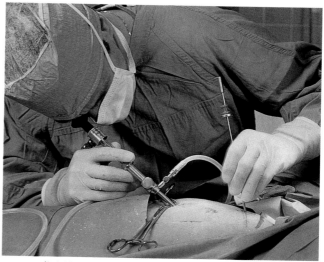

▲腹腔镜技术使得外科医生可以探查腹腔和盆腔内的情况，从而确定子宫内膜异位症病灶的位置。

现肠袢梗阻。有时可以在卵巢上发现囊肿。同时通过腹腔镜还可以对可疑部位进行活检，从而从组织学上对子宫内膜异位症进行确诊。妇科医师将会对异位内膜组织的大小和部位进行记录。

药物治疗

治疗的目标是去除或减少异位内膜病灶，从而缓解疼痛的症状。更深层次的目标是帮助那些被诊断为无法怀孕的妇女恢复生育能力。

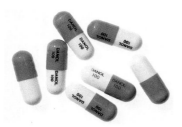

▲达那唑是一种抗雌激素的药物，广泛用于治疗子宫内膜异位症。通常一个疗程需要连续每日服用超过6个月。

激素类药物

药物治疗的原理是在较长的一段时间里（一般至少为6个月），抑制子宫内膜的生长，从而令异位内膜萎缩凋亡。由于子宫内膜的生长对雌激素很敏感，所以抑制雌激素的合成可以抑制内膜。

最有效的激素类药物是达那唑。通常一个疗程为每日连续服用6至9个月。达那唑可以扰乱月经周期，某些患者可能引起闭经。

许多药物为人工合成的类似物，可以抑制卵巢释放雌激素，制造人为的绝经。这类药物最多可以一次连续使用6个月。那法瑞林和布舍瑞林可以每日早晚通过喷鼻给药。戈舍瑞林每29天需要注射一次（药物可以缓释），最大剂量可以用到6个月。

手术治疗

当药物治疗无效时，患者可以选择进行手术治疗。手术治疗的目标是缓解疼痛，分解游离输卵管和卵巢的粘连，从而使患者能够受孕。

最常施行的手术是腹腔镜手术，它需要手术医生具有相当水平的手术技巧。外科医生利用腹腔镜探查腹腔内的情况，使用激光刀或电刀破坏异位内膜组织。

然而，无论是使用激光刀还是电刀都存在风险，即术中意外损伤肠道或是其他未受子宫内膜异位症累及的组织。

切除卵巢可以彻底治愈子宫内膜异位症，但是不建议有生育要求的妇女采取这种治疗方式。虽然保留卵巢的子宫切除术不会令患者提早进入更年期状态，但并不能有效治愈子宫内膜异位症。

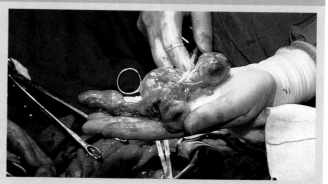

▲对于严重的子宫内膜异位症患者，可能必须进行根治性的全子宫切除手术，包括子宫和双侧卵巢的切除。

排卵障碍

无排卵，是指每个月产生和释放卵子失败。这是造成女性不孕的常见原因，能够通过激素注射或者腹腔镜手术来进行治疗。

无排卵的妇女大多数都是月经周期不规则的。这个从定义上来说，就是两个月经周期之间的长度变化大于5天。规律的周期是卵泡健康发育和卵子在垂体激素——卵泡刺激素（FSH）和黄体生成素（LH）的作用下释放的标志。

排卵的征象

一些妇女知道当自己排卵的时候会觉得疼痛（称为经间痛），以及在排卵期间阴道分泌物会有增加。在整个周期中，测基础体温，即晨间醒来后立刻测量体温是一个监测排卵的简单方法。在排卵后体温会有0.5摄氏度左右的升高。

妇女如果想怀孕，但是又没有规律的月经，或者用体温变化、家用监测试纸也无法证明有排卵，则需要去咨询医生。早期的诊断能够避免数月没有必要的痛苦，而且治疗也是十分简单的。

无排卵将根据不同的病因来进行不同的治疗。在多数的病例中，主要是由于垂体和下丘脑（FSH和LH）向卵巢释放激素信号的正常通路被打断所引起的。排卵试纸是一个非常精确的监测排卵的方法，并且能够在尿液中测出子宫内LH的升高。

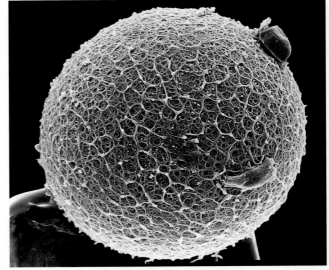

▲无排卵是指妇女不能每个月成功的释放卵子（上图为卵子的彩色电子显微镜照片）。

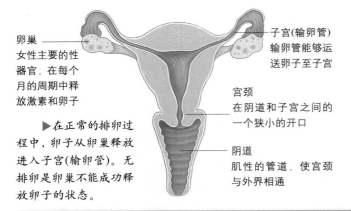

卵巢
女性主要的性器官，在每个月的周期中释放激素和卵子

子宫（输卵管）
输卵管能够运送卵子至子宫

宫颈
在阴道和子宫之间的一个狭小的开口

阴道
肌性的管道，使宫颈与外界相通

▶在正常的排卵过程中，卵子从卵巢释放进入子宫（输卵管）。无排卵是卵巢不能成功释放卵子的状态。

多囊卵巢综合征

无排卵的常见原因是多囊卵巢综合征。卵巢内有着很多小卵泡，直径5~8毫米大小，通常环绕分布在卵巢的边缘。这些小的卵泡通常都含有停止发育的卵子。

1/5的育龄期妇女通过盆腔B超检测都能发现有多囊卵巢。许多有着多囊卵巢的妇女没有症状，每月都有排卵，能够完成生育。医生应该告诉这些妇女，她们没有这个综合征，超声下发现的多囊卵巢现象只是一个偶然的发现，并没有健康的威胁。

然而，有一些妇女月经不规则或者根本没有月经，受孕是有困难的。另一些可能会因为青春期后长期存在的痤疮、身体毛发的增多或者一些稀疏的毛发呈男性分布而发现病症。同时有多囊卵巢的超声表现和症状的才被称为有着多囊卵巢综合征。

泌乳素瘤

这是一种很罕见的情况，能够影响下丘脑垂体腺，引起月经周期的紊乱。泌乳素瘤是垂体腺的一种小肿瘤，能够刺激垂体产生过量的泌乳素——一种能够刺激乳汁分泌的激素。虽然一些妇女除了月经周期不规则外没有其他的症状，而另一些可以观察到有视力障碍或者头疼。

药物能够有效地治疗小肿瘤，抑制泌乳素的产生，如溴隐亭或者卡麦角林。通常这些都能够有效地重建规则的周期和受孕，并且能够使肿瘤缩小。只有在肿瘤过大（直径大于1厘米）或者药物治疗无效的时候才有必要使用手术去除肿瘤。

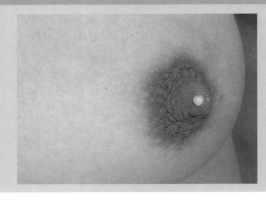

◀这种生长在垂体中的小肿瘤称为泌乳素瘤，能引起泌乳素水平的升高，有时能引起泌乳的现象。

多囊卵巢综合征的病因

引起多囊卵巢综合征（PCOS）的确切原因目前仍然不清楚，但是现有的研究指出了这个病症是有遗传学的基础的。虽然这种情况只有在青春期后使用超声检查才能明确诊断，但这些妇女是生来就有多囊卵巢的。

PCOS症状的进展是和基因以及环境因素均有关。虽然有数个基因似乎都参与了这个过程，但是其中有一个控制卵巢产生雄激素的基因对许多症状的发展起到了关键的作用。患有PCOS的妇女的雄激素水平明显高于正常妇女。

体重

调节胰岛素生成的基因在其中也起着作用，胰岛素是一种控制血糖的激素，在无排卵的妇女中，尤其起着重要的作用。由于雄激素和胰岛素的水平与体重是成正比的，因而体重变化也是一个重要表现。

医生能够通过体重指数（BMI）来评估患者是否超重。BMI是用体重（千克）数除以身高（米）的平方得到的数值。正常的BMI应该在$20 \sim 25 kg/m^2$。很多PCOS无排卵的妇女BMI指数都在$27 kg/m^2$以上，并且单独的药物治疗通常都不能有效地恢复生育功能。因此，治疗需要联合减重计划。

另一方面，体重过轻也能够引起停经，因为来自垂体FSH和LH的信号会被阻断。这个情况被称为促性腺功能减退型性腺机能低下。虽然这一现象能够发生在BMI正常的妇女中，但是低BMI（低于$19 kg/m^2$）是常见的原因。此外，精神压力也是一个重要的因素。

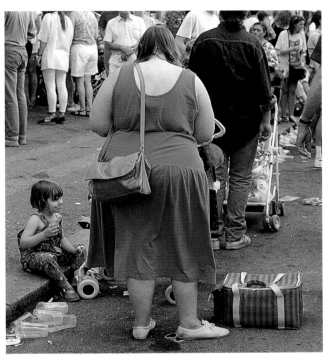

▲肥胖是引起PCOS的因素之一。治疗需要联合饮食控制体重后才会有效。

PCOS 的其他症状

严重的PCOS妇女的症状表现多样。体重增加通常与患者没有任何症状，或者症状很少，以及其进展性的闭经、月经稀少和月经过多（严重的、不规则的月经）以及多毛症之间是有着相互联系的。

从长期的健康角度来看，PCOS患者今后发生糖尿病和心脏疾病的风险是增加的。因此，关注饮食、生活方

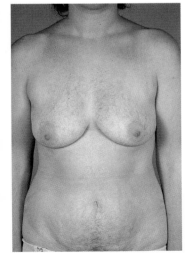

◀女性多毛症的特点是在脸部、胸部、后背上部以及腹部出现粗糙的毛发。

式以及特别是有规律的运动对于这些妇女是最为重要的。

多囊卵巢的小卵泡与卵巢癌之间是没有关联的。但是月经稀少或者没有月经的妇女子宫内膜是进行性增厚的，将会增加发生子宫内膜癌的风险。

▼一些患有多囊卵巢综合征的妇女可能会在青春期后的很长一段时间内脸上仍旧有恼人的痤疮。

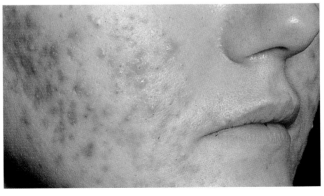

治疗 无排卵性疾病

多囊卵巢综合征可以通过激素应用或手术干预来诱发排卵。针对实际的病情采用相对的治疗方法。

诱发排卵是运用药物治疗不排卵的方法。是治疗PCOS和下丘脑性腺功能减退的首选方法。PCOS患者进行饮食控制和改变生活方式的同时需口服抗雌激素药物——克罗米芬，从月经周期的第二天开始每天服用，共5天。

超声监测

一般地，第一个疗程需要在B超的监测下完成（称为卵泡追踪），确定有且只有1个卵泡形成。这能减少多胎妊娠和卵巢过度刺激综合征发生的风险。药物剂量可调整，因此，可在1个正确剂量下安全使用共6个周期。虽然克罗米芬治疗的10人中8人会排卵，但是只有7人在经过六个疗程后会怀孕。克罗米芬的不良反应很少：潮热、水肿、头痛，偶有些患者会产生抑郁。双胎的发生率比自然妊娠高出4倍（20对夫妇中一例，自然为80对夫妇中一例双胎）。

克罗米芬对于促性腺激素低下引起的不排卵是无效的。对于上述患者以及对克罗米苏证明没有疗效的患者，只有进行注射治疗：使用FSH和LH合剂或者只含有FSH的促性腺激素针剂，可以每天或者隔天注射。如果月经未来潮可以使用孕激素诱导

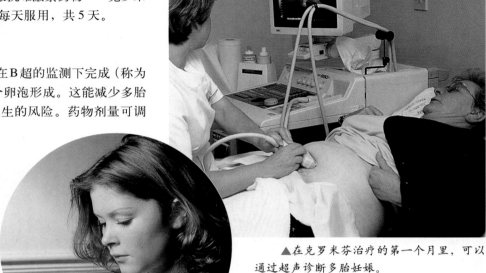

▲在克罗米芬治疗的第一个月里，可以通过超声诊断多胎妊娠。

◀也可以通过排卵试纸监测尿液中的LH水平升高来准确推断排卵时间。

转经。

与克罗米芬周期一样，需要监测卵泡的发育，当其大小达到直径18毫米时，使用另一种激素人类绒毛膜促性腺激素（hCG）来诱导排卵。

促排卵的不良反应和风险

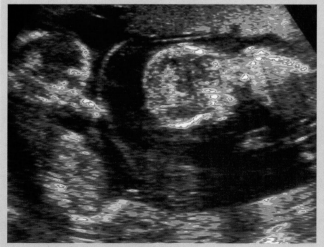

▲诱导排卵的一个主要风险是多胎妊娠，此超声图像显示宫腔内是双胎妊娠。

促排卵特别是注射促性腺激素的风险是多胎妊娠和卵巢过度刺激综合征。根据患者情况调整药物剂量和超声监测是主要预防措施。当监测到有多于3个卵泡的大小达到14毫米及以上，放弃周期，不予hCG诱导排卵。并建议患者有保护性同房或者避孕。

卵巢过度刺激综合征是药物过度刺激卵巢，产生过多卵泡而导致的，较少见。一般使用克罗米芬很少发生，但是PCOS的患者使用促性腺激素后会出现。

卵巢过度刺激综合征的症状包括腹胀、不适、恶心，有时会出现呼吸困难、卵巢明显增大、张力高。停止药物刺激卵巢，症状自行缓解。如果患者成功妊娠，由于hCG继续刺激卵巢，症状将会持续。严重病例需要住院治疗。

近来，传统治疗糖尿病的药物（用以降低胰岛素水平）——二甲双胍，被用于治疗PCOS，促排卵。

手术治疗

由于注射促性腺激素，PCOS患者有患卵巢过度刺激综合征的高风险。所以可以使用手术治疗方法——腹腔镜。

腹腔镜下的电疗法是（直流电用于灼烧组织）用来除去卵巢上的囊泡。首先，患者以膀胱截石位卧于手术台上，头低脚高位，便于肠管离开盆腔，提供清晰的手术视野，并能减少手术中对肠管的损伤。

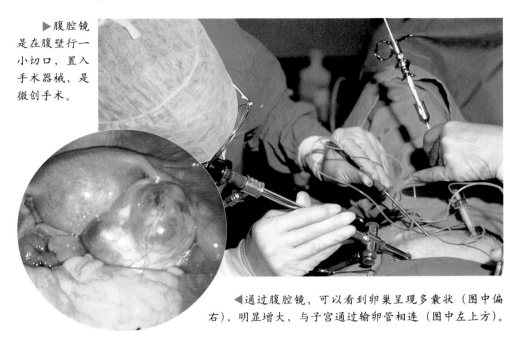

▶腹腔镜是在腹壁行一小切口，置入手术器械，是微创手术。

电疗法

首先腹腔进行二氧化碳充气，使腹腔镜能够顺利通过肚脐孔或脐下切口进入。

然后术者寻找卵巢上的囊泡，用电极逐一刺入，通电流破坏囊泡。

◀通过腹腔镜，可以看到卵巢呈现多囊状（图中偏右），明显增大，与子宫通过输卵管相连（图中左上方）。

腹腔镜的利弊

和传统的开腹手术相比，腹腔镜下电疗法的最大优势在于避免了腹壁大切口，患者能更快地恢复，并于术后第二天出院。

风险则是电极可能无意中灼伤肠管，这是非常严重的并发症。另外，在破坏囊泡的同时，可能损伤其附近的卵巢组织，造成该区域排卵减少。

激光技术

为了避免以上风险，一些术者开始在腹腔镜手术中使用激光束来替代电疗法。一根小针通过腹壁进入腹腔内，激光束由此准确到达每个囊泡，予以破坏，尽小地损伤附近卵巢组织。

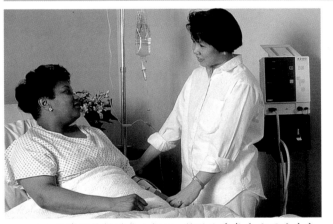

▲由于腹腔镜做的是小切口，所以几乎术后无不适反应，第二天即可出院。

楔形切除

最早治疗PCOS的手术是在20世纪60年代开展的。当时的开腹手术被称为楔形切除术。在下腹部的耻骨上缘做一比基尼式的横切口。卵巢托出后行宽0.5厘米、长3厘米的楔形切除。

使用不可吸收的聚酰胺缝线缝合卵巢切口。不良反应主要是肠管和卵巢术后粘连。手术的成功率有50%。

▶该图显示楔形切除下的卵巢组织，囊泡从切缘向外突出。

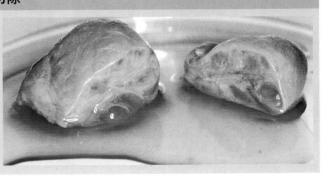

子宫肌瘤

　　子宫肌瘤是一常见病，在子宫组织中呈良性生长，可能无明显症状表现，也可能导致严重的经期出血，部分患者还可发生不育。

　　子宫肌瘤是常见的子宫肌壁的非恶性肿瘤，1/5以上的育龄期妇女患有此病，常见于30岁以上的妇女。子宫肌瘤很少发生于卵巢。子宫肌瘤很少发生恶变，但是肌瘤可以长得很大。

诊断

　　子宫肌瘤通常在常规的妇科检查中被发现，比如在宫颈癌筛查时发现子宫肌瘤，医生也可在检查月经过多或痛经妇女时发现诊断子宫肌瘤。

　　体格检查很难鉴别大的子宫肌瘤、卵巢肿块、未确诊的妊娠和子宫恶性肿瘤，超声检查是确定盆腔或下腹部肿块形状、大小、位置和质地的最好方法。X线检查可用于绝经后妇女。磁共振（MRI）检查也很少用于子宫肌瘤的检查。

子宫肌瘤的常见部位

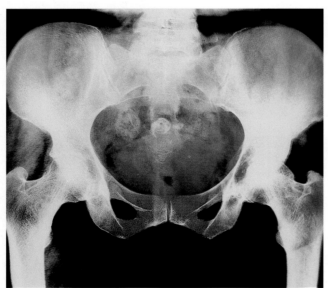

卵巢：子宫肌瘤很少生长于卵巢

子宫肌瘤：子宫壁的非恶性肿瘤

子宫壁：纤维组织和被覆子宫内膜的肌层

直肠：如果被子宫肌瘤所压迫，可产生便秘

输卵管

膀胱：被大的子宫肌瘤压迫，可导致尿频

子宫内膜：子宫肌瘤朝向子宫腔生长可增加子宫内膜的表面积，因而导致月经过多

▲子宫肌瘤可以生长在子宫壁内、超外生长或以蒂与子宫相连，可压迫周围组织。

临床表现

　　小的子宫肌瘤开始时是无症状的，但那些凸向子宫腔生长而增加子宫内膜面积的子宫肌瘤在月经期内膜脱离时可导致月经过多，且经期延长。失血过多又可引起贫血，甚至是重度贫血。

　　不育可能是子宫肌瘤最常见的合并症，在无子女的妇女中更多见。

　　子宫肌瘤可因血供丰富而较快生长，因变性而引起疼痛。有时血供不足可引起肌瘤钙化，这可能是一种好的结局，因为钙化的肌瘤可停止生长并不再出血。

　　如果子宫肌瘤压迫膀胱的上半部分，患者可出现尿频。如果是直肠受压，患者可出现排便困难并形成便秘。

▲影像有助于显示盆腔内的肌瘤，X线平片可协助诊断，但仅仅是在肌瘤钙化时才可见，如图所示。

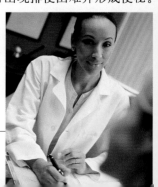

▶子宫肌瘤有时是在常规宫颈检查时被发现，医生通过估计肌瘤的大小，从而制定治疗方案。

子宫肌瘤的类型

子宫肌瘤通常从子宫的肌层开始生长（肌壁间），如果位于子宫壁的靠里面部分，则凸向子宫腔生长（黏膜下），这时表面被覆子宫内膜。偶尔，肌瘤不是弥漫性生长而是带蒂生长，主要部分突向子宫腔内。

生长程度

如果子宫肌瘤朝外生长（很常见），肌瘤则突出于子宫外表面（浆膜下），但通常其大部分还是在子宫肌壁内，生长过程中有一层由被压缩的组织形成的包膜所包围。

浆膜下肌瘤和宫颈肌瘤可以是单个的，但许多患者是多发性的。生长通常很缓慢，到绝经时生长停止，绝经后肌瘤有可能缩小。育龄期子宫肌瘤最严重的症状是月经过多，有时月经间期也有出血。

肌壁间肌瘤

带蒂子宫肌瘤，这些肌瘤生长在蒂上，位于子宫腔内

肌壁间肌瘤：常见的肌瘤生长于子宫壁肌层内

▲子宫壁内的肌瘤：肌瘤生长在子宫壁内称为肌壁间肌瘤，这是最常见的肌瘤类型。

子宫腔内肌瘤

带蒂子宫肌瘤，可能阻塞宫颈管

黏膜下肌瘤，这些肌瘤生长在子宫内膜（内层）下，增加了表面积，可以引起经量过多和不适

▲子宫腔内的肌瘤：带蒂子宫肌瘤生长在子宫腔内的蒂上，增加子宫内膜的表面积。

浆膜下肌瘤

浆膜下肌瘤：肌瘤位于子宫的外表面上，就在浆膜下。如果肌瘤很大，可以压迫周围器官，如膀胱

宫颈肌瘤可以在宫颈检查时被发现

▲子宫外的肌瘤：黏膜下肌瘤就生长在子宫内膜下，而浆膜下肌瘤生长凸向子宫外表面。

子宫肌瘤的治疗

治疗取决于患者的症状和年龄。如果患者没有症状，且超声仅提示1或2个小肌瘤，则不必积极治疗。但是需预约间隔数月定期随访，复查B超。

贫血可通过血常规检查来诊断，可通过减少出血的子宫内膜表面积来治疗，也可通过含铁片剂或针剂来补充治疗铁的丢失。

▼腹腔镜可用于显现突向腹腔子宫表面的肌瘤，有时也可同时剔除肌瘤。

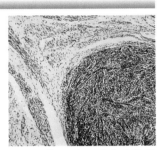

手术治疗

宫腔镜下电热疗法或者激光治疗可破坏子宫腔内中等大小肌瘤的生长，肌瘤组织将失活，数月后肌瘤体积可明显缩小。

腹腔镜可用于观察子宫外表面的肌瘤，还可以同时剔除肌瘤，尤其是带蒂子宫肌瘤。

大多数妇科医生仍采用传统的开腹肌瘤剔除术治疗大肌瘤。

全子宫切除术是一种根治术，可用于无生育要求和近绝经期的妇女。

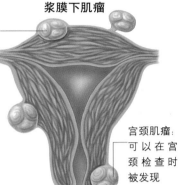

▲镜下显示子宫壁肌层内的肌壁间的肌瘤（色深部分），它可以生长至橘子大小，甚至更大。

激素治疗

子宫肌瘤可以用激素治疗使之缩小，如诺雷德（Zoladex）。诺雷德是一类作用于垂体，使促性腺激素释放停止的激素，这类药物也可使子宫内膜变薄。给药方法是腹壁皮下注射，每28天一次，术前应用3个月以上。

患有子宫肌瘤的妇女不应在绝经后接受激素替代疗法（HRT），因为HRT中的雌激素可使肌瘤重新生长。

◀在这一剖开的子宫上可见许多肌瘤。这一类的病例全子宫切除可能是最有效的治疗方法。

宫腔镜

宫腔镜技术使得妇科医生能够直接观察到宫腔内的情况并发现异常。而且，通过宫腔镜还可以进行外科手术操作。

宫腔镜技术是通过一种类似于望远镜的器械，称为内窥镜，经由宫颈进入子宫内从而可以观察宫腔内情况的手术操作技术。最初宫腔镜只用于诊断，现在已被广泛应用于治疗上。尽管这一理念并非是最新的，但是由于优良的可视系统、纤维可视光源的发展以及社会对于微创外科技术与日俱增的兴趣，从而有力地推动了宫腔镜技术的进步。

宫腔镜治疗已替代刮宫术成为主要治疗手段，虽然原理相似，但刮宫术只是盲目地刮擦子宫的内壁。宫腔镜可提供直接的视图使治疗更精确。

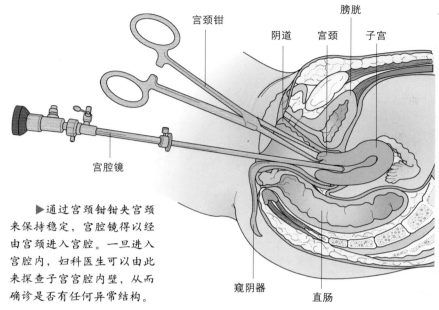

▶通过宫颈钳钳夹宫颈来保持稳定，宫腔镜得以经由宫颈进入宫腔。一旦进入宫腔内，妇科医生可以由此来探查子宫宫腔内壁，从而确诊是否有任何异常结构。

宫腔镜的分类

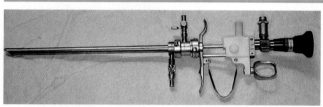

▲手术器械可以通过治疗性宫腔镜进入宫腔。

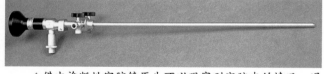

▲借由诊断性宫腔镜医生可以观察到宫腔内的情况。通常诊断性宫腔镜直径3～4毫米，更容易通过宫颈进入宫内。

◆ 诊断性宫腔镜可分为硬性镜和软性镜。无论哪一种，都拥有包含纤维可视光束和灌注系统的内窥镜。液体可以灌注宫腔并膨宫，帮助冲洗掉血液从而可以观察到宫腔各个内壁。无论何种类型的宫颈，只需要稍微扩张宫颈口，诊断性宫腔镜就可以进入宫腔内。

◆ 治疗性宫腔镜直径8毫米，可配合各种各样的手术器械。手术器械的作用是切除宫腔内异常结构或者是破坏子宫内膜（生长在子宫最内层）。除此之外，可发出激光束的纤维通过宫腔镜内的特殊管道进入宫腔，从而可以施行手术操作。精细的活检钳可以穿过宫腔镜，精确地选取任何异常的微小组织，用于显微科学研究。

诊断性宫腔镜的适应症

当考虑宫腔内有异常时，可以采取宫腔镜检查。最常见的病因可能是异常的阴道出血，例如月经过多，或者是不规则的月经间期出血。可排除的异常原因包括子宫内膜息肉和黏膜下肌瘤。尽管在绝经期前恶性肿瘤的发生不常见，也需要进行仔细鉴别。

绝经后出血通常无明显影响，但有时也可能是恶性肿瘤。通过宫腔镜可以施行可视下内膜活检从而进行诊断。

当怀疑有子宫先天畸形时也可以进行宫腔镜检查，患者可能有反复流产史。在胎儿期，子宫发育成两部分，进而两部分融合在一起，发育成一个独立的宫腔。然而，这个发育过程如果被干扰就有可能两部分不能正常地融合。由此可造成部分性或是完全性的双子宫。

另外，宫腔镜还可用于诊治闭经，特别是流产后有宫腔粘连的患者。其他的适应证还包括用于宫内节育器"失踪"，不能通过常规方式取出节育器的女性。

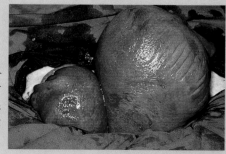

▶图中为双子宫（摄于全子宫切除术），此疾病可以通过宫腔镜来诊断。

手术前准备

在接受宫腔镜检查之前，妇科医生必须向患者充分解释，说明进行这项检查的目的和操作过程。

宫腔镜手术通常为门诊手术，有时为住一天医院的日间手术，对于一些老年患者或者是健康状况不佳的患者需要住院接受宫腔镜手术。

术前检查

进行检查的目的一定要充分告知患者，从而打消她的顾虑。躺到手术台上后患者的双腿抬起分开，由托腿支架或是脚蹬支撑。

通过盆腔双合诊检查，妇科医生了解子宫的大小和位置，排除盆腔内其他的异常情况。有时会联合 B 型超声检查，提示宫腔镜检查可能会发现的子宫宫腔内的异常。对于有生产史的妇女，宫颈口可能相对较松弛，通常这种情况下患者不需要接受麻醉，纤细的诊断性宫腔镜可以轻而易举地进入宫腔。

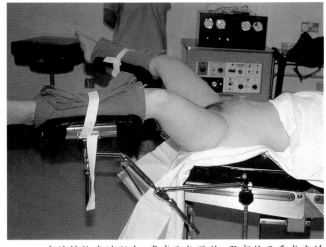

▲宫腔镜检查过程中，患者取仰卧位，臀部位于手术床的边缘。她的双腿由特殊的托腿支架支撑。

一些患者可能会要求进行宫颈的局部麻醉，另一些患者可能更愿意接受全身麻醉，这取决于患者和妇科医生，预先考虑的病理结果是什么，以及是否觉得有必要进行范围更大的检查。

检查过程

一开始由探针进入宫腔检查宫腔的长度，同时宫颈可以被轻度地扩张，使得宫腔镜可以进入。一旦宫腔镜进入宫腔，灌流的液体和可视纤维光源也一并进入宫腔。

通过宫腔镜可以直接肉眼观察，但是大部分外科医生选择在内窥镜上连接摄像系统从而可以通过电视监控屏幕来观察。

手术医生会有条理地检查整个宫腔，确定输卵管

的开口，膨宫的液体有助于分开子宫前后壁从而进行更仔细地检查。宫颈管也将被仔细检查。

当发现异常情况，比如患者有息肉，手术医生必须决定是先行息肉摘除术还是先行宫腔镜检查。从子宫内膜诊刮出的标本将被送检。如果肉眼观察有异常，手术医生将会在考虑有异常的特定区域取活检。如果肉眼观察没有异常，就取一个代表性的活检样本送检。

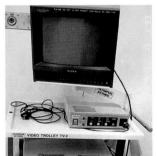
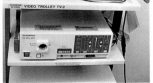

▲手推车上放置着监视器，可显视宫腔镜所摄图像，还有宫腔镜和摄像机的光源。

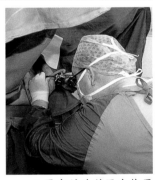

▲图中的外科医生使用直视法检查子宫。目前常在宫腔镜上连接摄像机，而摄像机的另一端连接着监视器。

治疗性宫腔镜

在治疗性宫腔镜手术之前，可以先进行诊断性宫腔镜检查，或者由手术医生在操作开始时考虑选择哪一种作为进行操作的宫腔镜。

通过宫腔镜进行的手术操作主要适用于摘除息肉（有蒂的内膜细胞的聚集）。子宫内膜息肉可以导致不规则出血。其次，如果子宫肌瘤（子宫肌层的良性肿瘤）侵犯突向宫腔，可以使用宫腔镜切除。子宫肌瘤可以引起月经过多，即便是长在子宫内表面的一个小肌瘤也会引起严重的月经问题。宫腔镜下局部切除病灶对于上述病症都具有一定的治疗效果，可以显著改善症状。

常见的宫腔镜下手术操作是破坏整个子宫内膜层——

子宫内膜消融术。这项手术适用于难以承受的月经过多，同时还可以避免患者接受更大的手术如全子宫切除术。

较少适用的宫腔镜手术操作包括宫腔粘连分解，先天性子宫纵隔（分隔）切除。目前已有一些人尝试在宫腔镜下通过堵塞输卵管达到为女性绝育。

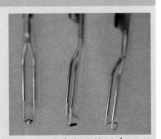

▲通过宫腔镜尾部可以连接许多手术操作器械。图中所示的器械为滚球（左），探针（中）和电切环（右）。

绝经

绝经指妇女月经周期停止，发生在卵巢内卵泡用尽或者由于手术切除双侧卵巢、疾病导致的卵巢功能衰竭。

绝经是月经永久性停止，标志着妇女已丧失生育能力。在英国平均绝经年龄是 51 岁，范围在 46～56 岁，甚至可以更早。但如在 40 岁之前绝经，则是卵巢早衰。

激素水平的影响

女性的月经周期是由下丘脑和垂体控制的，垂体又在下丘脑的控制下分泌两种重要的激素：卵泡刺激素（FSH）与黄体生成素（LH），它们刺激卵巢分泌雌激素、孕激素和排卵。

当人体循环中雌、孕激素含量高时，则以负反馈机制抑制垂体分泌 FSH 和 LH。

绝经后激素的变化

绝经后，垂体继续分泌 FSH 和少量的 LH，但是卵巢则处于无反应状态，不再产生雌激素。促性腺激素的过量产生是导致围绝经期综合征许多症状的原因。

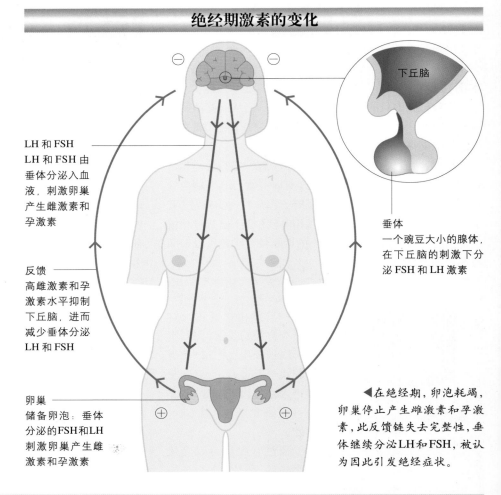

绝经期激素的变化

下丘脑

LH 和 FSH
LH 和 FSH 由垂体分泌入血液，刺激卵巢产生雌激素和孕激素

垂体
一个豌豆大小的腺体，在下丘脑的刺激下分泌 FSH 和 LH 激素

反馈
高雌激素和孕激素水平抑制下丘脑，进而减少垂体分泌 LH 和 FSH

卵巢
储备卵泡：垂体分泌的 FSH 和 LH 刺激卵巢产生雌激素和孕激素

◀在绝经期，卵泡耗竭，卵巢停止产生雌激素和孕激素，此反馈链失去完整性，垂体继续分泌 LH 和 FSH，被认为因此引发绝经症状。

绝经的症状和体征

FSH 和 LH 的过量分泌、雌激素的缺乏很可能是导致绝经期综合征的主要原因。症状包括：

◆ 易怒
◆ 冷漠
◆ 阵发性的潮热，尤其是夜间出汗
◆ 心悸
◆ 抑郁
◆ 头痛
◆ 失眠
◆ 外阴萎缩和阴道干燥
◆ 骨质疏松
◆ 皮肤改变
◆ 心血管疾病
◆ 健忘——女性（也包

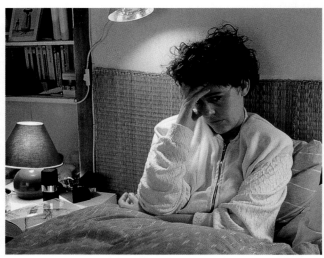

括男性）开始发生于 50 岁，这和绝经不一定有必然的关系

◆ 心理问题——许多女性自我价值感降低

◆ 体重增加——这与这个年龄段缺少运动的生活方式更有关系

◆ 性欲的增加——这与激素替代疗法（HRT 增加雌、孕激素的含量）有关。

◀绝经期症状与激素水平失衡有关，其中易怒、冷漠和抑郁是主要症状。

绝经期的处理

许多妇女选择 HRT 来治疗绝经期症状。如今饮食和一些非激素类药物可以替代 HRT 的治疗。

近绝经期时月经开始变得不规则。月经停止不来潮一年后称为绝经。

激素测定可以诊断是否进入绝经期。血液中 FSH 水平升高，而雌激素在进入绝经期时停止分泌，含量骤减。

HRT 的作用

不是所有的绝经妇女都需要激素替代治疗的，这取决于她个人、伴侣以及医师的共同决定。对于进行子宫切除术（特别是同时切除双侧卵巢），又有骨质疏松家族史的患者，建议其进行 HRT。

HRT 的禁忌证有：纤维瘤，偏头痛，血栓史或者乳房肿块。

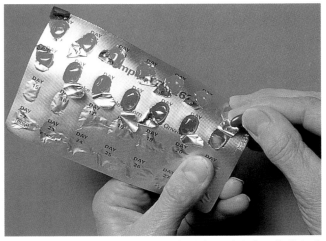

▲HRT 是外源性补充人体绝经后缺乏的激素，能防止骨质疏松症。

骨质疏松症的预防和治疗

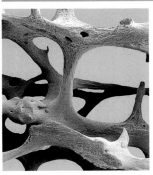

▲电子显微镜显示疏松骨质上有小孔结构，是由于骨组织的丢失造成的。

骨质疏松症是由于低水平雌激素造成的最令人困扰的绝经后症状。由于矿物质的流失，特别是钙，造成骨质脆弱。大量的骨质丢失，骨组织产生孔隙，易发生骨折，特别是腕部、髋部和脊柱。

骨质疏松症可以在围绝经期和绝经后发生。预防措施主要是防止骨质的丢失，包括多吃含有钙和维生素D的食物，减少酒精的摄入，进行规律的承重锻炼。

治疗

绝经后的骨质疏松症可以通过含有双磷的药物治疗，如福善美，以及含有钙剂的乙哚乙酸二钠。患者在服用这些药物的同时需要密切观察不良反应。福善美需要特别注意食管反应，在每天第一次进食前必须服用一整杯白水。

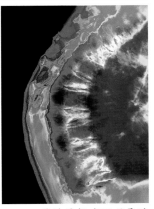

▲骨质疏松症可以导致脊椎的压迫，在X线片中可以看到脊柱的弯曲。

绝经后的健康生活

虽然 HRT 被确定能治疗绝经期综合征，但不是唯一的治疗方法，对于没有绝经期症状的患者也不是必须的。建议进行定期的医疗普查（特别是在绝经期前后），特别是针对心血管系统及其他绝经后引起的症状。

锻炼，如散步对任何年龄段的妇女都是有益的，能帮助保持骨质的密度。

膳食补充

特别是绝经后，妇女的一顿平衡食谱中应该包含有维生素和矿物质，包括足量的新鲜水果和蔬菜。盐分的摄取量应该减少，因为绝经后血压会有所上升。绝经后胆固醇会上升，因此肉类的摄入应当适量，以保证脂肪的最少化。但是鱼类除外，因为它含有健康的 Omega-3，能增加人类的免疫力，防止心脏疾病。

大豆、亚麻油、红首蓿芽和大黄、山药、芹菜、西芹等食物中富含植物性雌激素，有报道称这些食物中的雌激素能帮助减轻绝经期症状。

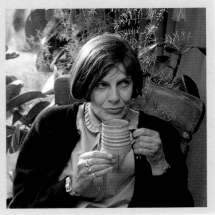

▶ 中药对于一些绝经期妇女有一定的帮助。贯叶连翘、甘菊和其他药物能缓解症状，但需要谨慎服用。

激素替代治疗

　　进入绝经期，或者由于卵巢切除术，妇女的激素水平发生失衡。因此，产生的一些患病风险可以通过激素替代疗法来减少。

　　绝经期是指妇女最后一次月经后的时期，卵巢会逐渐到最后不能产生女性激素——雌激素。绝经的平均年龄是 51 岁，但是由于激素水平下降而产生的症状可以从绝经前 5 年开始，直至绝经后。一般绝经前后时期称为围绝经期。

　　除了女性正常地进入绝经期，经卵巢切除术后也会人为地进入绝经期，而保留卵巢的子宫切除术会让妇女比正常周期早 2 年进入绝经期。

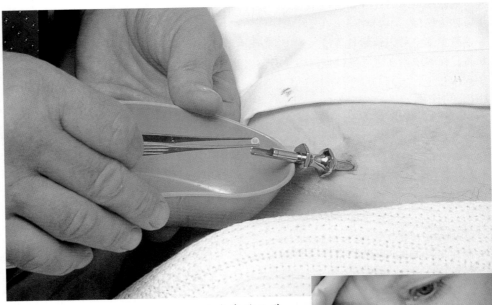

▲ 含有雌二醇小丸被植入妇女体内是一种HRT治疗。可以防治绝经后的症状，包括骨质疏松症和阴道干涩。

调整激素水平

　　缺少雌激素会导致妇女不适症状，可以通过激素替代疗法（HRT）来保持激素维持在绝经前水平。雌孕激素联合治疗可以防止绝经妇女患上子宫内膜癌。

　　在围绝经期，每 1~3 个月可以服用孕激素 2 周来刺激月经产生。绝经后，孕激素可以和雌激素共同不间断服用来抑制子宫内膜生长，而产生月经。切除子宫妇女不需要服用孕激素。

　　越早开始 HRT 治疗，防治效果越明显。而且治疗效果随年龄的增加而增加。患者进行 HRT 起始治疗的时间应该是 4 个月。而手术切除双侧卵巢的患者应该即刻进行 HRT 治疗。

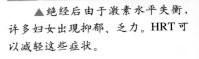

▲绝经后由于激素水平失衡，许多妇女出现抑郁、乏力。HRT 可以减轻这些症状。

绝经后的症状

　　绝经后的症状个人差异很大。有些妇女只是绝经，而有些妇女会出现身体许多不适症状，导致急性疾病。这些症状包括不能耐热，潮热（持续 60 秒，频率一天可发生 30 余次），夜间盗汗，睡眠障碍和阴道干涩。

　　也有许多妇女出现心理症状，如易怒、抑郁、缺乏自信。

　　绝经后发生严重疾病的风险显著增加。明确的病因尚不可知，但有证据显示与雌激素的缺乏有关。这些疾病包括：

◆ 骨质疏松症（骨质的丢失），导致骨折和早逝
◆ 心脏疾病，是妇女最常见的死因
◆ 卒中
◆ 阿尔茨海默病
◆ 结肠癌
◆ 白内障。

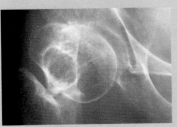

◀绝经后钙的丢失导致骨质疏松症和骨折，图中显示的是股骨X线片。

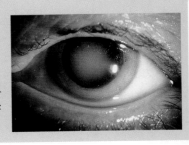

▶白内障是眼睛晶状体透明度的下降。是绝经后常见并发症的一种。

激素替代治疗的实施

治疗的形式

激素替代治疗的选择取决于患者喜好、先前疾病情况、副反应、治疗费用。

◆ 口服：是最经济的治疗方法，剂量多样，但是经消化后，只有30%~70%的药物进入人体代谢。

◆ 经皮肤药物：皮肤贴剂一般一周使用2次。

◆ 皮下用药：这需要做个小切口，在皮下放入埋植药剂，可维持6个月。

◆ 经阴道给药：药效局限，有霜剂、栓剂和药片。

▲ 皮肤贴剂应根据月经周期每月使用，不良反应有恶心和水肿，所以需要权衡后使用。

HRT 的终止时间

HRT治疗的终止取决于患者的身体情况、不良反应、相对风险和治疗的效果。一般，HRT治疗可持续10年左右，也可以延长时间，HRT的益处随着治疗时间的延长越能显现。

▲HRT片剂有三相片。帮助防止骨质疏松症和萎缩性阴道炎（阴道的干涩和萎缩）。

HRT 的禁忌证

雌激素会影响一些肿瘤疾病的生长。当肿瘤处在生长期，HRT会加重病情。但是对于一些患有乳房肿瘤，又合并严重绝经期症状的患者，仍建议进行HRT。患有严重肝脏疾病、血栓性静脉炎或者不明原因的阴道出血者，不能进行HRT。孕妇和哺乳期也不建议HRT治疗。

HRT 的未来

SERMs ——选择性雌激素受体调节剂，是一种用来防治骨质疏松症的新型药物。它能阻断乳房中雌激素受体，减缓乳房肿瘤生长。SERMs除了能治疗骨质疏松症，还能降低血液中的胆固醇，防止心脏疾病。这类药物能有HRT的所有治疗效果，而无不良反应。但由于SERMs的临床使用刚起步，所以还需对它的疗效进一步研究。

◀左图显示普通女性一生中雌激素的分泌情况。在绝经期，雌激素的产生停止了。

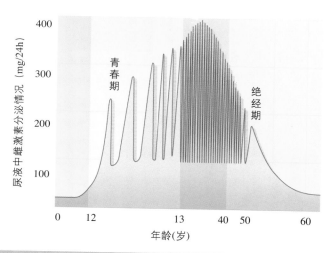

HRT 的治疗风险和效果

HRT 的风险

◆ 乳房肿瘤：HRT治疗的患者，其乳房肿瘤的发生率有小幅上升，服药5年的妇女概率上升0.2%，服药15年后，概率上升至1.2%。

◆ 深静脉血栓：绝经后的妇女其发生深静脉血栓的概率降低，但是进行HRT治疗的患者除外。

HRT 的效果

◆ 骨质疏松症：骨质丢失与缺乏雌激素有关，所以HRT能减缓骨质丢失。

◆ 缺血性心脏病：能减少40%~50%的心脏疾病的发病概率。

◆ 阿尔茨海默病：研究证实能降低20%的发病率。

◆ 卒中：能降低20%的发生率。

◆ 性生活的敏感度：进行HRT治疗能增加性欲、提升性快感。

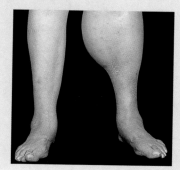

▶图中肿胀的左小腿是由于深静脉血栓引起。原因是静脉血流速度减缓和血液的高凝状态，这是HRT治疗常见的不良反应。

压力性尿失禁

压力性尿失禁是一种妇女常见疾病，经常在妊娠后出现。松弛的盆底肌肉可以通过锻炼得以加强或者手术来修复。

尿失禁是对排尿缺乏自主控制。它对女性的影响大于男性，而且随着妇女年龄增大，这种情况越来越常见。大约有5%的50岁以下妇女患有尿失禁，80岁以下妇女中，这个数字上升到25%。

值得庆幸的是，尿失禁的症状可以治愈，但问题在于患者往往不愿意寻求帮助。

尿失禁的类型

◆ 急迫性尿失禁

◆ 压力性尿失禁

急迫性尿失禁也被认为是由于膀胱的不稳定造成的。在这种尿失禁中，膀胱壁肌肉在膀胱充盈前就出现非自主的收缩。一有尿意就会完全排空膀胱，无法控制。

在压力性尿失禁中，当腹内压升高例如咳嗽、打喷嚏、大笑或者运动时就有少量的尿液溢出。这是由于支持膀胱的肌肉——盆底肌肉的压力增加造成的。

膀胱疝

在一些严重的患者中，膀胱可以突向阴道壁，形成一

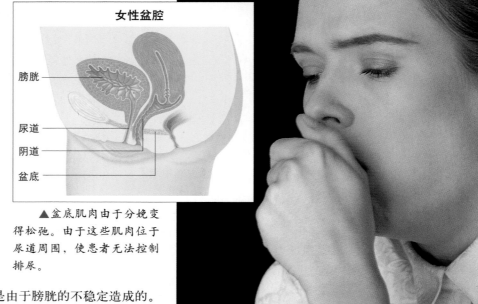

女性盆腔

膀胱
尿道
阴道
盆底

▲盆底肌肉由于分娩变得松弛。由于这些肌肉位于尿道周围，使患者无法控制排尿。

▲当咳嗽或者打喷嚏时腹内压升高，这会导致压力性尿失禁患者非自主的排尿。

个突起叫做膀胱疝，这会严重影响膀胱憋尿环肌，导致尿液溢出。

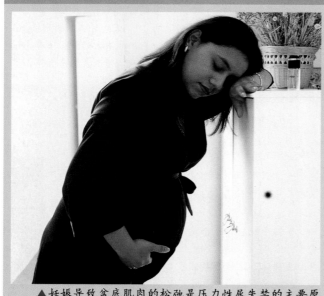

▲妊娠导致盆底肌肉的松弛是压力性尿失禁的主要原因。在围绝经期症状会加剧。

压力性尿失禁的原因

压力性尿失禁的主要原因是由于盆底肌肉的松弛。盆底肌肉松弛由以下因素造成：

◆ 分娩——压力性尿失禁在妊娠和分娩中比较常见。高达10%的女性在产后出现溢尿。压力性尿失禁的症状早期由分娩造成并且随着年龄增大症状加重。

◆ 激素水平紊乱，例如绝经后雌激素的缺乏也可以导致盆底肌肉变薄松弛。

其他原因

其他可能的病因包括：

◆ 感染——尤其是尿路感染，需要抗生素治疗。

◆ 特殊药物，例如锂，三环抗抑郁剂和哌唑嗪（血管扩张剂）。

◆ 特殊情况，例如帕金森、多发性硬化和糖尿病性神经病。

◆ 膀胱的病因，例如膀胱结石或子宫肌瘤压迫膀胱。

◆ 便秘或者任何一种可以增加腹压的情况。

◆ 肥胖——减肥通常可以治疗尿失禁。

咖啡因、酒精可以加剧症状。

诊断和治疗

尿液样本、阴道检查和尿动力学检查可以全面了解病情，提供一个适合的治疗方法。

许多诊断性的检查可以通过开业医生或者在医院进行。

开业医生检查

在开业医生手术中可以进行一些基本检查。医生或者护士可以检查尿液样本寻找感染的症象。感染可以导致压力性尿失禁，抗生素治疗感染就能治疗尿失禁。阴道检查可发现盆底肌肉的松弛，确定膀胱疝或者子宫脱垂。

尿动力学检查

尿动力学检查是通过X线发现问题。这种检查可以显示尿液溢出前膀胱的容量，急迫性排尿发生于哪一期。排尿过程中的流速和流量也可以检测。X线可以看清尿道。

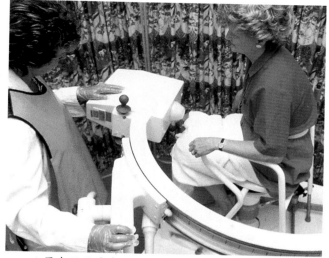

▲医生可以通过尿动力学检查评估尿失禁的严重程度。这些检查可以评估尿容量、排尿和流量等各方面。

压力性尿失禁的治疗

盆底松弛是尿失禁最常见的原因，所以治疗是通过锻炼来加强盆底肌肉。

首先，锻炼的人要了解相关的肌肉。最简单的方法就是在排尿中间尽量中断排尿，就可以知道用到哪些肌肉。

盆底锻炼

盆底的锻炼如下：

◆ 有两种阶段——慢和快。锻炼的第一阶段，盆底肌肉 缓慢收缩维持，并数数字至5然后放松。这一阶段至少重复5遍。

◆ 第二阶段是重复上述过程，但速度快5倍。

◆ 理想的锻炼一天应当做10遍，需要用几周的时间来加强肌肉。

◆ 锻炼应当成为日常生活的一部分，而且一生中每天都必须锻炼去加强盆底肌肉。

其他治疗方法

◆ 阴道圆锥体——这是另外一种盆底锻炼形式。阴道内放置物体，造成肌肉对其产生反应性收缩。

◆ 子宫托环——这种塑料的环被放置

◀产前课程包括盆底锻炼。为避免脱垂，孕期和产后都需要盆底锻炼。

在阴道内支持阴道壁。可以用于防止膀胱疝而且适用于不宜手术的患者。

◆ 雌激素软膏——可以改善绝经后妇女的症状。

◆ 一般治疗——喝大量的水（但不可以喝咖啡和酒精）、减肥、戒烟、多吃含纤维食物。

手 术

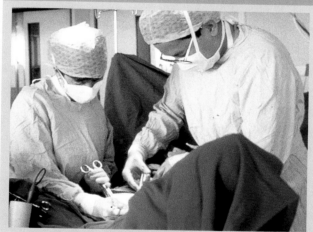

▲阴道悬吊手术是最终解决办法。膀胱被提高至盆底以上避免对压力产生反应。

手术可以修复松弛的盆底肌肉或者通过阴道悬吊使膀胱得到支撑。

阴道悬吊字面上的意义是"悬吊阴道"。是将阴道缝合至骨盆上的结构。目的是提高膀胱颈至盆底以上，避免在腹压增高时尿失禁。

成功率

通过非手术的治疗方法，50%的症状可得到控制。当必须手术时，大约75%的病例可以成功治愈。

子宫切除

手术切除子宫是妇女绝经前后最常见的一种妇科手术。这个手术已经被证实对许多疾病是非常必要的。

子宫切除的临床指征（手术的理由）大致可以分为两类，生育年龄妇女和绝经后妇女。前者最常见的原因为月经过多（经期流血过多），同时伴有痛经（经期腹痛）。

但是，除了手术还有其他治疗方法。药物治疗可以解决功能性出血和内膜异位症，内膜异位症会导致反复经期腹痛。子宫良性肿块通常可以通过特殊内窥镜摘除。

任何一个手术都有风险，但是子宫切除是一个安全的手术方式，而且合并症很少，对周围结构——肠道或者尿路的损伤很少发生。对于绝经前妇女，手术后将没有月经周期，如果卵巢也被切除则导致突然绝经。这通常需要激素替代治疗。

宫颈切除

宫颈切除与否取决于子宫切除的原因和患者的意愿。在过去，宫颈通常被想当然地切除，可以预防以后的病变。宫颈切除并非手术必须的，而且在术前必须讨论切除的指征。

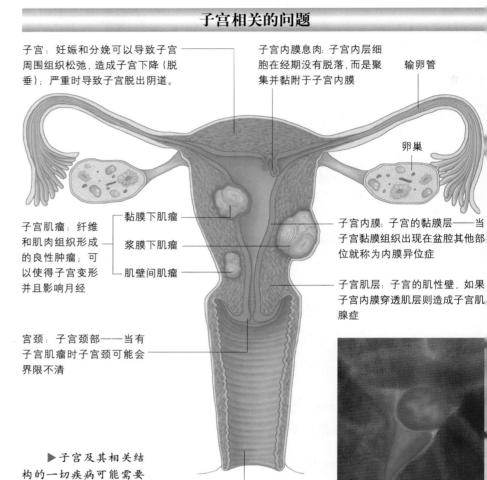

子宫相关的问题

子宫：妊娠和分娩可以导致子宫周围组织松弛，造成子宫下降（脱垂）；严重时导致子宫脱出阴道。

子宫内膜息肉：子宫内层细胞在经期没有脱落，而是聚集并黏附于子宫内膜

输卵管

卵巢

子宫肌瘤：纤维和肌肉组织形成的良性肿瘤；可以使得子宫变形并且影响月经

黏膜下肌瘤

浆膜下肌瘤

肌壁间肌瘤

子宫内膜：子宫的黏膜层——当子宫黏膜组织出现在盆腔其他部位就称为内膜异位症

子宫肌层：子宫的肌性壁，如果子宫内膜穿透肌层则造成子宫肌腺症

宫颈：子宫颈部——当有子宫肌瘤时子宫颈可能会界限不清

▶子宫及其相关结构的一切疾病可能需要切除子宫，包括子宫肌瘤、宫颈或者子宫恶性肿瘤以及子宫脱垂。

阴道：当需要切除整个子宫时（例如恶性肿瘤），阴道上段也需要切除，同时包括宫颈、子宫、输卵管及卵巢

▲图中的圆形结构为肿瘤影，凸向宫腔。

子宫恶性肿瘤

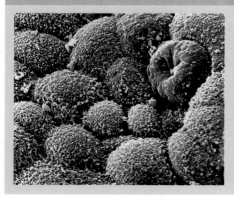

◀显微镜可以看到各种不同形状和大小的细胞，这表明卵巢恶性肿瘤杂乱无章地生长。它们表面长满细微的微绒毛（突起）。

子宫恶性肿瘤可以发生于宫颈或者宫体，这在绝经前妇女中并不常见。子宫恶性疾病通常是子宫内膜恶性肿瘤（子宫内膜的黏膜层），侵犯子宫肌壁的子宫肉瘤很罕见。

大多数子宫恶性肿瘤开始都表现为不规则的阴道出血，这个症状在大多数绝经前妇女中都是良性病变。卵巢恶性肿瘤或者怀疑恶性肿瘤时通常需要切除子宫，但是很遗憾，在明显的症状出现前肿瘤已经是晚期了。

在绝经后妇女中，子宫切除的原因包括子宫肌瘤、子宫脱垂或者泌尿生殖道恶性肿瘤。在绝经前妇女中，也有由于上述原因需要切除子宫的，但较少。

子宫肌瘤

子宫肌瘤是子宫壁肌肉及纤维组织的良性聚集。30岁妇女中大约有30%的妇女患有子宫肌瘤，但大多数没有症状。当子宫肌瘤位于子宫粘膜层会造成月经过多。子宫表面的巨大肌瘤导致的症状很少，但靠近子宫腔的小肌瘤可能会造成严重月经失调。

当月经过多引起贫血或者巨大子宫肌瘤可以在腹部触及时则需要切除子宫。通常子宫大小如孕12周以上时则行子宫切除。

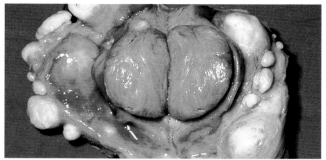

▲当子宫肌瘤过大则需要切除子宫。虽然子宫肌瘤是良性肿瘤（非癌性），但其可以导致疼痛和出血。

月经过多

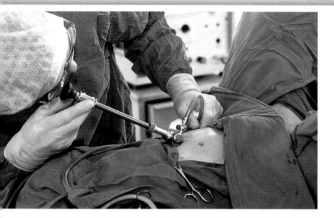

当月经过多（大量异常的经期出血）与子宫器质性病变无关时则称为功能性子宫出血，通常是由于激素失调导致的。但是对于大多数绝经前妇女而言月经过多可能是由于子宫器质性病变，如子宫息肉或者肌瘤造成的。

息肉是由于子宫内膜细胞聚集，通常情况下内膜细胞在经期被排出体外。这些细胞束长在子宫内部，生成蒂并黏附子宫腔内。当息肉中含有肌肉组织时则称为肌瘤性息肉。息肉通常不需要切除子宫，可以通过宫腔镜来切除，宫腔镜是一种通过宫颈的内窥镜检查。

◀妇科医生可通过腹腔镜、宫腔镜或者超声来检查子宫。

子宫切除的种类

腹式子宫切除

通过腹部切口进行手术，切口通常是横切口（沿着"比基尼线"），但如果肿块较大或者考虑恶性肿瘤则必须是纵形切口。如果不适合从阴道切除子宫则可以选择腹式子宫切除。原因可以是子宫太大，子宫没有脱垂或者有合并症，只能通过腹式手术来解决。

手术可以是全子宫切除——切除宫颈和宫体，或者次全子宫切除保留宫颈。必要时同时切除一侧或者双侧附件，即输卵管卵巢切除。

经阴道子宫切除

通过阴道切除子宫使得腹部没有切口。这是子宫脱垂患者的常用手术方式，尤其是对于子宫不大，卵巢没有病变的患者。

腹腔镜辅助的子宫切除

部分或者所有的手术都通过放进腹腔的内窥镜来进行。它的优势是术后住院时间短，但是需要有经验的手术医生而且手术操作具有很大的风险。对于有经验的医生这种手术可以作为常规方法。

◀在腹式子宫切除手术中，周围组织和血管被切断或者结扎后，手术医生切除子宫，子宫体从腹部被托出体外，而不是通过阴道取出。

子宫内膜异位症

在生育年龄妇女中，需要切除子宫的常见良性疾病之一是子宫内膜异位症。子宫内膜除了分布在子宫腔内外，还存在于其他部位，最常见的部位是卵巢或者子宫后部。

每个月经周期，子宫内膜组织就会出血，如果这些血液不能排除出外则形成聚集，导致子宫与肠段、卵巢或者腹腔内其他邻近组织的粘连，这就是子宫内膜异位症的病因。子宫内膜异位症常见的症状是进行性加重的痛经，疼痛一般在经期出现。

▼彩色电子显微镜扫描图显现卵巢中有子宫内膜细胞。切除卵巢可以减轻症状。

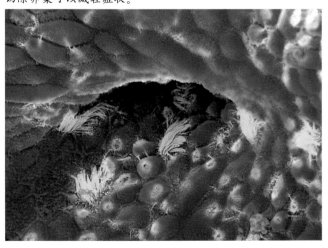

泌尿生殖道脱垂

当女性盆腔器官从正常位置下移后就会造成泌尿生殖道脱垂。脱垂是由盆底肌肉和韧带的松弛所造成的。

"脱垂"一词来源于拉丁文，意思是"坠落"。泌尿生殖道脱垂是当盆底支持结构（韧带和肌肉）松弛导致女性盆底器官异常下降。

盆底的解剖结构

盆底的肌肉和韧带就像一个摇篮，托起子宫、膀胱、尿道和直肠。

骨盆前方，有一个致密纤维组织构成的薄层三角区域，占据骨盆的前半部分，其中由阴道和尿道穿过。这个薄层区域被称为泌尿生殖膈。骨盆后方，位于直肠和阴道之间有会阴体，其加强对盆底的支撑作用。

脱垂经常发生于绝经后妇女。由于雌激素水平下降导致盆底韧带的松弛。脱垂也经常发生于多产的妇女中，其肌肉和韧带由于分娩而造成松弛。

脱垂的发生率

当今社会，随着人的预期寿命增加，大多数妇女人生1/3的时间在绝经后度过，这也使得泌尿生殖道脱垂的发生率增加。脱垂手术约占妇科择期手术的1/5，在老年妇女中这个数字上升至2/3。

大约有1/10妇女一生中做过脱垂的手术，其中1/3妇女由于脱垂复发再次手术。

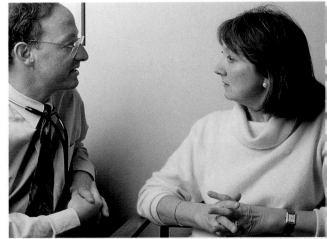

▲脱垂通常没有生命威胁，但会引起许多不适症状。其经常发生于绝经后妇女中。

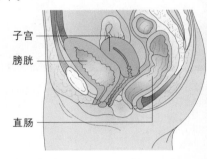

▶子宫位于盆腔膀胱和直肠之间。泌尿生殖道脱垂的患者子宫或者阴道下移。

子宫
膀胱
直肠

脱垂的分类

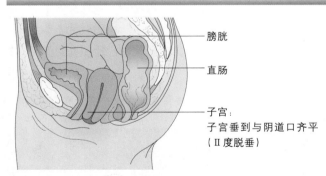

膀胱
直肠
子宫：
子宫垂到与阴道口齐平
（Ⅱ度脱垂）

根据子宫脱出的严重程度进行分级，Ⅱ度脱垂（上图）的严重程度要低于Ⅲ度脱垂（右下图）。

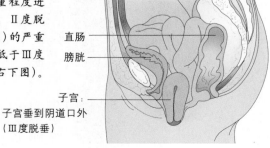

直肠
膀胱
子宫：
子宫垂到阴道口外
（Ⅲ度脱垂）

泌尿生殖道脱垂的分类是依据所累及的器官和阴道之间的关系。

脱垂的种类

四种泌尿生殖道脱垂：

◆ 膀胱尿道疝——是指阴道前壁脱垂，常累及膀胱和尿道。

◆ 直肠疝——阴道后壁脱垂，由于直肠向前突向阴道。

◆ 子宫脱垂——子宫沿着阴道下降。

◆ 阴道残端脱垂——是指子宫和宫颈切除的妇女其阴道残端脱垂。

脱垂分级

脱垂的严重性取决于突出的大小和突向阴道的程度。脱垂可以如下分类：

◆ Ⅰ度——脱垂的最低点位于阴道的1/2。

◆ Ⅱ度——脱垂最低点到达阴道口，但还没有超出阴道口。

◆ Ⅲ度——脱垂的最低点超过阴道口位于阴道外。完全脱垂是指Ⅲ度子宫脱垂，子宫完全位于体外。

病因和症状

在特定的情况下脱垂的风险会增加。症状从轻微感觉不舒服到子宫完全脱出阴道外不等。

许多因素增加了子宫脱垂的风险。危险因素包括以下内容：

◆ 年龄——脱垂的风险随着年龄而增加，一半以上的 50 岁妇女都受其影响。

◆ 分娩——脱垂经常发生于产后。在未生育妇女中相对较少。

◆ 种族——脱垂一般在白人妇女中比较常见。

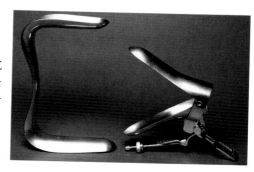

▶阴道窥器用来检查阴道。在良好光源条件下，容易检查子宫脱垂情况。

◆ 激素因素——绝经后女性激素水平的下降被认为是增加脱垂的风险。

◆ 吸烟——单纯吸烟不会增加脱垂风险，但是任何导致慢性咳嗽的因素会增加盆底肌肉的负荷，增加脱垂的风险。

◆ 便秘——便秘会增加腹内压，使得盆底肌肉的负荷加大，增加脱垂的风险。

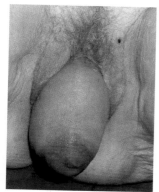

▲如果子宫脱垂严重，最明显症状是子宫从阴道脱出，盆腔不适感。

◆ 运动——重物和重负荷运动例如举重、长跑会增加脱垂的风险。

◆ 手术——妇科手术使患者以后发生脱垂的风险增加。1/3 子宫切除的妇女会有症状，但很少需进一步手术治疗。

症状

大多数泌尿生殖道脱垂的妇女主诉除了脱垂还伴有盆腔不适或者下坠感。也可以主诉性交痛，难以用内置式卫生棉和慢性腰部疼痛。

膀胱尿道疝可以有膀胱症状如尿频尿急。直肠疝表现为排便困难或者排不净。

检查

可以左侧卧位通过内窥镜来确定脱垂的大小和位置。妇科内合诊可以排除盆腔炎性疾病，其也会导致疼痛和不适感。

脱垂的治疗

有许多方法预防脱垂发生。

预防方法

预防脱垂的方法如下：

◆ 避免便秘，在西方社会，便秘是妇女泌尿生殖道脱垂的主要原因。

◆ 激素替代治疗也可以降低脱垂的风险，但至今还没有证据证明这一观点。

◆ 减少生育数量，加强产科保健可以预防脱垂的发生。

◆ 剖宫产分娩，这一点可能很重要，但目前研究没有统一结果。

治疗脱垂

对于脱垂的妇女可以有许多方法治疗：

◆ 物理治疗——盆底锻炼对治疗有症状的脱垂非常重要，但没有客观的证据支持这一观点。

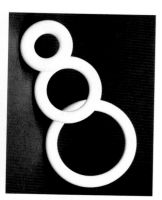

▲子宫托环有不同的大小。它们放置于盆腔水平位置，支撑子宫和阴道上部。

◆ 阴道内子宫托——子宫托为无法手术的妇女提供了一种保守治疗的方法。当然，希望生育的年轻妇女、孕妇或者不适合手术的妇女也可以用子宫托。子宫托也可以在等待手术期间用于改善症状。子宫托环是由硅酮或者聚乙烯制成，有许多不同的尺寸。它们被放置阴道内为子宫和阴道上部提供支撑。子宫托每 6 个月更换一次，长期使用会导致阴道感染和溃疡。

◆ 手术——手术治疗对泌尿生殖道脱垂的治疗具有确定的意义。手术通常是全麻下通过阴道进行，需要住院 4~5 天。脱垂手术包括盆底重建，伴或不伴阴式子宫切除，这取决于脱垂的程度和类型。手术后需要放置导尿管，阴道纱布放置 24 小时。

正常情况下术后需要 4~6 周的恢复期，此后尽量避免提重物、体力活动和便秘以减少脱垂复发的可能性。

▼产前和产后进行盆底锻炼可以预防脱垂。这种锻炼对轻度脱垂的治疗也有帮助。

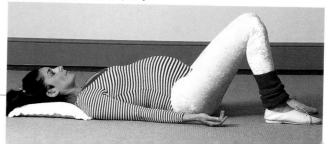

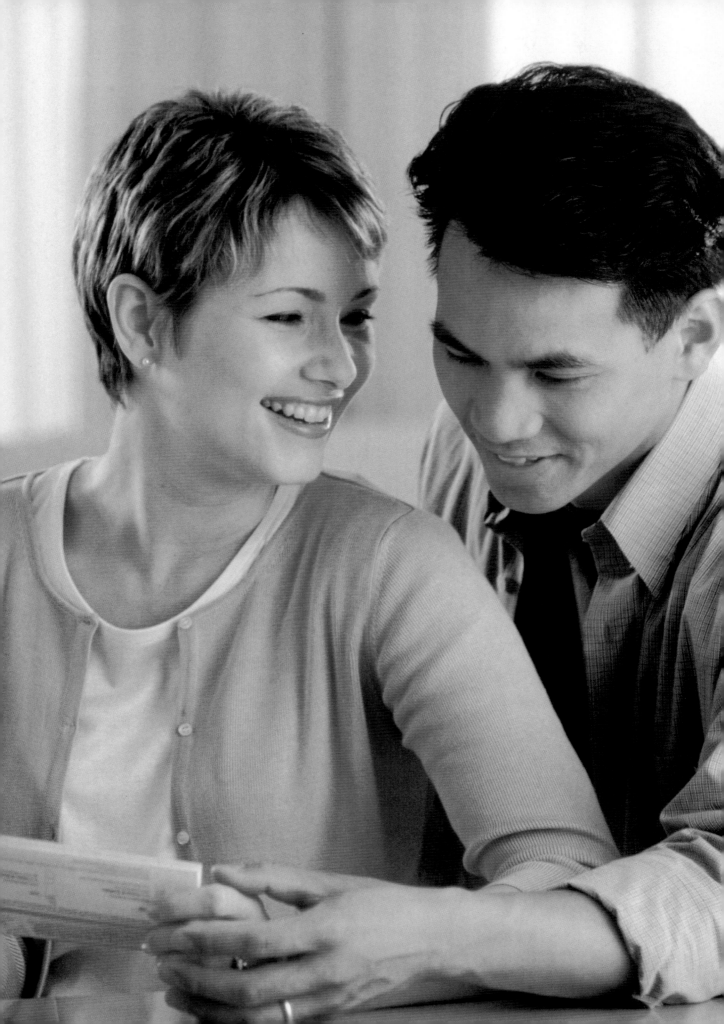

性 爱 健 康

避孕

目前有许多种避孕方法，目的都是为了预防怀孕。根据使用方法的不同，避孕效果可以是短期的或永久的。

避孕原理是通过阻止卵子和精子的接触，避免受精（例如屏障避孕方法（详见背面））；阻止受精卵的着床；干扰排卵（卵子的释放）。

选择哪种避孕方法呢？

避孕方法的选择还是取决于每对夫妇的要求，然而有些方法由于医学原因而并不适合。

可逆的避孕方法可分为以下几大类：

◆ 化学方法

杀精剂一般是乳液、胶或阴道药栓。所有的制剂都含有一种杀精子的化学成分——壬苯醇醚-9。杀精剂一般单独使用时，避孕效果不佳，建议联合使用屏障方法。

◆ 屏障方法

这类方法包括：避孕膜，宫颈帽，阴茎套和女用避孕套。原理：防止精液进入宫腔。阴茎套在避孕的同时还能有效地帮助预防性传播感染。

◆ 激素方法

激素方法避孕的形式多样。联合避孕药含有合成的雌激素和孕激素，能阻止排卵；只含有孕激素的避孕药主要避孕原理在于，使宫颈黏液变稠厚阻止精液的穿透；皮下激素埋植剂可以释放孕激素；注射剂（肌内注射）同样含有孕激素，通过阻止排卵来避孕。

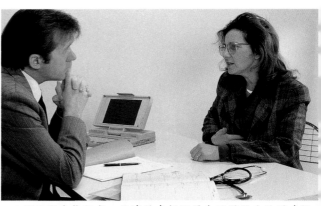

▲开业医生能给每一位咨询者提供最合适避孕方法的建议。

绝　育

男性和女性绝育都是阻止精子和卵子的接触。男性绝育是指输精管切除术，包括输精管（从睾丸出发含有大量精子的管腔）的割断或阻塞，导致射精时没有精液排出。

女性绝育是指输卵管的切除或夹子阻塞管腔。

绝育术是不可逆的，30岁以上的男性和女性使用这类避孕方法是比较普遍的。

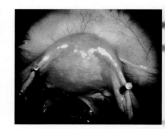

▶女性绝育是通过在输卵管上放置夹子完成的，阻止精子和卵子的接触，避免受精。

各种方法的有效性

方法	避孕有效性（%）
男性绝育	99.9
联合口服避孕药	99.9
注射剂	99.9
避孕埋植	99.8
宫内节育体系装置（IUS）	99.8
女性绝育	99.5～99.9
孕激素避孕药	99
宫内节育器（IUD）	98～99.7
留意受孕期（周期方法）*	98
阴茎套*	95
女用避孕套*	95
避孕膜*	92～96
宫颈帽*	92～96
Persona仪器*	94
杀精剂*	75
体外排精*	75

避孕有效率通常使用百分比来表示，与使用这一避孕方法一年的妇女中怀孕的人数相关。用*标记的方法的有效性取决于使用者对该方法操作指导的服从性是否良好。每个方法均有"使用者失败率"和"方法失败率"。

▼不同避孕方法的有效性高低取决于使用者对不同方法的正确掌握程度有多好。

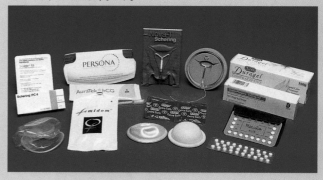

物理方法

　　夫妇双方可以选择的避孕方法有很多，当不确定如何选择时可以咨询开业医生或计划生育诊所，他们会提供给夫妇们有效的建议。

　　物理避孕方法包括屏障方法、宫内节育器（IUD），留意受孕期以及体外射精等。

屏障方法

　　屏障方法可以阻止精子和卵子的接触。
◆ 阴茎套套在阴茎外面，起到收集精液的作用。阴茎套由乳胶和聚氨酯构成。
◆ 女用避孕套由聚氨酯构成，铺在阴道内，收集精液。
◆ 避孕膜和帽由乳胶构成，覆盖宫颈，阻止精子进入生殖道，经常和杀精剂联合使用。

其他物理方法

　　IUD放置于子宫内，保持避孕的有效时间5～10年不等，取决于使用的类型。所有的IUD含有铜。宫内IUD的存在改变子宫和输卵管的内环境，避免受精。

　　留意受孕期是指女性要学会认知月经周期的不同阶段。这样她们就能识别易孕期，在易受孕期内节制性生活

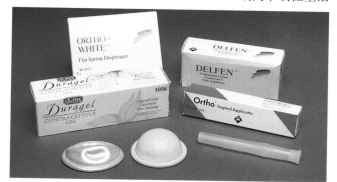

▲有时，两种避孕方法需要联合使用。例如避孕膜和杀精剂联合使用就是一种很可靠的避孕方法。

方法的普及率

目前在英国，没有关于避孕使用方面的综合的健康服务数据发表，但每年一度的一般家庭调查结果提供了这方面的信息：16～49岁女性以及她们的伴侣使用的避孕方法，总的数值超过100%，因为某些夫妇使用的方法不止一种。	没有方法	27%
	口服避孕药	25%
	阴茎套	18%
	女性绝育	12%
	男性绝育	11%
	IUD	4%
	体外排精	3%
	避孕膜/帽	1%
	留意受孕期	1%
	杀精剂	1%
	注射剂	1%
	合计	104%

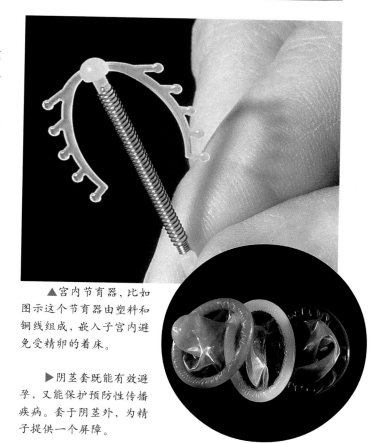

▲宫内节育器，比如图示这个节育器由塑料和铜线组成，嵌入子宫内避免受精卵的着床。

▶阴茎套既能有效避孕，又能保护预防性传播疾病。套于阴茎外，为精子提供一个屏障。

或在性生活中采取屏障方法避孕。
　　Persona手携式装置，能监测女性周期中尿液促黄体素生成素和雌酮的水平，红光显示易受孕期，绿光显示其他期。

　　如果一对夫妇选择体外射精方法避孕，男性要在射精前将阴茎从女性阴道内抽出。体外射精不是很有效的避孕方法，因为精子有时会在射精前释放出来，而且许多男性不能做到在射精前尽早地抽出阴茎。

紧急和事后避孕

　　如果避孕方法失败，或者没有采取避孕方法，在性生活后可以使用处方类紧急避孕。

　　激素避孕口服药如含有合成的雌激素和孕激素，或仅含有孕激素的避孕药要口服2次，间隔12小时，每次2粒。

　　首次剂量的给予必须在无保护性生活后72小时之内，女性也可以选择在无保护性生活后5天内或最早推算排卵日前5天内放置IUD。

不同的方法

　　每对夫妇的避孕需求会随着多年来家庭境况的改变而有变化。避孕需求不是静态不变的，不同的方法适用于人生的不同阶段。在某些特定环境下，不建议使用某些方法。一个开业医生或计划生育诊所将会给每一个体提供更进一步的这方面的信息。

自然避孕法

自然计划生育能提供一种可选择性的、常规的避孕方法，包括可以让妇女意识到何时易受孕，从而可以评估她们怀孕的可能性。

自然计划生育（NFP）或留意受孕期，是一个术语，即传统熟知的比林斯方法。这种避孕方法通过认知排卵（卵巢释放卵子）发生时，身体出现的一些自然迹象，来识别月经周期中的易受孕期和不易受孕期。

重新引起关注

随着大量复杂的人工避孕方法（比如避孕药）研究的开展，自然避孕好像远离了人们的视线。然而，这种趋势发生了变化，人们不再关注一些人工避孕方法长期效应，重新又对自然避孕方法发生了兴趣。

妇女一旦掌握了一种知识，即何时易受孕，何时不易受孕，就意味着她能决定是否需要性行为，从而最大化的增加受孕机会或最小化减少受孕机会。

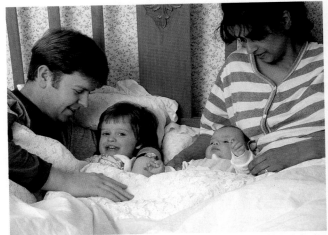

▲虽然过去认为自然计划生育不是一种可靠的避孕方法，但是只要用心体会，它可以成为有效的避孕方法，允许夫妻选择需要孩子的时机。

受孕期的识别

排卵，是月经周期中最关键的环节，是在垂体和卵巢激素影响下所发生的一系列复杂事件共同作用所产生的结果。在月经周期中，成熟卵泡释放一般发生在一个妇女下次月经来潮前 12～16 天。

一旦排卵，卵子可以在体内保持受孕状态最长是 24 小时。由于精子在女性体内可以存活 5 天，所以排卵前 7 天同房都可能导致怀孕。但是，如果在排卵后超过 24 小时同房，就完全不可能怀孕。

易受孕期的迹象

帮助判断女性易受孕期和非受孕期可以通过识别以下 3 种指标：

▼一个妇女可以通过在月经周期中每天记录体温来判断她的易受孕期。这是早晨醒来做的第一件事。

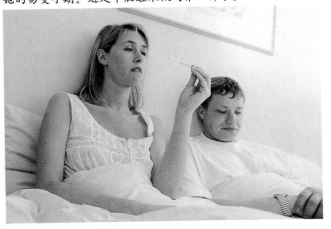

◆ 周期长度——两次月经间隔的时间；如果单独使用这一种指标来判断，可靠性不高

◆ 早晨醒来后体温——排卵后会有变化

◆ 宫颈分泌或黏液——排卵前后两者的变化。

建议结合这三种指标来最大化的提高此方法的可靠性。

生理迹象

一些妇女会有某些生理迹象来帮助她识别易受孕期，这些迹象包括以下部分或全部：

◆ 排卵痛

◆ 宫颈位置和柔软性的变化

◆ 月经中期点滴出血

◆ 乳房敏感

◆ 腹胀

◆ 情绪变化。

运用越多的迹象来判断易受孕期，NFP 有效性将会越高。作为一种避孕方法，其有效性最高可达 98%。

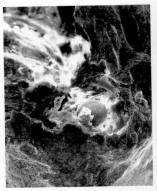

▲这是电子显微镜下显示的卵巢里成熟卵子的排卵（红色）。对于自然计划生育避孕来说，了解排卵的时间是非常重要的。

自然计划生育的优点和缺点

虽然自然计划生育和常规的避孕方法相比,有更多的益处,但它不适用于所有的夫妇。

优点

◆ 帮助增强女性对自身生育能力的认知,以及了解自身机体是如何运作的

◆ 没有物理避孕方法所特有的不良反应

◆ 得到的知识能帮助妇女来避孕或计划怀孕

◆ 自然计划生育适用于所有文化和信仰

◆ 一旦自然计划生育方法学会,不需要进一步的随访

◆ 夫妻双方共同分担避孕的责任,有利于增进彼此的关系。

缺点

◆ 需要一定的时间来学习正确的方法

◆ 需要坚持每天的观察和记录

◆ 夫妻双方需要彼此的激励和承诺

◆ 要达到高效性需要周期性禁欲,与其他方法比较缺乏自发性

◆ 自然计划生育方法的学习对于某些妇女而言是困难的:不规律周期,在一些特殊时期如分娩后、流产后、经期以及生病、压力紧张时

◆ 英国国民健康保险制度(NHS)下,要找免费的自然计划生育教师是困难的,咨询指导服务都是需要额外收费的

◆ 有预防性传播感染需求的妇女,自然计划生育方法不适用她们。

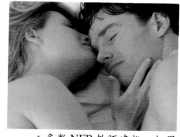

▲多数NFP教师建议,如果不希望自己怀孕,妇女在易孕期禁欲。毕竟,没有一种避孕方法是绝对安全可靠的。

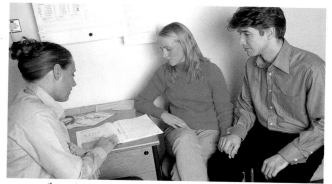

▲希望学习自然计划生育方法的夫妇需要向有经验的专业顾问学习相关知识技术。

母乳喂养的价值

完全母乳喂养(哺乳)会延迟产后排卵的恢复;闭经(没有月经的时期)是排卵没有发生的标记。母乳喂养的避孕作用归因于泌乳素水平的增加,它能抑制排卵。

排卵抑制很大程度上依赖于白天和夜晚母乳喂养发生的次数频率,以及婴儿吸吮乳房的时间。

下列情况存在时,利用哺乳闭经来避孕是有效和可靠的方法,最大避孕有效率可达98%:

◆ 妇女以规律的频率,母乳喂养婴儿,无论白天和晚上

◆ 婴儿在6个月以内

◆ 分娩后月经没有恢复。

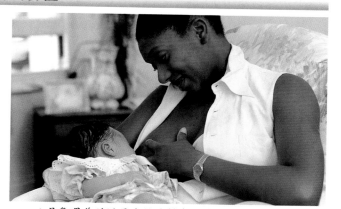

▲母乳喂养延迟了分娩后排卵的恢复。它能提供90%妇女一个避孕的作用,避孕作用可以持续几周。

目前的进展

新技术导致体温、唾液和尿液监测体系的发展。每天的观察和曲线描记的问题已逐渐被现代新系统所解决。

Persona(品牌)就是一个例子,它由一个微型的手控计算机和尿液测试棒组成。这个装置通过监测排卵和激素的变化,来指示受孕期的开始(显示红光)和结束(显示绿光)。

有趣的是,目前,根据这个装置的避孕有效性低于NFP,只有94%。

这方面的研究仍在进行,试图找到一种产品,有效监测到女性易受孕期,既准确、简单又便宜。

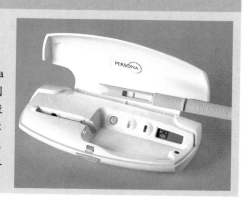

▶Persona避孕盒涉及到监测尿液中激素水平。设计原理在于排卵前,激素水平会很高。

宫内节育器和屏障避孕

避孕的两种常用形式是宫内节育器（在子宫内放置避孕装置）和屏障方法。这两个方法通过预防受精卵在子宫内的着床来避孕。

宫内节育器

宫内节育器（IUD）和宫内节育体系装置（IUS）很小（3厘米长），放置地点在开业医生的手术室或临床诊所内。

尽管两者都放置于子宫内，但在某些方面它们是有区别的。主要的不同之一在于，IUS缓慢释放少量孕激素，可以使宫颈黏液变稠厚，使精子穿透困难；同时能使子宫内膜不适于着床；85%的妇女使用IUS，能阻止排卵。

对比之下，IUD含铜，能阻止受精和着床。

优点

IUD和IUS同时具备以下优点：

◆ 它们的使用不干扰性生活

◆ 长期，高效

◆ 可逆，一旦取出装置，生育能力马上恢复。

除了嵌入后最初的随访外，每年只需随访1次。对于月经过多的妇女，IUS最大的优点在于它可以减少月经量和次数，部分妇女甚至于完全闭经。

IUD可能更适用于紧急避孕，如果在性生活后5天内放置，或最早推算排卵日前5天内放置。

缺点

放置IUD或IUS后，某些妇女会出现周期性的疼痛和少量出血。使用IUS的不良反应常常是暂时的，其症状如下：

◆ 不规则出血（可达三个月）

◆ 粉刺

◆ 头痛

◆ 情绪低落变化

◆ 乳房痛。

虽然采用了更新、更小的装置后，IUD的不良反应会

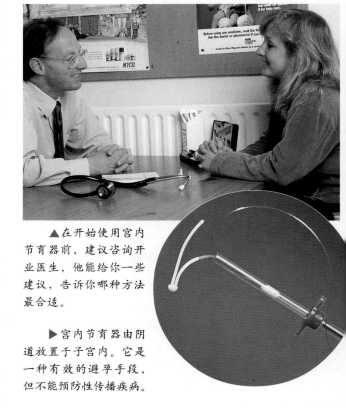

▲在开始使用宫内节育器前，建议咨询开业医生，他能给你一些建议，告诉你哪种方法最合适。

▶宫内节育器由阴道放置于子宫内。它是一种有效的避孕手段，但不能预防性传播疾病。

有所改善，但使用IUD最主要的不良反应是经期血量多、周期长。然而，随着更新、更小的装置面市，这已经不再是问题了。严重的并发症非常少见，如：

◆ 节育器脱落

◆ 感染和子宫穿孔。

带器妊娠很少发生，一旦发生，立即取出IUD或IUS，避免流产。

IUD 或 IUS 的使用

▼宫内节育器的放置由一个医生或一个护士完成。一旦嵌入，如果没有问题发生，这个装置可以起到避孕作用长达7年。

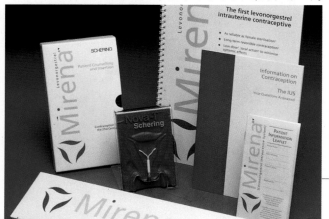

IUD或IUS的放置时间可以在经期或经净后立即放置。IUS可在周期的头7天内放置。两者都可在流产后立即放置或分娩后6~8周放置。

取出时间：两者一般都在经期，由专业医生或护士拉出悬挂在宫颈外口塑料线状物。

禁忌证

多数妇女可以任意使用这两种装置，然而具有以下病史的妇女不能使用这些方法：宫外孕史，性传播疾病感染，无法解释的异常阴道出血，宫颈和子宫畸形，心脏异常，活动性肝病，心脏病发作，卒中，铜过敏。

屏障避孕

　　屏障方法避孕的原理：阻止精子和卵子的相遇。每一种方法都有轻微的不同之处，所以夫妇们在决定哪种方法最合适之前，需要尝试各种不同的方法。

男用阴茎套

　　避孕套适合多数人群，但有一点很重要，外包装盒子上带有BSI标记以及欧洲CE标记的避孕套才能被安全使用。避孕套不应过期使用，避免强热、锐物、照射或潮湿的接触，以免受到损坏。

　　包装盒内有如何使用避孕套的说明书，每次使用避孕套时，必须严格按照说明书的指导，确保每次新的避孕套使用前，没有接触过阴道或阴茎。

　　阴茎套要仔细向下翻滚，套在勃起的阴茎外。一旦男性射精，或阴茎不再勃起，阴茎必须在紧密地抓住阴茎套的同时抽出阴道，避免精液的溢出。

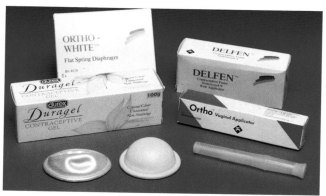

▲避孕膜放入阴道，覆盖了子宫的通路。避孕膜可以结合杀精乳液或杀精胶联合使用。

女用避孕套

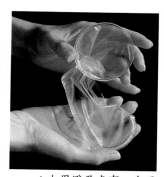

▲女用避孕套有一个开口端和一个闭端，就像阴茎套那样，精子就不会漏入阴道，达到避孕效果。

　　如果在性生活中，男性无法保持足够的勃起，阴茎套就不是一种很适合的方法。在女用避孕套里面有一个小的易弯曲的环，它将尽可能地放置于阴道的远端，在性生活中可以取出。第二个固定的外环在避孕套的开口处，覆盖住外阴，取出时，要扭曲地取出避孕套，以保证精液在里面。如果女用避孕套接触女性生殖道后，女性感到不舒服，那她就不适合使用这种避孕方法。

避孕膜和避孕帽

　　目前有三种不同类型的阴道避孕膜和三种类型的宫颈帽。不同尺寸应有尽有，目前这类产品由橡胶合成，除一些新的宫颈帽由硅树脂合成。

　　宫颈帽是完全套在宫颈上，而避孕膜覆盖了大部分的阴道和宫颈。医生或护士会为妇女选择正确的宫颈帽大小，同时教她如何使用这种方法。每隔6~12个月，检查宫颈帽的大小是否仍旧适合是非常必要的。

　　性生活后6小时，放置在阴道内的避孕膜或避孕帽很容易被温水和温和的肥皂清洗出来。多数妇女能适用这种方法，除非出现以下情况使用就比较困难：阴道肌肉无法适应避孕膜的放置；宫颈形状很别扭或位置很深无法触及；发生反复泌尿道感染；接触生殖道后妇女感到不舒服。

屏障避孕方法

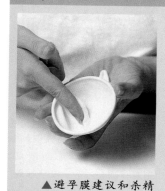

▲避孕膜建议和杀精乳液或泡沫联合使用，这样可以达到进一步保护，阻止受精。

使用屏障方法有哪些优点？
 ◆ 只有在过性生活时才使用这类方法
 ◆ 没有任何不良反应。
避孕套
 ◆ 阴茎套很容易得到
 ◆ 对于性传播感染的预防，能提供很好的保护
 ◆ 女用避孕套放置的时间可以是同房前的任何一个时间。
避孕膜和避孕帽
 ◆ 在同房前任意时间放置（放置时间超过3小时，建议加用杀精剂）
 ◆ 可以保护阻止性传播疾病的感染和宫颈癌的发生

使用屏障方法有哪些缺点？
 ◆ 每次同房时，都必须小心正确地使用
 ◆ 使用过程会干扰性生活
 ◆ 极少的人群会对乳液或杀精剂过敏。
避孕套
 ◆ 女用避孕套不容易购买到而且价格昂贵
 ◆ 阴茎套会裂开或滑脱。
避孕膜和避孕帽
 ◆ 需要花费时间来了解如何使用
 ◆ 膀胱炎会是一个问题
 ◆ 某些人群会感到使用杀精剂很脏
 ◆ 需要专业医生或护士的指导选择合适的尺寸。

激素避孕

激素避孕药是最受年轻妇女欢迎的有效避孕方法，最常用的是口服复方避孕药丸。

在英国，50%以上的18至24岁的妇女使用激素避孕药。避孕药常分为两大类：

◆ 两种激素的联合使用（复方口服避孕药）

◆ 仅用一种激素（仅含孕激素的药片、针剂和埋植物）。

每一种制剂各有利弊，可以根据自身情况权衡后选择。

复方避孕药

复方药丸，就是通常称为的"药丸"，包含有两种合成激素——雌激素和孕激素，有三种主要避孕机制。

最主要的避孕途径是干扰卵细胞发育，使女性停止排卵。同时改变宫颈黏液，使精子不易通过，从而影响精子通过宫颈、子宫和输卵管的活力。最后，复方避孕药还能改变子宫内膜，使其不利于受精卵着床。如果按照指导，复方避孕药的有效率可达99%。

复方避孕药的优势

其益处包括减轻痛经和经前综合征，减少患卵巢癌和

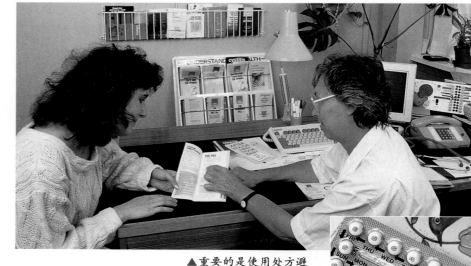

▲重要的是使用处方避孕药之前必须针对妇女的个人和家庭疾病史进行商讨，以避免相关风险。

▲激素避孕药（比如复方药丸）是一种很安全的避孕方法，极大多数妇女都可以使用。

子宫肿瘤的风险，同时也可以防止一些盆腔炎症，降低异位妊娠的风险，防止卵巢囊肿形成。

复方避孕药的不良反应和风险

开始使用避孕药时可能会有轻微的不良反应，这通常是女性停用避孕药的原因，主要不良反应有突破性出血（服药期间的出血）、乳房胀痛、恶心、体重增加和头痛。需要强调的是，许多症状是暂时性的，因此建议服药至少3个月以上。

可能的风险

当然会有一些比较严重的不良反应，但是相当罕见。有些妇女会产生血凝块堵塞静脉（静脉血栓）或动脉（引发心肌梗死或脑卒中）。

复方避孕药的使用可

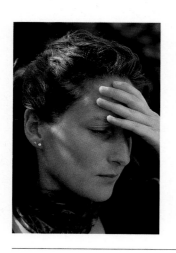

◀有些女性在服药期间会感觉不适，比如头痛。这些不良反应是暂时性的，会在几个月后消失。

能会增加罹患乳房癌的风险，但这种风险在停药10年后消失。也有病例表明复方避孕药的使用和罕见肝癌的发生存在一定的联系。

患者须提供完整的疾病史。建议年龄在35岁以上的吸烟女性以及有以下病情（或以前有这种疾病）的患者不使用避孕药：

◆ 静脉或动脉血栓病、心脏病或循环系统疾病，包括高血压

◆ 非常严重的偏头痛

◆ 乳房癌

◆ 肝脏或胆囊的活动性疾病

◆ 有合并症的糖尿病

◆ 异常阴道出血（如月经间期出血或性交后出血）。

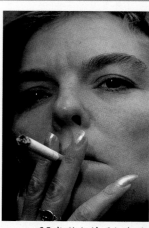

▲35岁以上的吸烟妇女建议不要使用复方避孕丸，因为吸烟会增加血凝块形成。

复方口服避孕药的不同类型

复方口服避孕药有许多类型，每一种含有不同剂量激素，妇女可以通过试用不同药丸选择决定最适合自己的一种。

复方避孕药的类型超过 20 种。除了一种以外，所有剂型都含有合成乙炔雌二醇。同时，这些药丸也各含有不同剂量的 5 种合成孕激素中的某一种（炔诺酮、左炔诺孕酮、去氧孕烯、孕二烯酮、诺孕酯）。每个女性有自己的激素平衡，所以发生不适症状，改用其他品牌可能会改善症状。

复方药丸的使用

最常用的复方避孕药的类型是单相 21 天制剂，就是每个包装盒中的药丸含有相同剂量的雌激素和孕激素。在每天的相同时间连续服药 21 天，然后停药 7 天。停药期间女性会经历一次撤退性出血，这是停用激素的一个自然反应。第 8 天开始继续服药开始下一周期循环。

还有的复方避孕药制剂，在每个包装盒中的药丸含有不同剂量的激素（相型药丸），必须按照正确的顺序服用（包装中都有用法说明）。

有些女性觉得停药后很难记得几时恢复服药，每日型

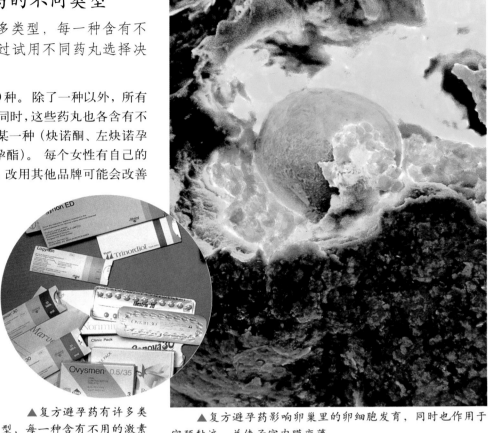

▲复方避孕药有许多类型，每一种含有不用的激素组合，大部分女性都可以找到适合自己的类型。

▲复方避孕药影响卵巢里的卵细胞发育，同时也作用于宫颈黏液，并使子宫内膜变薄。

复方药丸（ED）即专门为她们设计。这种药丸的包装含有 21 粒活性药物和 7 粒无活性药物，在服用无活性药丸时即有撤退性出血。在不用避孕药的那个星期，女性的身体即开始准备排卵，所以非常重要的就是不要忘记在停药后继续服用避孕药。

避孕药失效的原因

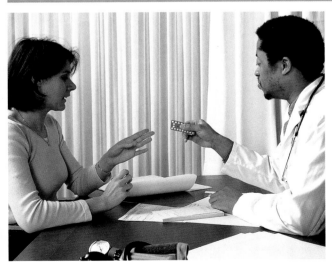

▲重要的是医生在处方避孕药时要询问妇女同时可能服用的药物，有些药物会降低避孕效果。

有些情况会造成避孕药失效：

◆ 延误服药超过 12 小时

◆ 服药 3 小时内有呕吐

◆ 严重的腹泻

◆ 服用避孕药的同时使用其他药物（包括某些抗生素）。如服用贯叶连翘（St John's wort）时不能使用避孕药。

在以上情况下，至少 7 天或更长时间使用其他预防措施；有时甚至可以省去不用药的那个星期。

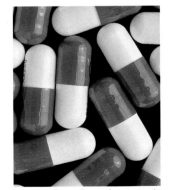

▲有些药物（比如抗生素），会通过影响肠道自然菌群而干扰避孕药的效果。

紧急避孕

紧急避孕可以在性交后5天内使用，防止意外妊娠。方法包括晨间事后避孕药、含铜宫内节育器。

紧急避孕是防止意外妊娠的一种安全有效的方法，包括性交发生后可以使用的任何方法。

现代方法

性交后避孕已经有上千年的使用历史，尽管那些方法非常糟糕，比如古代埃及使用粪便、酒和大蒜的阴道栓剂，而且经常是失败的。

紧急避孕通常含有避孕药常见的雌、孕激素，或者使用含铜的宫内节育器。

紧急避孕可在以下情况时使用：

◆ 没有使用避孕措施的情况下发生性交——比如酒精或药物作用下

◆ 强奸或精神障碍

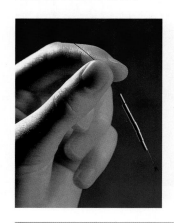

◀含铜的宫内节育器是紧急避孕的一种方式，可以晚至无保护措施性交后5天内进行，并且非常有效。

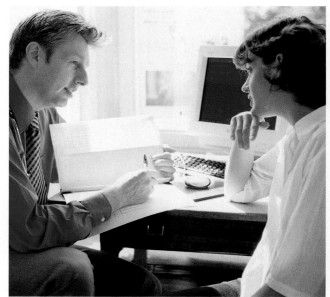

▲女性在无保护措施性交后或避孕措施失败后可能需要紧急避孕，一个全科医生就可以进行这方面的建议。

◆ 避孕失败：避孕套破裂或滑脱、子宫帽脱落、宫内节育器排出以及漏服避孕药。

紧急避孕的方法

性交后激素避孕法可以停止或延迟排卵。

在月经周期的后半期，可以通过干扰子宫内膜发育防止受精卵着床。有时，仅仅是延迟了排卵，因此在以后的日期里还是需要使用屏障法防止妊娠。

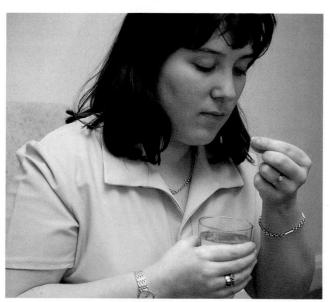

▲性交后激素避孕法是防止或延迟排卵和着床，通过服用药丸的形式，非常有效。

激素法

性激素方法包括：

◆ 雌孕结合激素（Yuzpe）或联合法——每片含左炔诺孕酮（孕激素）和乙炔雌二醇（雌激素），每隔12小时服用一次，共服用2次，每次2片。最晚可迟达无措施性交后72小时。如果患者有血栓形成倾向或局灶性偏头痛，不可以用这种方法。不良反应有恶心、呕吐，如果饭后服用症状会减轻。

◆ Ho/Kwan或单纯孕激素法——在不久以前的英国，需要连续服用25片单孕激素避孕药。而近日上市的2片包装避孕药（名为Levonelle-2），仅含左炔诺孕酮（孕激素），用法为间隔12小时服1片，连服2次。副作用可能引起恶心。临床研究表明，这类药物作为紧急避孕药相比联合法更为有效。

含铜宫内节育器

含铜宫内节育器含有铜离子，对卵细胞和精子有毒性作用，可以降低受孕能力，同时影响着床。

这种方法最迟可在无措施性交后5天使用，也可以在多次无措施性交后使用。这种方法失败率极低，每个周期小于1%。但是需要植入铜圈的专业技术，而且不是适用于每个妇女。

紧急避孕的使用方法

可以向全科医生或家庭生育诊所咨询紧急避孕的方法。在有些国家,紧急避孕药能够直接在药房购买。

在开处方或配药之前,需要注意以下情况。

计算排卵期

全科医生或药剂师需要知道末次月经日期以及该妇女的月经周期是否规律。

通过这些信息,全科医生能够确定大致的排卵期(通常是 28 天月经期的第 14 天)。这是妇女容易受孕的一个时期,因此需要采取比较合适的方法。

正常周期

在晨间服药之后,女性可以在原先正常日期开始下一个月经周期。有些人服用紧急避孕药后会出现一两天的少量出血,这不是月经。如果下一周期延迟或有任何异常,应该进行妊娠检测试验。

失败

不幸的是,紧急避孕不是百分之百成功的,其效果通常差于规律避孕方法。失败的情况往往发生在服药超过性交后 72 小时或第 2 次服药超过 12 小时间隔。

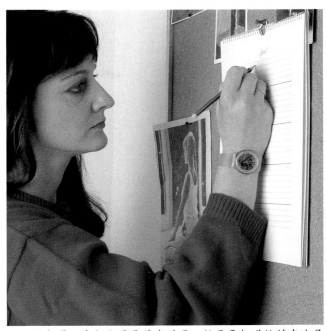

▲如果一个妇女需要紧急避孕,她需要知道她的末次月经时间,便于医生计算受孕概率。

不良反应

激素药常引起呕吐,使得药物没有完全吸收,使用止吐药后这种症状会减少。

紧急避孕药会打乱正常月经周期,延迟排卵,因此服用紧急避孕药后要采取其他避孕方式。

可行性

许多妇女认为性交后避孕会太晚,其实紧急避孕可以在无措施性交后 72 小时内使用。

▼在英国,仅含孕激素的紧急避孕药可以在药房购买,药剂师会解释可能发生的不良反应。

由于紧急避孕可以有效地防止意外妊娠,应该让所有妇女知道这些方法以及得到药物的途径。

药房

在有些国家,可在药房买到仅含孕激素的紧急避孕药。2001 年 1 月起,Levonelle-2 已经可以在英国的药房购买,不需要处方。这种便利性改善了获得紧急避孕药的途径,尽管药物昂贵的价格也会使某些人望而却步。

另外,地方的药店也并不是一个合适的可以讨论避孕失败后果以及今后需求的地点。

不管怎样,在大多数的计划生育诊所,还是可以得到有关紧急避孕的资讯和建议。

◀重要的是让女性了解有关紧急避孕的知识,她们可以在任何计划生育诊所得到资讯。

终止妊娠

决定终止妊娠并不容易，每个女性应该知道能够实行的方法。在实际操作的前后都应该咨询专业人士。

终止妊娠（流产）这个医学术语是指在胎儿能够独立生存前强迫其从子宫排出。流产在普通意义上说，是指按照妇女的意愿或因为某些疾病合并症，用医学方法终止妊娠。

医学理论而言，"流产"的概念包括六大类的妊娠丢失：

◆ 治疗性流产——因为疾病终止妊娠

◆ 自然流产—— 妊娠失败

◆ 稽留流产——妊娠已经终止但是胎儿和胎盘还留在子宫内

◆ 不全流产——妊娠产物没有完全从子宫内排出

◆ 难免流产——妇女有阴道出血、胎儿已经死亡但没有排出

◆ 死产——妊娠24周以后胎儿出生时死亡。

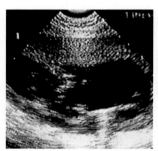

▲进行流产手术前需做超声扫描，可以知道妊娠阶段，决定终止妊娠的方法。

医学法律的规定

由1967年流产法案规定，合法终止妊娠需要2个注册的医学专业人员同意，并符合以下条件：

◆ 24孕周之前，继续妊娠会对妊娠妇女或她的孩子造成身体上或精神上的伤害，其风险大于终止妊娠

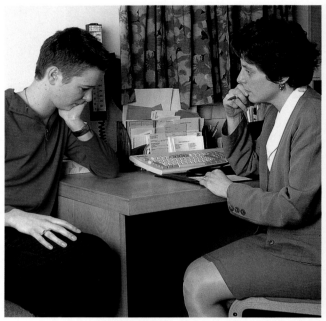

▲对那些希望妊娠却流产的妇女来说，使用"自然流产"、"妊娠失败"和"难免流产"都会造成其情绪低落，建议使用"小产"这个名词。

◆ 在妊娠的任何阶段，终止妊娠可以防止对妊娠妇女身体上或精神上产生严重而且永久的伤害；或者继续妊娠可能危及妊娠妇女的生命，其危害性大于终止妊娠。

如果孩子出生后会有身体上或精神上的严重残障，也需要考虑终止妊娠（1967年流产法案，1990年人类生殖和胎儿学法案修订）。

流产妇女的年龄

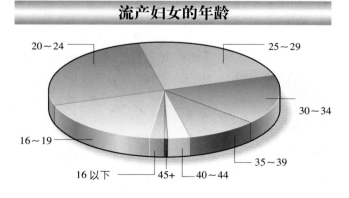

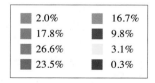

2.0%	16.7%
17.8%	9.8%
26.6%	3.1%
23.5%	0.3%

依照1967年流产法规，流产必须报知卫生部。这个图表显示了1997年在英格兰、威尔士和苏格兰进行流产妇女的年龄分布。

终止妊娠的周数

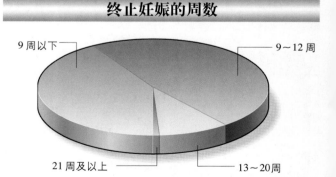

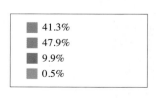

41.3%
47.9%
9.9%
0.5%

妊娠周数从妇女末次月经的第一天开始计算。每年，妊娠25周以上的流产低于100例，几乎全部是因为胎儿畸形。

咨询的作用

咨询的目的是保证妇女在经过全面考虑后，确定对她而言流产是最好的选择。

咨询时需要向妇女说明终止妊娠的必要条件，还可以采用评估表的形式，以保证妇女确实有需要进行流产的理由。

即使妇女已经确定放弃妊娠，咨询者也要提供足够的信息让妇女了解在流产之前、过程中以及之后可能发生的情况，同时也要讨论关于今后的避孕需要。

有20%左右的妇女需要通过咨询来帮助她们做决定，其中最需要帮助的女性有以下这些：

◆ 非常年轻，还没有独立生活

◆ 有精神障碍

◆ 在其他情况下可以继续妊娠

◆ 对于是否继续妊娠还犹豫不决，比如牵涉到流产违背其宗教信仰或道德标准

◆ 因为胎儿畸形而需要考虑流产。

咨询必须由经过正式培训的咨询者、护士、医生、社会工作者或受过训练的非专职咨询者担任。尽管咨询过程因人而异，但以下几点是主要的关注内容：

◆ 为何放弃妊娠？

◆ 妊娠是否是避孕失败的结果，还是潜意识里希望怀孕？

◆ 她有多少家庭和感情支持？

◆ 知道自己怀孕后最初的感觉？

◆ 她身边的人特别是胎儿的父亲（如果知道的话）对妊娠的看法？

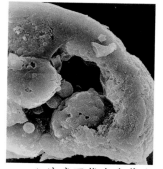

▲ 流产可能会自然发生，这个人类胚胎因为基因异常或发育不良正在坏死（组织死亡）。

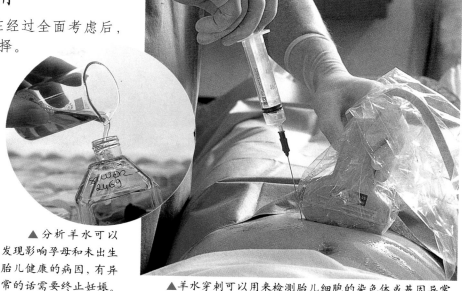

▲ 分析羊水可以发现影响孕母和未出生胎儿健康的病因，有异常的话需要终止妊娠。

▲ 羊水穿刺可以用来检测胎儿细胞的染色体或基因异常，如果发现有严重的先天畸形，孕妇需要决定终止妊娠。

◆ 她对于流产的一般认知以及对于自身妊娠的特别想法？

流产相关的精神问题

对于大多数妇女来说，面对流产最沮丧和难过的时刻是做决定放弃妊娠的一刻，有些人甚至会在流产后产生内疚和懊悔的感觉。因此，让她们知道流产后在需要的时候可以寻求咨询者的帮助，这点非常重要。

大部分妇女并不需要流产后咨询，因为一旦妊娠终止，她们面临的难题也就解决了。因为这样的缘故，流产后最常见的是一种得到解脱的反应。

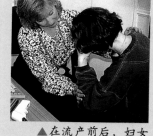

▲ 在流产前后，妇女可能会有内疚感，咨询会给予一定的帮助。

不管如何，10%～20%的妇女流产后会有短时期的负面反应，比如内疚和悲伤。少部分妇女可能有较严重的精神问题，需要专业咨询。而极端的病例则需要更多的帮助，来克服那种强烈的情绪。

流产的类型

药物流产

1991年起，已经证实应用米非司酮可以终止9周（63天）之内的妊娠。米非司酮通过阻断孕激素而起作用，孕激素是人体自然产生的、维持妊娠所必需的甾类激素。48小时以后加用前列腺素（一种激素类药物可引起平滑肌收缩），可促使胎儿和胎盘从子宫排出。

药物流产后期需要住院，前列腺素经过宫颈或羊水作用到子宫引发宫缩。从1995年起，在13～20孕周的流产中应用米非司酮可以加快产程，通常只需要8～12小时。

手术流产

在妊娠13周之前，药物扩张宫颈后可以使用真空抽吸（吸引术）取出子宫内容物。手术可用局部麻醉，但是更常见的是全身麻醉。手术只要10分钟，通常是个日间手术。

超过13孕周后，也可以选择用扩张钳刮术，扩张宫颈后用钳子取出胎儿，这个手术需要全身麻醉。

女性盆腔疼痛

盆腔疼痛是指由于盆腔内的脏器所引起的疼痛或不适，包括消化道、膀胱和直肠。原因各异，治疗亦有所不同。

不严重的盆腔疼痛通常是短暂的。然而，一些疼痛可能会很剧烈，比如痛经，这是由于月经期子宫痉挛而导致的。比较常见的、严重的慢性或剧烈盆腔疼痛的原因有盆腔炎性疾病、异位妊娠和子宫内膜异位症。

其他疼痛的原因

肛门和直肠的疼痛会导致盆腔内的疼痛，常常出现在腰部。盆腔疼痛比较少见的原因，如肌瘤、阑尾炎、肠道问题、膀胱问题以及盆腔内器官的肿瘤。如果疼痛一直没有缓解，就需要专科医生的帮助了。

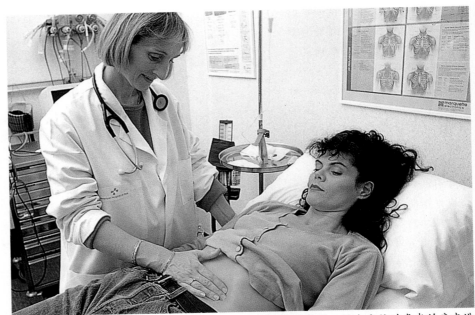
▲为了明确盆腔疼痛的原因，医生应该对患者的病史进行详细的询问和全面的体格检查。

盆腔炎性疾病

盆腔炎性疾病（PID）是由于子宫、输卵管和卵巢感染引起的炎症。最常见的是由衣原体感染所致的性传播疾病，占PID50%～80%。其他原因有淋病和厌氧菌感染。

PID可表现为自发性，但它也会发生在盆腔手术后或者植入宫内避孕装置（IUCD）后。后者常见女性本身存在衣原体的隐性感染。

症状

疼痛通常会有几个小时，感觉是一种钝痛，在下腹和会阴部周围及上方；有时疼痛很剧烈，在性交时会加重。

除非有突然的活动，否则痉挛性疼痛是不会出现的。如果女性平静地躺着或坐着，疼痛会得到改善。其他的伴随症状有排尿疼痛和发热。疼痛会使得女性无法行动，会觉得恶心和呕吐，但这些并不常见；症状轻的病例也会发生。

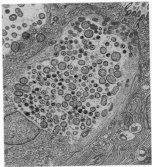
▲在被感染的输卵管细胞的显微镜照片中可以看到绿色、棕色沙眼衣原体球体。

诊断

现在没有特异性检测来确定一名女性是否得了PID，所以诊断都是基于医生体格检查。尤其重要的是阴道检查时有宫颈和穹隆（宫颈周围的"沟"）的触痛。有时候需要进行内部脏器的腹腔镜检查。

治疗

严重的病例不得不住院进行静脉使用抗生素治疗。而大部分患者都是在院外口服抗生素治疗。大多数怀疑PID的女性应该做衣原体测试，最好是到泌尿生殖科诊所去检查。诊所会在终止妊娠或植入IUCD前提供一个衣原体测试或预防性使用抗生素治疗。

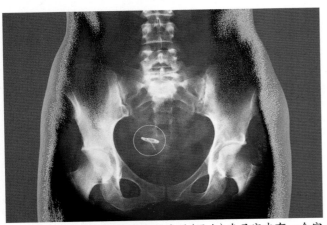
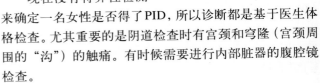
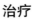
▲在这张合成图片上可以看到（圈出）在子宫内有一个宫内避孕装置（IUCD）。PID通常可发生在IUCD植入之后。

异位妊娠

异位妊娠是指胎儿在子宫外发育，常见的是在输卵管内，这可能是由于输卵管瘢痕形成，与曾经有过衣原体感染有关。大约在受孕后2～4周，孕囊会穿透输卵管，造成疼痛和出血。

症状

通常表现为突然发作的一侧下腹疼痛。许多女性因为疼痛剧烈而难以行走。然而，偶尔这症状会很轻，医生和患者都会因此而被蒙蔽，没有认识到问题的本质。

如果有严重的腹腔内出血，患者表现为脸色苍白，尝试站立会感觉头晕和虚脱。患者的月经周期通常延迟或者异常，常常会出现早孕的症状。然而，有时异位妊娠所致的问题会在月经到来之前出现。

诊断

当医生进行阴道检查的时候，患侧的穹隆（阴道靠近宫颈的区域）会有触痛。腹部触诊可以感觉到增粗的输卵管，并可由超声检查来确定。患者妊娠试验通常是阳性。

治疗

由于异位妊娠是可以致命的，所以需要紧急处理。大

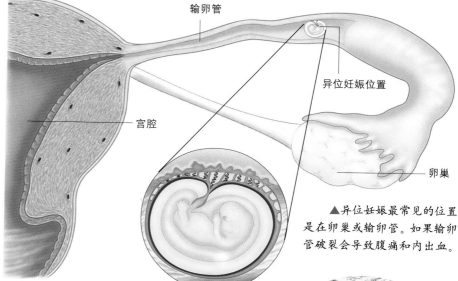

输卵管

异位妊娠位置

宫腔

卵巢

▲异位妊娠最常见的位置是在卵巢或输卵管。如果输卵管破裂会导致腹痛和内出血。

多数病例需要开腹或者腹腔镜手术治疗。有很少部分可以通过注射甲氨蝶呤治疗。

▶异位妊娠在超声检查下通常很明显。这个病例是8周的孕囊在右输卵管内（画圈处）。

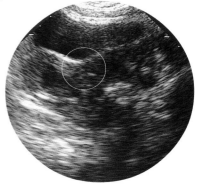

子宫内膜异位症

子宫内膜异位症是存在于子宫内的内膜组织播散到身体的其他部位，通常位于盆腔内。这可能是因为经血未能常规经宫颈和阴道排出体外，而是通过输卵管散播于盆腔内所导致的。子宫内膜异位症也可能通过血液传播，甚至组织自行生长到子宫以外。子宫内膜异位症常见于25～35岁的女性，占此年龄段妇女的5%～10%。

症状

在女性激素的影响下，会和位于子宫内的内膜组织一样呈现周期变化。所导致的症状通常和盆腔疼痛一样，主要出现在月经期，一侧更加严重。可有深部性交痛。这个疾病也会导致不孕。

诊断

尽管PID疼痛是逐渐减轻的，并且与月经没有关系，但区分子宫内膜异位症和PID症状还是很困难。诊断要通过腹腔镜检查来明确。

治疗和预防

治疗取决于症状和病情严重程度，可进行激素治疗或是手术。治疗通常需要持续数月甚至数年。目前对于子宫内膜异位症没有很好的预防手段，尽管我们发现妊娠妇女极少患有此病。

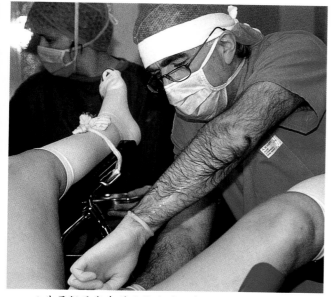

▲为了解子宫内膜异位症的程度而做必要的检查是正式治疗前的必要步骤。通常，药物治疗会与腹腔镜相结合。

阴道疼痛与不适

阴道的疼痛常常是一种不适，可以描述为烧灼感或瘙痒。有三个主要的原因：感染、激素缺乏和阴道周围肌肉痉挛。

感染是最常见的阴道不适的原因，常常由于真菌性炎症（由于念珠菌感染）造成，但这也有可能是性交感染滴虫病引起的。不太常见的是细菌性阴道病或其他感染。

有真菌性炎症的女性通常描述为瘙痒感觉以及外阴疼痛。常常会有阴道分泌物，白色、稠密，但是一些病例是更稀薄，并且是绿的或黄的。这些症状会在月经前后或性交后加重。

滴虫病常常会有更加剧烈的烧灼不适感。许多女性有大量稀薄的阴道分泌物，有黄色、绿色或白色。这些分泌物通常是发臭的，与细菌性阴道病有一样的鱼腥味，带泡沫。

诊断感染

可以在显微镜下检测分泌物样本进行简单的诊断。细菌可以通过阴道棉签得到后在实验室里培养。一个生殖泌尿内科诊所可以进行快速的测试；对于近期有更换性伴侣或者经过普通医生治疗后没有解决问题的患者特别需要检测。

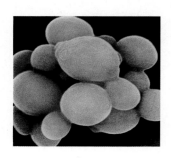

◀由白色念珠菌（如图）引起的阴道感染通常通过抗真菌药物成功治愈。

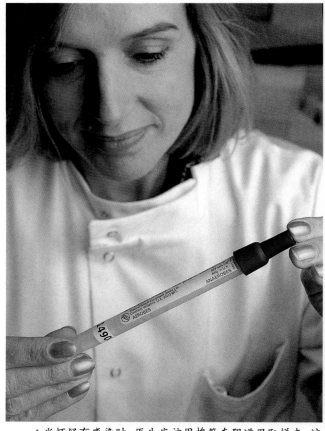

▲当怀疑有感染时，医生应该用棉签在阴道里取样本。这棉签送到实验室检测。

治疗阴道感染

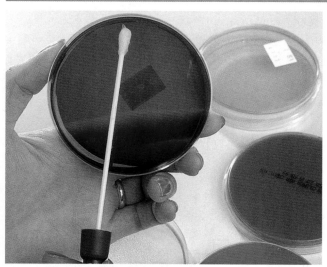

▲在实验室，棉签上的样本经培养后确认致病菌的种类并进行相应的治疗。

真菌性炎症常可以插入含有抗真菌的抗生素药物的阴道栓剂治疗，但是也可以用霜剂或口服药片治疗。一些女性频繁受到真菌感染，可能是和糖尿病或其他潜在的疾病有关系。抗生素也可能助长真菌。

对于频繁感染真菌，而且不知道是什么原因的时候，就需要常规的预防性治疗。很紧的衣服，尤其是人工合成材料，会使情况更糟。同样生殖区域过度使用肥皂也会使情况更糟。

滴虫病的治疗抗生素称为甲硝唑。因为它是性传播的，所以男性伴侣或同伴也需要治疗。对于女性和她的伴侣禁止性交直到他们完全治愈是很重要的，并且如果还有感染就需要重复检测。对于他们，进行其他的性传播感染的检测也是很重要的。

除了这些措施之外，没什么预防真菌的办法，但是滴虫病可以通过使用避孕套来预防。

阴道炎

阴道的分泌物趋向于酸性，这是因为聚留在阴道外层的细菌产生的乳酸。这些细菌在青春期与绝经期之间最常见，它们的酸性分泌物可以防止感染。因此，没有到青春期的女孩和过了绝经期的女性特别容易受到感染。典型的病原微生物包括念珠菌、志贺菌、链球菌和葡萄球菌。

年轻患者

儿童期阴道炎是青春前期女孩最常见的妇科问题。除了缺少雌二醇和产酸细菌外，还有许多原因，包括个人卫生差。例如，阴道异物也是儿童期阴道炎的诱发因素之一。治疗要根据相应的原因。如果是个人卫生问题，应该忠告注意养成清洁和洗澡的习惯。许多霜剂可以帮助症状的缓解。细菌感染需要抗生素来治疗。

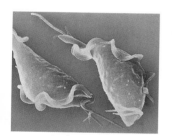

▲阴道炎是一种阴道非特异性感染，如毛滴虫阴道炎。缺乏产酸细菌加剧这一情况。

老年患者

萎缩性阴道炎常常发生在绝经之后。缺乏女性激素导致了黏膜变薄和阴道感染，缺乏产酸细菌加剧了这一情况。一个遭受这种情况的女性会主诉疼痛、阴道分泌物和性交不适。通常通过医生检查到的阴道典型外表进行确诊。

▲一些女性对于和她们的医生谈及如阴道炎之类的问题感到尴尬。然而，大多数治疗是直接有效的。

▶萎缩性阴道炎通常发生在绝经期之后。激素替代治疗（HRT）对治疗会有所帮助。

如果有必要，可以将标本送到实验室检测。这种情况常常对激素治疗有反应，比如激素替代治疗（HRT），可以联合阴道涂用雌二醇霜剂和抗生素霜剂。

阴道痉挛

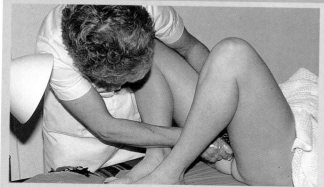

▲阴道痉挛常被认为是心理问题导致的阴道无意识的痉挛。这种痉挛也会发生在体检的时候。

阴道下部周围肌肉痉挛会导致疼痛，常常会在性交的时候经历到。如果女性近期遭受过疼痛性阴道疾病的话，会由于害怕疼痛导致痉挛。一些病例是因为心理上的不安导致对性交的恐惧。

这个疾病诊断是根据疼痛的描述和它的发生，尤其是发生在企图性侵入的时候。痉挛也会发生在医生尝试检查女性阴道的时候。对阴道或外阴的疼痛性感染进行治疗能使问题得到解决。

没有持续的生理病因的女性，通过性心理专家使用放松技巧来得到治疗。一个怀疑是性心理原因遭受阴道痉挛的女性常常使用阴道扩张器（一种可以增加尺寸引导进入阴道的器械）来克服侵入时的恐惧。

性交不适：疼痛性交

对于许多女性，性交会导致疼痛，疼痛会出现在阴道内或者盆腔深部。无论是生理还是心理原因，这种情况都需要仔细的治疗。

性交不适是一个医学名词，它用来描述女性在性交时的一种痛苦经历。这种痛苦涵盖了由于某一性交姿势的不适到剧烈的疼痛以至于排斥任何形式的性交。

根据感觉到的疼痛的部位，性交困难可分为两种：

◆ 浅表的——疼痛位于阴唇、阴道入口附近或在阴道壁

◆ 深部的——疼痛在盆腔中，阴道的最深处或在宫颈周围。

浅表的性交不适

性交不适可能的原因：

◆ 唤醒障碍——疼痛是由于激素缺乏或是生殖反应丧失（这也可能是精神因素）

◆ 医源性因素——疼痛是由于医疗干预的结果，比如在分娩或阴道手术后进行的一个会阴切开术

◆ 病理因素——这是最常见的浅表的性交不适的原因，疼痛是因为感染或是皮肤病问题引起的

◆ 心理因素——这是常见的性交不适的原因，有时是心理障碍的并发症。

解剖学上的原因

少部分性交不适是由于解剖原因引起的，比如：

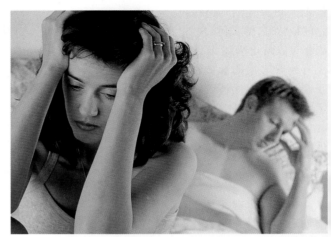

▲女性遭受性交不适是从害怕性交开始的，接着试图避免亲密的性关系。这会导致关系冲突。

◆ 先天性无阴道症——阴道没有发育。

◆ 处女膜残留——当处女膜（出生时覆盖在阴道上的组织）由于性交或者体育活动破裂时，小的残留物还是会留在那里。在性交的时候，在阴茎和阴道之间会被碰到产生疼痛。

◆ 阴道狭窄——阴道变窄或者发育不全。

深部的性交不适

深部的性交不适是阴道和盆腔深部在性交开始时感到疼痛。这原因可能是生理或者心理方面的。

生理原因

存在以下任何一种情况都可能导致深部性交不适：

◆ 子宫肌瘤——是由于肌肉束在子宫壁内形成

◆ 衣原体性宫颈炎——这是由细菌感染引起的常见

▼肌瘤（图中所示）在子宫壁内生长。在性交时盆腔内疼痛可能是唯一存在的症状。

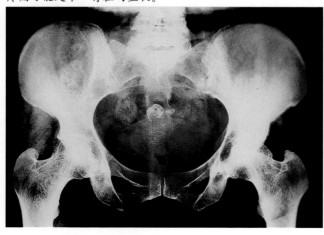

性传播疾病，常常会短时间内没有诊断出来

◆ 子宫内膜异位症——这是由于位于子宫内的碎片排出附着在盆腔内的其他器官上。这种情况会影响1/5的育龄期女性

◆ 盆腔感染性疾病（PID）——这是生殖器官的炎症，由性传播感染或分娩后感染进展造成的结果。这会造成剧烈疼痛，需要抗生素或是手术治疗（极少）

◆ 子宫后倾症——这是子宫的一种不太常见的位置，这种情况是子宫在盆腔内向后倾斜而不是向前倾斜，从而导致性交时疼痛

◆ 膀胱或肠道感染时，由于压迫造成疼痛。

不明确的原因

在2/3的深部性交不适的女性中，没有可鉴别的生理原因。对此有三个可能的理由进行解释：

◆ 疼痛是由于处于疾病的早期，疾病还没有被发现

◆ 疼痛是由于血管变异或是盆腔充血综合征（盆腔曲张的静脉影响到子宫、卵巢或输卵管）

◆ 疼痛是由于心理原因。

所有的深部性交不适的原因都需要全面的检查来排除生殖器官癌症的可能性。

病理性原因

　　生殖泌尿道的感染是性交疼痛常见的原因。这些包括性传播疾病，比如淋病、病毒、细菌和真菌疾病和感染比如疥疮。

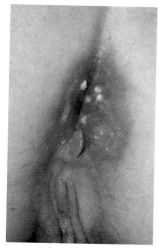

▲病理学情况是性交不适常见原因。生殖疱疹会导致阴道周围疼痛的水疱和溃疡，常会复发。

　　浅表的性交不适最常见的原因可能是感染或皮肤异常的疾病。

感染

　　任何感染都可能影响外阴或阴道口，而导致浅表性交不适。举例来说，毛滴虫病是一种常见的细菌性感染，常常导致外阴阴道炎（阴道内或周围感染），使得侵入时造成疼痛。

　　在生殖疱疹时充满液体的大水疱出现在阴道周围导致烧灼感和生理应激或侵入时剧烈的疼痛。

　　更高位置的生殖道感染，比如衣原体性宫颈炎，也可能产生刺激外阴黏膜的分泌物。

　　一个感染会导致另一个感染：比如衣原体性宫颈炎可能会导致盆腔感染性疾病，并有性交不适的疼痛。

皮肤病学的原因

　　比如湿疹或银屑病之类的皮炎会影响外阴，导致浅表性交不适。然而，最常见的皮肤病学问题是对洗发香波、沐浴乳和香皂中的某种成分过敏。

　　这个问题很容易解决，就是避免在洗澡水和淋浴中使用任何此类水溶性乳膏产品。

感染导致浅表的性交不适

细菌	
淋病	有分泌物、无症状
细菌性阴道病	恶心的分泌物
	瘙痒、疼痛
梅毒	生殖溃疡
衣原体	有分泌物、无症状
病毒	
疱疹	水疱和溃疡
疣	肿块、瘙痒、无症状
原虫	
毛滴虫	恶心的分泌物
	疼痛、瘙痒
真菌	
念珠菌（真菌性炎症）	分泌物
	瘙痒、疼痛
癣	有鳞屑的红疹
侵袭	
虱子、虫卵、疥螨	瘙痒
	疼痛

　　不幸的是，这种皮肤病导致的不适常常存在瘙痒。这导致很多女性为了寻求缓解这种不适，而被当作真菌性感染（念珠菌）进行了不正确的治疗。

　　任何女性反复遭受这种抗真菌药物没有效果的问题时，应该到当地的生殖泌尿专科诊所寻求帮助。大多数皮肤病学问题很容易诊断，并且对治疗反应很好。

医源性原因

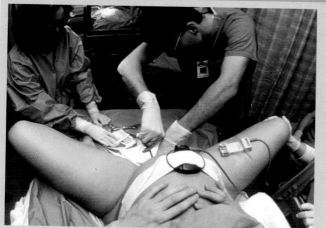

▲会阴侧切术的瘢痕可能愈合得很糟糕，而形成硬的隆起（肉芽肿）。如若靠近阴道的话可能在侵入时造成疼痛。

　　"医源性"定义为由于医疗干预导致的损伤。会阴侧切术瘢痕是最常见的浅表性交不适的医源性原因之一。在做过会阴侧切术的女性中，估计有30%～40%的人此后遭受不同程度的性交不适。然而，瘢痕区域的持续疼痛是很少见的，几乎所有的女性在分娩后3～4个月就没有疼痛了。这疼痛是由于瘢痕组织在愈合过程中造成的，因为瘢痕组织不可避免地比周围皮肤更没有弹性。当在侵入需要伸展时，这就会导致相当大的疼痛。这个问题可以进一步手术解决。

阴道手术

　　在曾经有过阴道手术（例如为了治疗子宫脱垂的手术）或子宫切除术的女性中，之后在阴道侵入时会有疼痛。

　　任何的深部疼痛的经历可能是由于感染或穹隆血肿（阴道上壁有血块），也可能是由于卵巢附着到穹隆。持续的深部性交不适可能需要手术探查。

阴道分泌物异常

大多数的妇女都会经历阴道分泌物增多或异常的情况，虽然这些症状会令患者感到苦恼，但并不会产生严重后果并且一般都可以获得正确的治疗。

阴道分泌物异常的患者应该尽快就治，以排除恶性疾病并确保获得正确的治疗，这在绝大多数的病例中是可以做到的。

细菌性阴道病

阴道分泌物异常中较为常见的病因是细菌性阴道病（BV）。当正常阴道环境中的乳杆菌的优势状态被其他多种微生物取代时，BV的发生率会增加。细菌性阴道病的病因尚未完全明确，但在没有性生活史的妇女中没有发生细菌性阴道病，而在那些过度进行阴道冲洗的妇女中则更为常见。对于那些有性传播疾病（STD）高危风险的妇女，应及时就诊治疗。

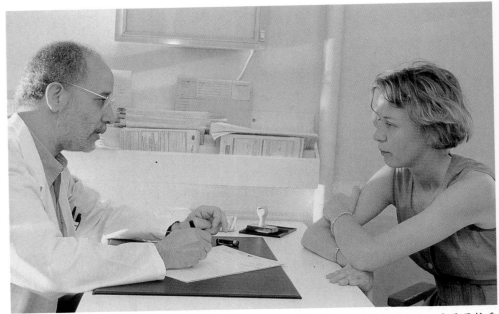
▲怀疑自己感染性传播疾病（STD）的妇女，应尽早接受正规治疗。

细菌性阴道病症状

细菌性阴道病的典型症状之一是阴道分泌物增多，表现为稀薄澄清或黄色，常常伴有鱼腥样臭味，并含有病原菌产生的泡沫状物。细菌性阴道病患者通常不会出现疼痛症状，如有则表示可能有其他感染性因素存在。

目前没有确实的证据表明细菌性阴道病可以通过性生活传播，因此对男性性伴侣进行治疗对预防BV复发和改善症状无显著的帮助。

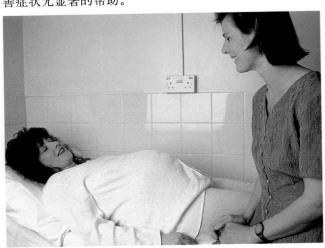
▲怀孕妇女可以接受细菌性阴道病的检查，如果出现了类似的病症，可进行抗生素治疗。

细菌性阴道病是一种令人苦恼的病症，尤其对于那些频繁复发的患者而言，但细菌性阴道病很少会对人体造成伤害。许多妇女患细菌性阴道病后常常没有任何临床表现，感染会随后消失，也无需治疗。

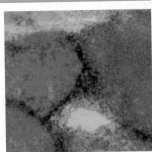
▲显微镜下细菌性阴道病的诊断特征是覆盖着异常形态细菌的阴道上皮细胞（线索细胞）。

存在的问题

细菌性阴道病在以下两种情况下可以引起更为严重的问题：

◆ 妊娠期细菌性阴道病可以引起早产和晚期流产。

◆ 在放置宫内节育器（IUD）的女性中，细菌性阴道病的存在与盆腔感染发生率增高可能有关。

细菌性阴道病的女性阴道分泌物，pH值增高伴有鱼腥样臭味，在遇氢氧化钾后发出烂鱼肉样腥臭气味（胺臭味实验）。以上症状在使用甲硝唑或含有克林霉素的乳膏后可以消失。需要强调的是，应停止阴道冲洗，但是没有其他特别有效的方法阻止BV的复发。

念珠菌病

念珠菌病可能由好几种不同类型的酵母菌引起,这些酵母菌通常能在周边环境中发现。由于没有证据表明细菌性阴道病可由性行为传播,所以对男性伴侣进行治疗对病症并无显著帮助,除非他们也同样有念珠菌病的症状。

研究认为念珠菌储藏于人的肠道中,在传播到阴道并发生感染前,肠道成为了它们的"储藏室"。

症状

念珠菌病的分泌物通常是稠厚的白色或黄色乳状物,患者常会形容为白干酪状白带。念珠菌病患者中大多数有阴道瘙痒和外阴不适和红肿。

大多数的念珠菌病自然发作,并无明显诱因,有些病例可能正在应用抗生素。

糖尿病和HIV感染可能会引发念珠菌病感染。诊断较为简单,取患者的阴道分泌物放于玻片上找到酵母菌即可。然而,有些医师会结合典型的临床症状和抗真菌治疗的有效与否来进行诊断,此种情况适用于由于一些原因在实验室检查中未发现典型念珠菌的病例。

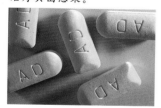

▼抗真菌的阴道栓常用来治疗念珠菌阴道炎。阴道栓通常置于阴道深部,用于治疗真菌感染。

治疗

有些念珠菌病患者会根据自身症状在药剂师指导下获得适当的治疗。然而,细菌性阴道病较念珠菌病而言更为常见,根据症状判断而不通过实验室检查,可能会导致误诊。

口服抗真菌药物是有效的治疗方法,除此之外,还有其他的方法:

◆ 乳酸杆菌活菌制剂:患者阴道塞药治疗后可以改善和缓解瘙痒症状。

◆ 避免皂类冲洗阴道,避免使用泡沫洗浴剂和化学洗剂。

◆ 穿着宽松棉制衣服,可以在某种程度上缓解症状和减少复发。

有少部分妇女会在经期出现复发性念珠菌病,对于该类患者可以在预计复发之前给予规则性的抗真菌制剂治疗,每月一次,共3~6个月。

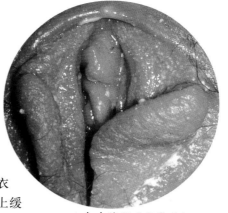

▲念珠菌阴道炎常引起不适,如瘙痒、局部的红、肿、痛以及豆渣样异常分泌物。

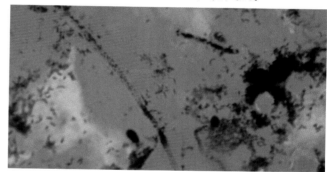

▼念珠菌病是身体潮湿部位的常见感染,下图显示的是念珠菌感染,通常见于念珠菌阴道炎。

阴道分泌物的非感染性原因

有些妇女表现为白带明显增多,但白带的性状表现却"正常":清亮、无味、不引起瘙痒,这种表现可以持续很长时间——数月甚至数年,使用抗生素或抗真菌药物后无效。这种阴道分泌物出现的原因不明,虽然可能在使用口服避孕药时开始出现。对此无有效治疗方法,但多数患者知晓并无大碍后即可放心。

宫颈外翻

在少数患者中发现宫颈外口覆盖有柔软的宫颈管上皮组织,称为宫颈外翻或异位。与质地较为坚韧的宫颈外口组织相比,该部分组织弹性较差,可以产生黏液。在局部出现炎性改变后可以通过局部麻醉下的冷冻手术治疗。

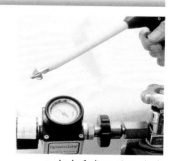

▲冷冻手术可用于冷冻切除多余的组织,这种技术可用于治疗宫颈外翻。

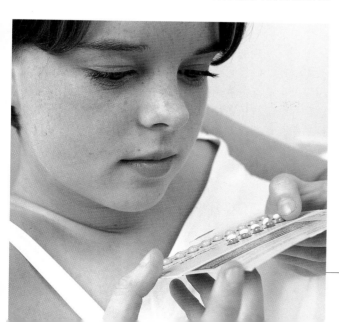

◀使用避孕药有时可以引起白带增多,但性状应该是正常透明的,不必引起紧张。

可经性活动传播的阴道炎症

与非性交因素出现的阴道分泌物异常相比较，无保护的性交后出现阴道分泌物异常会导致较为严重的后果，需要及时就诊与治疗。

滴虫性阴道炎

滴虫性阴道炎（TV）是由阴道毛滴虫引起的，在无保护性交后患病，出现阴道分泌物异常。潜伏期为1～4周，表现有多量黄绿色或白色的阴道异常分泌物，与细菌性阴道病的分泌物相似。细菌性阴道病的分泌物通常为鱼腥样臭味的泡沫状白带。而和BV不同，TV常有外阴阴道疼痛，有时出现盆腔痛。有相当一部分患者仅有轻微的临床症状或无明显症状。

治疗

在显微镜下的阴道分泌物中找到滴虫可以确诊，女性患者及其性伴侣均应接受甲硝唑治疗，治疗期间禁止性交。

较为少见的是甲硝唑治疗无效的病例，此时需接受其他治疗。滴虫性阴道炎一般不会引起永久性损害，其发生主要经性交传播，女性是高危易感者。在出现类似症状时，需要接受泌尿生殖道疾病专业医师的全面检查。

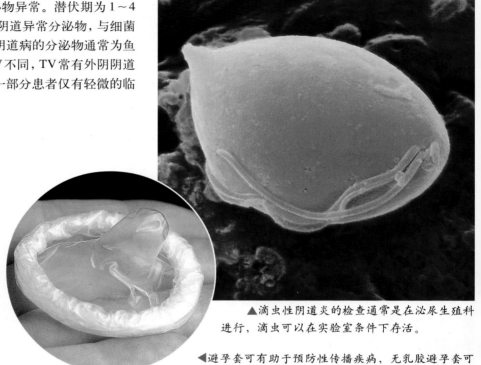

▲滴虫性阴道炎的检查通常是在泌尿生殖科进行，滴虫可以在实验室条件下存活。

◀避孕套可有助于预防性传播疾病，无乳胶避孕套可降低过敏反应。

淋菌和衣原体

绝大多数患有淋菌和衣原体感染的患者并无临床症状，其主述可以为盆腔痛或性生活后出血。有少数患者表现为清亮或黄色分泌物，偶尔夹杂有血丝，常为感染宫颈所致，检查中可见宫颈充血，出现炎性感染表现。以上淋菌和衣原体的感染均为性生活后出现，临床症状通常出现于性生活后1～3周。

在一些病例中医师可能会误认为是念珠菌病，在接受相应治疗，症状无好转后才想到可能是另有感染微生物。在泌尿生殖道疾病专业门诊中可以简便有效地开展实验室诊断并给予抗生素规范化治疗。此外，性伴侣需要同时进行治疗，在治疗期间禁止性生活直至痊愈。

诊断的必要性

对淋菌和衣原体的感染做出及时诊断是非常重要的，因为以上两种感染如果没有得到治疗的话，那么可以发生上行性感染，出现子宫、输卵管的炎症、盆腔炎性疾病甚至导致不孕。

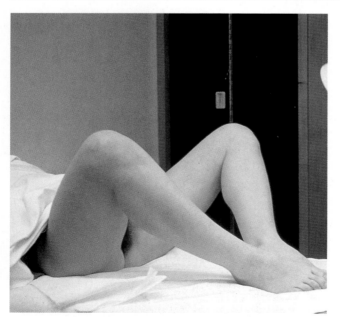

▲淋菌和衣原体诊断中必须进行阴道分泌物的拭子检查。

儿童期阴道分泌物

在女性的儿童期和绝经期，前文所提及的阴道分泌物异常的疾病原因同样可以出现，由于体内女性激素水平的下降，在这两个年龄阶段易出现阴道分泌物异常。

激素水平

在儿童期开始时，由于体内血液循环中雌、孕激素的水平较低，阴道黏膜上皮较薄，与成年女性相比缺乏弹性。儿童期阴道误放异物（包括无毒的毛线状物或玩具）后也可以出现炎症反应。

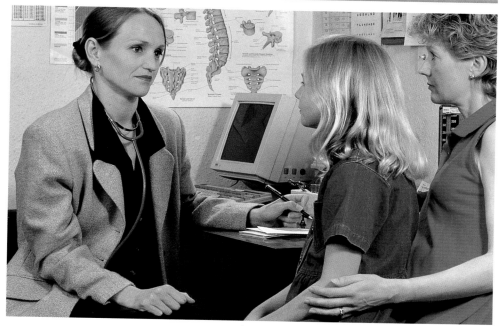

▲医师在进行必要的阴道检查前，应做好说明工作，使患儿及家长感到放松。通过检查可以明确外阴不适、分泌物异常或感染的原因。

感染

儿童期由于卫生习惯不良可以感染外阴阴道炎症，蛲虫感染较为少见，但也可以出现炎症表现。

许多家长由于担心会被控告对儿童有性虐待，因此对于儿童期患儿进行阴道分泌物的检查怀有恐惧和担忧心理，其实医师很清楚，该时期患儿阴道分泌物的异常大多数是因为感染的原因。

医师需要通过检查确定感染的原因，对于怀疑有阴道异物的患儿，还需要更加小心仔细的阴道检查，如发现有异物，可以通过最细小的工具轻柔取出。

对于这种情况的感染，改善卫生习惯结合抗生素治疗会取得较快较好的疗效。

绝经后的阴道分泌物

许多绝经后的妇女仍有正常的性生活，对于以上所提及的阴道炎症，她们同样仍有被感染的机会，但萎缩性阴道炎是该年龄段阴道分泌物出现异常的常见病因。

病因

绝经后体内性激素水平的下降是引起阴道上皮黏膜变薄，局部抵抗力降低，易于感染在体内如皮肤上存在的病原微生物，同时阴道内乳杆菌的数量减少使阴道自我保护作用削弱，使得阴道对外界病原菌的易感性增加。

▼绝经后仍有性生活的妇女对于STD仍然易感，同时也易于出现萎缩性阴道炎等感染。

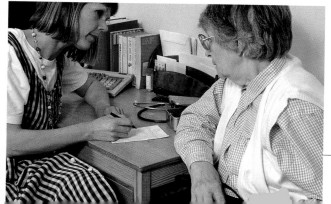

治疗

绝经后妇女萎缩性阴道炎可以出现分泌物异常、阴道疼痛或是阴道出血，尤其是性生活后出血。根据阴道检查发现阴道黏膜的萎缩性改变，医师可以做出诊断。治疗上可给予抗生素和乳剂治疗，激素类乳膏也经常使用，如果长期应用激素替代疗法，阴道上皮的弹性会得到较好的改善。

▼激素替代治疗是绝经后使用雌、孕激素的混合制剂来改善女性激素水平不足的状况。

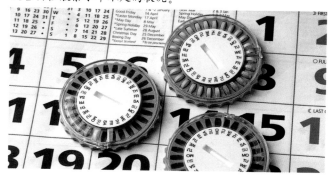

外阴瘙痒

外阴位于黏膜和皮肤交界处，富含神经末梢，容易发生瘙痒。任何持续性的瘙痒都需要进行彻底的检查。

大部分女性在生命的某一阶段都会受到外阴瘙痒的困扰。导致外阴瘙痒的原因很多，并且绝大多数外阴瘙痒是可以治疗的。不幸的是，存在许多原因延误了诊断，因而女性们在寻求医疗检查和得到明确诊断前，已经承受了相当大的不适。

最常见的刺激外阴的原因是接触了刺激性的化学物质：

◆ 使用了不适当的去污剂或是衣物膨松剂
◆ 使用了香皂、凝胶或是内裤衬垫
◆ 在使用了强力去污剂的浴缸中洗澡。

排除肿瘤

在寻找持续性外阴瘙痒的病因时，每次都需要进行医学检查，以排除感染或癌前病变。然而，不幸的是，因为治疗念珠菌（鹅口疮）的药物是非处方药，许多女性选择自行购买药物治疗，导致延误非念珠菌感染的诊断。

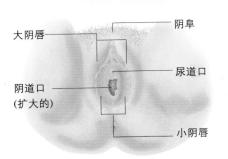

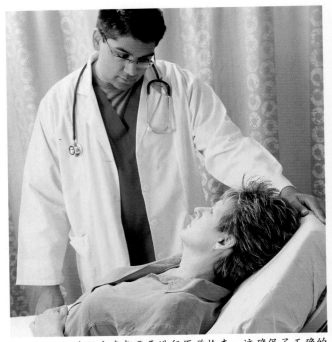

▲任何外阴瘙痒都需要进行医学检查，这确保了正确的诊断和治疗，而且避免了病情进一步发展的担忧。

▲女性的外生殖器——外阴，包括大阴唇和小阴唇两对皮肤皱褶，会遭遇外阴瘙痒的困扰。

外阴感染的原因无外乎感染性和非感染性。如果去除皮肤刺激源或在抗真菌治疗后，仍有持续性瘙痒，就需要进行确诊检查。在某些情况下，甚至需要进行外阴瘙痒部位的活组织病理检查。

外阴感染

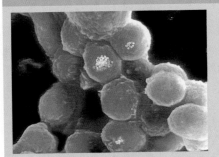

单纯疱疹病毒（HPV）

HPV 能感染宿主细胞周围的成簇细胞团，将他们的DNA导入周围细胞，这样就"绑架"了体细胞，使机体成为生产病毒的基地。初次感染HPV会导致剧烈疼痛、外阴溃疡和卡他性炎症。以后的感染症状会轻很多，可仅表现为瘙痒，没有长期治愈的可能。

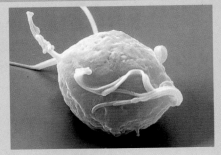

阴道毛滴虫

阴道毛滴虫是滴虫感染的病原体，属于性传播疾病。每一个滴虫都是单细胞动物，个体都比细菌大。滴虫感染的症状是阴道刺激疼痛，产生有刺激性气味的黄绿色泡沫状阴道分泌物。通过实验室检查和拭子培养发现滴虫可诊断。可使用抗生素治疗。

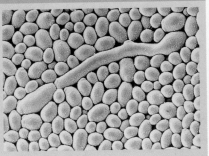

白色念珠菌

白色念珠菌是一种形似酵母的菌珠，可存在于大部分女性阴道中，而不引起任何症状。但在某些情况下，会引起强烈的阴道/阴唇刺激和酸痛。这就是所谓的鹅口疮。

在50%的病例中，会出现白色浓稠无刺激性气味的分泌物。可用克霉唑治疗，症状可在48小时内消失。

阴阜

大阴唇

尿道口

阴道口
（扩大的）

小阴唇

非感染情况

外阴瘙痒最常见的诱因可能是外阴皮肤黏膜的过敏和刺激。香波、香皂、洗发水和沐浴露内含有可强烈刺激外阴黏膜表面的去污剂，而过敏反应可引起荨麻疹（一种由组胺释放而引起痒感的皮疹）。致敏过程中的生成物将在外部刺激来临前很长一段时间内起作用。治疗方法很简单，就是停止使用一切洗浴用品，并将洗发和洗澡分开。

皮肤病

任何使身体皮肤感觉不适的疾病，同样能影响外阴皮肤。湿疹、银屑病、脂溢性皮炎等疾病均能累及外阴。

外阴的这些疾病很容易被医务人员误诊，因为这些疾病在外阴部位的表现和在身体其他部位的表现有明显的差异。阴唇部位的银屑病常引起肛门瘙痒或是肚脐瘙痒，但是在很多病例中，外阴是唯一的累及部位。使用激素类药膏（如类固醇乳膏）可治愈这些疾病。

硬化性苔藓

这是一种病因不明的皮肤炎症引起的疾病，同样可以累及身体的其他部位。最常见的症状是强烈的瘙痒，并且伴随皮肤融合而导致的紧绷感。同时，累及的皮肤会比较苍白。如果病变发生在阴道口，将导致性交痛。激素治疗有效。

扁平苔藓

扁平苔藓最常发生在腕、踝、嘴，其次是阴唇和外阴。这是一种病

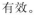
◀阴唇银屑病是一种有鳞的慢性皮肤病，病变累及的皮肤范围可从阴唇弥漫至腿部，该病对激素治疗敏感。

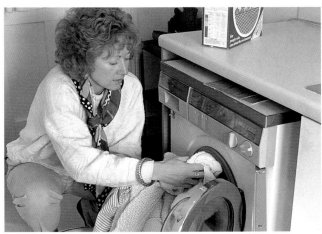
▲洗衣粉和编织物柔软剂可使皮肤起反应而引起外阴瘙痒。沐浴露和洗发水也可导致相同的反应。

因不明的皮肤炎症，其特征是皮肤奇痒，轻微隆起的紫色病变。局部激素治疗效果明显。

单纯苔藓

这是一种由于"痒—搔抓"循环引起的疾病。化学物质的刺激等引起局部皮肤的瘙痒，患者经常搔抓瘙痒部位，从细胞内不断释放化学物质到周围的皮肤内，于是越抓越痒，这样就导致了"痒—搔抓"的恶性循环。一旦诊断明确，可使用激素药膏局部治疗，同时建议患者剪去指甲，防止进一步搔抓引起的皮肤损坏，常需要戴上手套。当恶性循环终止后，病变将很快自愈。

> **绝经**
>
> 绝经时和绝经后雌激素的缺乏，会使脂肪细胞减少，从而导致外阴黏膜产生明显的皱纹和变薄。同时常会伴随灼痛和瘙痒感，使用雌激素药膏可以缓解这种不适。

恶性肿瘤

外阴肿瘤占妇科肿瘤的3%～4%，老年女性患病率较高，发病高峰在60～80岁。虽然症状相对较早就会出现，但在早期尚无法明确诊断。一方面是因为患病女性因症状轻微而不愿意寻求医疗帮助，另一方面早期诊断方面确实存在一定的困难。

最近，医学界开始重视外阴上皮内瘤变，这种疾病在年轻妇女中比较常见，并有发展至外阴肿瘤的可能。

外阴上皮内瘤变

外阴上皮内瘤变（VIN）是一种渐进性，发展非常缓慢的疾病，在部分病例中，有预示外阴肿瘤发生的作用。它可能继发于某些导致上皮内病变的原因，1%硬化性苔藓的患者会发展为恶性肿瘤。瘙痒是外阴上皮内瘤变最常见的临床症状。

诊断

外阴上皮内瘤变涉及的皮肤范围较广，导致诊断相对困难，需要具有经验的专科医师诊断。如果诊断及时，激光治疗可以防止病变恶化。如果病变已经发展，那么必须通过手术植皮来解决这个问题。

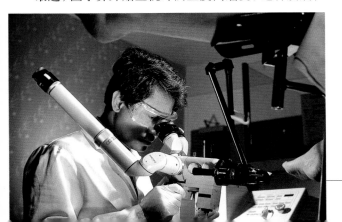
◀外阴上皮内瘤变（出现癌前病变的细胞）可以经激光治愈。妇科医师使用阴道镜来进行激光治疗。

尿路感染

尿道通常情况下是无菌的，不存在任何侵袭性病原体。然而，细菌性尿路感染却很常见，特别是女性。

泌尿系统

尿路感染可包括泌尿系统各个部分，包括：

◆ 肾脏

◆ 输尿管：一对长25~30厘米连接双肾盂至膀胱的管道。输尿管与膀胱的连接处（膀胱输尿管开口）就像单通道阀门，尿液经此进入膀胱，但当膀胱收缩时，此处就会关闭

◆ 膀胱：一个囊状肌性器官，当它收缩时就会有排尿

◆ 尿道：排空膀胱。一般女性尿道长3.5~4厘米，而男性长约20厘米。女性尿道开口处相当接近肛门区。

临床特征

下尿路包括膀胱和尿道，其感染症状有：

◆ 尿痛（排尿困难），通常描述为"烧灼、刺痛"

◆ 尿频、尿急，每次只有少量尿液

◆ 下腹痛、触痛

◆ 尿中带血（血尿）

◆ 有刺激性气味的尿液

◆ 发热。

肾盂肾炎

肾脏、肾盂的急性感染叫肾盂肾炎，这种严重的感染

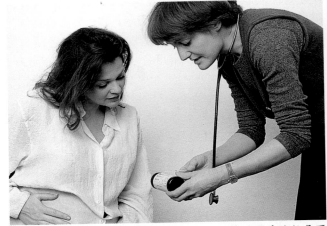

▲尿路感染在女性中特别常见。医师使用尿液试纸是否变色来判断有无感染。

伴随以下典型症状：

◆ 高热

◆ 高热导致的寒战

◆ 腰痛

◆ 恶心呕吐。

常规检查

有些患者的尿路感染症状很轻微或者无症状，只有通过尿常规检查才能发现。

大部分尿路感染是由于细菌通过尿道进入泌尿系统引起。经血和淋巴循环的感染相对较少。一旦进入膀胱，感染通常可上行至肾脏。任何阻碍尿流的异常存在都可以增加感染的风险。

大肠杆菌通常存在于肠道，80%的门诊尿路感染和50%的住院患者尿路感染由其引起。其余的由其他各种细菌导致。

每毫升尿液存在100万个同种细菌提示尿路感染。

▼尿路感染通常由棒状杆菌和大肠杆菌引起。以下是放大的膀胱细胞（蓝色区域）。

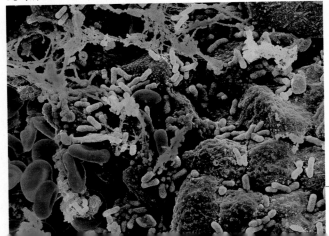

易感因素

尿路感染易患人群：

◆ 女性——女性尿道较短，感染通常在性交过程中发生

◆ 老年前列腺肥大患者——膀胱不能完全排空

◆ 存在解剖学缺陷的儿童——输尿管植入膀胱壁的先天性异常，排尿过程中尿液反流至上尿路，从而导致反复上尿路感染（膀胱输尿管反流）。这种反流可随着成长而得到改善或自愈

◆ 孕妇——肾盂和输尿管扩张，阻碍了正常尿流

◆ 糖尿病或免疫抑制患者

◆ 泌尿系统、腹部、盆腔肿瘤患者可导致尿路感染

尿路结石亦增加感染风险

◆ 长期放置导尿管（引流管）引流膀胱的患者。

发病率

儿童期至少8%的女孩和2%的男孩会发生尿路感染。男孩在3个月龄前更易感，因为较之女孩他们存在更多的先天性尿路畸形。

成年女性，特别是性活跃期，尿路感染风险比男性高。至少50%的女性患上过至少一次尿路感染。60岁以后，随着前列腺肥大的发病率增加，男性发生尿路感染的概率同时增加。6%的孕妇尿液中含细菌，如不治疗，其中20%会发展成肾盂肾炎(肾脏感染)。

诊 断

尿路感染只有通过细菌培养才能确诊。因为一些膀胱或尿道感染（膀胱炎或尿道炎）患者的尿液中并无感染征象。

可疑尿路感染时需行尿培养。但对于有轻微膀胱炎的性活跃期的女性来说却不是必须的。

样本

尿样收集在无菌容器中，使用净化技术防止皮肤细菌污染标本，送至实验室或冷藏保存。

尿常规通过检测白细胞和炎症产物提供有关感染可能性的信息。

可以采取的其他检查：

◆ 超声扫描

◆ 静脉尿路造影或肾盂造影（IVU 或 IVP）——静脉注射造影剂后在肾脏弥散和排泄，然后对尿路进行 X 线摄片

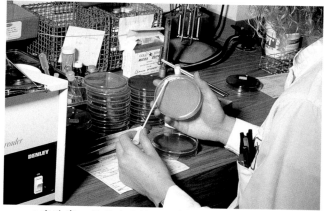

▲实验室一般通过尿样检测来诊断感染。尿滴在琼脂培养基扩散从而促进细菌生长。

◆ 膀胱尿道镜检查——带光源的内镜装置通过尿道进入膀胱

◆ 膀胱尿道造影——首先引入造影剂，患者排尿时行 X 线摄片，记录膀胱排空情况。

治 疗

一般来说，治疗原则是清除尿中的细菌和纠正尿道的异常。治疗措施包括：

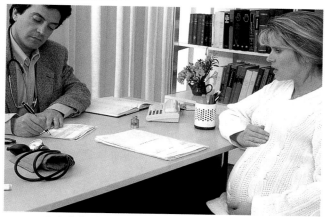

▲尿路感染的孕妇需服用抗生素，不影响胎儿发育。

◆ 抗生素——短疗程的抗菌药物如甲氧苄啶或阿莫西林对于膀胱炎（膀胱感染）就足够了。急性肾盂肾炎（肾脏感染）需要长期抗生素治疗甚至住院

◆ 冲洗疗法——增加液体摄入，冲洗尿路，减轻疼痛

◆ 止痛剂。

高危人群

特殊患者的治疗包括以下方面：

◆ 即使无症状，尿路感染的孕妇也需要抗生素治疗

◆ 老年女性常有菌尿，除非有症状，否则无需处理

◆ 感染复发的性活跃期女性可在睡前或性生活后采取长疗程、低剂量的抗菌治疗。对于老年女性，激素代替疗法（HRT）更有帮助

◆ 儿童需服用抗生素直到尿中无菌。预防复发需使用长疗程的抗生素。

预 后

通常情况下轻微的尿路感染只需简单治疗。但是，像幼童、孕妇和糖尿病患者发生尿路感染可能有较高风险引发严重疾病甚至影响肾功能。感染各期如都能得到抗生素治疗的话，其预后会大大改善。在一些病例中长期预防性使用抗生素也是必须的。严重病例，可以考虑外科输尿管移植。

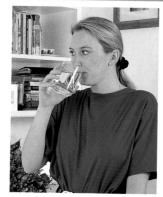

▲多喝水有助于预防膀胱感染复发。孕期保持足量的液体摄入很重要。

预 防

采取以下方法可以预防尿路感染：

◆ 排尿时完全排空膀胱

◆ 全天规律地摄入足量液体冲刷尿路。纯水是理想的饮用品，同时避免过分甜的饮料

◆ 排便后尽量从前往后擦拭，可防止大肠杆菌（存在于肠道内）进入泌尿系统。这种细菌是引起尿路感染的主要原因

◆ 性生活时使用阴道润滑剂，性生活后立即排尿。

◆ 生殖部位避免使用去味剂或香皂

◆ 穿着宽松合身的棉质内衣而不是人造纤维内衣

◆ 如果使用宫颈帽来避孕的话，让医生检查是否合适很重要。如果发生感染，可考虑更换避孕措施

◆ 如感染反复发生，可适当长期预防性使用抗生素。

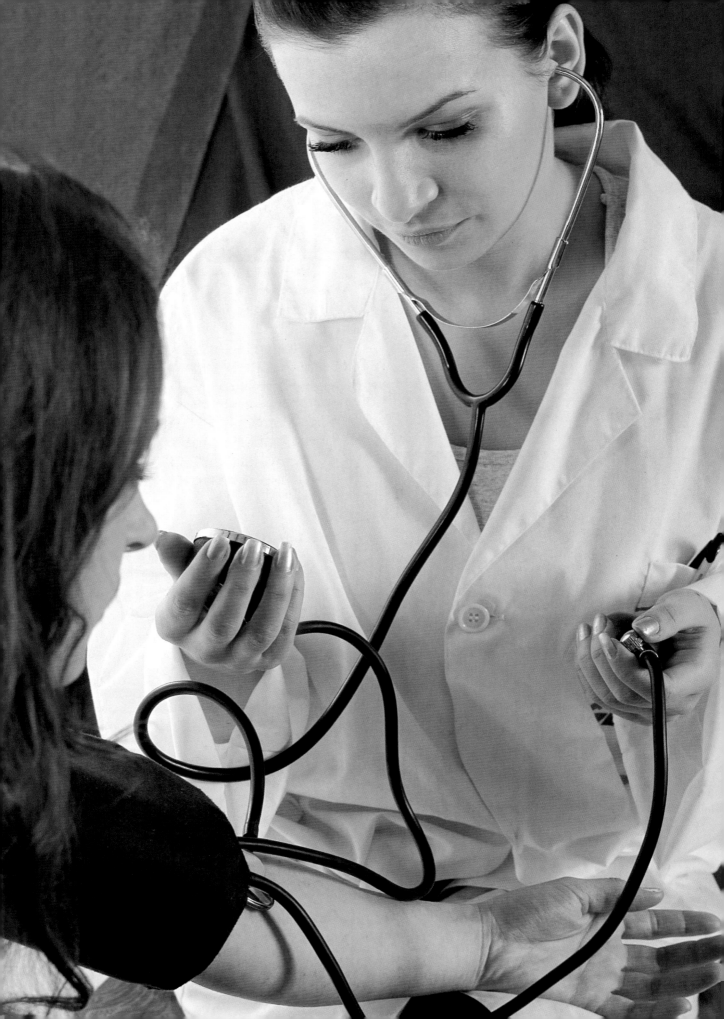

癌　症

乳腺癌

　　在英国，乳腺癌是最常见的女性癌症，在某些年龄段的女性其发病率是1/14。但是目前有一系列的治疗方法，并且有2/3的女性可以治愈。

　　乳腺癌是目前最为常见的女性癌症,在英国每年有超过3万的新发病例。在英国，乳腺癌是导致女性癌症死亡的主要原因。

　　然而，乳腺癌并不像其他任何类型的肿瘤，如肺癌或者胰腺癌那样可以导致绝大部分的患者死亡，2/3的乳腺癌患者可以治愈。

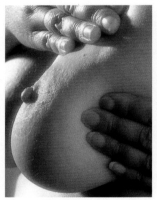

▲常规的乳房自检可以帮助早期发现乳腺癌。越早发现恶性肿块，越早治疗，效果越好。

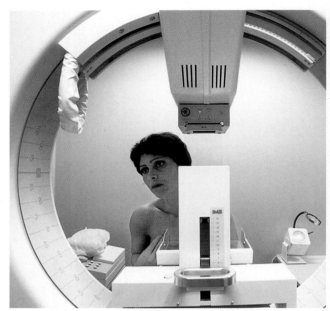

▲钼靶是用于发现乳腺肿块的X线技术，在很多国家，对于高危女性都有乳腺筛查的一系列程序。

高危女性

　　尽管我们关注于患有乳腺癌的年轻女性，但是乳腺癌还是主要好发于绝经后的更为年长的女性。

　　在35岁前，发生乳腺癌的危险性仅为1/2500。到50岁时，其危险性上升至1/50,对于80岁以上的女性，其危险性为1/10。

乳腺癌的高危因素

　　乳腺癌的发生在大多数的患者都是一个随机的事件。然而，在其发展中有一些显著的高危因素。包括如下：

　　◆ 年龄的增加

　　◆ 家族或者个人的乳腺癌史

　　◆ 非肿瘤性乳腺肿块史

　　◆ 过度接触女性性激素——雌激素，这意味着女性较早月经初潮，较晚绝经或者在绝经后接受激素替代疗法（HRT）者,其发生乳腺癌的危险性都有轻微的增加

　　◆ 节食或者酗酒也可能是原因之一。

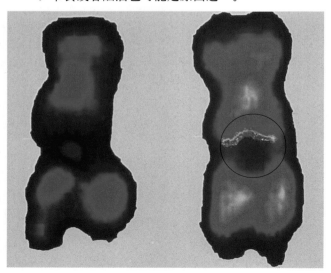

肿瘤基因

　　家族成员中如果有多人是乳腺癌患者的,尤其是年轻的直系亲属（如妈妈、姐妹或者女儿），那么其本人发生乳腺癌的危险性极高。这和携带一种遗传性的乳腺癌基因有关。目前已经有两种乳腺癌的基因被确定，它们就是BRCA1和BRCA2。携带上述两种基因中的一种，在其一生中发生乳腺癌的危险性是87%。因此，对于患者家庭的调查以及遗传学上的咨询和必要情况下的基因检测是非常重要的。如果乳腺癌患者存在乳腺癌的基因，其后代遗传到这种基因的概率是50%。遗传到这种基因的家族成员就有较高的发生乳腺癌的危险。

其他因素

　　尽管乳腺癌基因是发生乳腺癌的重要原因。在家族中有特殊乳腺癌基因的乳腺癌患者只占所有病例的10%都不到。

　　◀目前已经把BRCA1基因和乳腺癌的发展联系起来。此基因在17号染色体的荧光显微图像上为画圈的红色条带。

年龄带来的患癌危险性	
年龄	危险性
30	1/2525
40	1/217
50	1/50
60	1/24
70	1/14

乳腺癌的预防

可以采取一系列的方法来降低乳腺癌的发生。这些方法仅限定于高危人群，尤其是那些遗传了某个乳腺癌基因的个体。

他莫昔芬

他莫昔芬，这种抗雌激素药物已经被用于乳腺癌的预防性治疗。在美国一项最新的对照实验中，对于那些患乳腺癌的危险性不断增加的女性，接受他莫昔芬治疗5年以上的女性与对照组相比，其发生乳腺癌的危险性有所降低。但是其发生子宫内膜癌及血栓性疾病（下肢静脉或肺静脉血栓）的危险性却增加。而且服用他莫昔芬不能降低乳腺癌患者死亡率。

在英国一项正在进行的研究中，其初步研究结果显示对于有乳腺癌家族史的乳腺癌患者，她们使用他莫昔芬并没有益处。这种矛盾的实验结果使得我们很难规划出明确的治疗方针。

考虑服用他莫昔芬进行乳腺癌化学预防的女性应该就此问题和相关专家进行探讨，更为理想的是能在临床实验中区别对待。

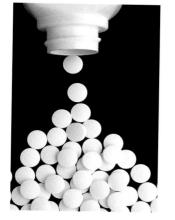

预防性的手术

◆ 乳腺切除术

在有力证据的支持下，我们认为双侧乳腺切除是最有效的预防性手术方案

◀他莫昔芬是一种抗雌激素药物，对于某些女性，它可以预防乳腺癌的发生。然而，临床实验的结果尚不确凿。

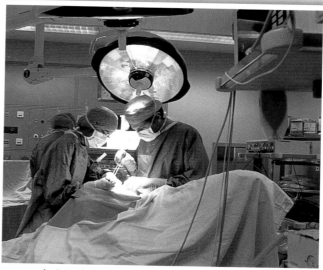

▲去除乳腺可以有效预防乳腺癌的复发。其危险性的降低与乳腺切除的量相关。

（或者对于已经接受治疗的乳腺癌首发患者进行第二次乳腺切除术）。健康乳房的切除不是那么容易接受的。重要的是，考虑此方案的患者在术前有足够的知情选择。

乳腺癌风险性的降低与乳腺切除的量直接相关。经皮切除乳腺而保留乳头的手术不受推崇，因为此种手术保留了10%的腺体组织，而传统的乳腺切除术仅保留1%的腺体组织。

◆ 卵巢切除术

对于BRCA基因携带者，其发生卵巢癌的危险性也有所增加，故也可以考虑对其实行预防性卵巢切除术。

卵巢切除术通过铲除雌激素产物的源头从而降低了乳腺癌的危险性，BRCA基因携带者中也可降低发生乳腺癌的危险性。

乳腺癌的发现与诊断

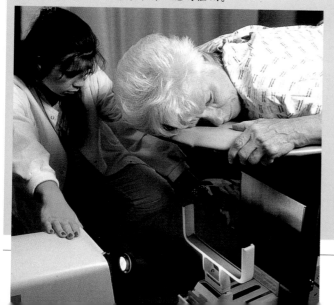

▼可以在X线的指引下进行乳腺穿刺。穿刺针从乳腺穿刺少量的组织样品进行肿瘤细胞的检测。

以下2种情况，患者应引起警觉，是否是患了乳腺癌：
◆ 通常在乳腺筛查项目中,钼靶检测可以发现乳腺异常
◆ 乳房异常也可以由患者自己发现。

最常见的乳腺癌的症状是肿块的存在，乳房形态的改变，乳房皮肤的异常，乳头的改变或者是乳头溢乳。

乳房异物的诊断通常由"三重评估"构成，它包括临床检查、钼靶和细针学穿刺。然而，钼靶检测在一些女性身上没有作用。尤其是对于未绝经女性，因为其乳腺组织相对致密，更加常规的替代检查是超声或者核磁共振。上述检查后,绝大多数女性尤其是发现肿块的女性都没有发现癌症的存在。对于那些阳性诊断女性，重点则转移到了治疗上。

患者需要综合学科研究法进行治疗，需要外科医生、肿瘤科医生、理疗师和其他卫生保健专业人员的共同协作。专业的乳房护理护士在咨询和帮助患者选择最佳的治疗方案上起重要作用。

乳腺超声

超声可用于检查女性乳腺有无病变。随着技术的发展，高频超声仪的出现更提高了诊断的准确性。

对于在乳腺钼靶或者乳腺门诊时发现的异常肿块，超声检查是对其进行评估的常规项目之一。超声检查是35岁以下的妇女乳腺疾病首选的检查方式。对于临床触诊中可触及或触及不清的乳腺异常以及乳腺钼靶而言，乳腺超声都是重要的辅助检查手段。

乳腺检查

乳腺组织对比度相对较低且变化微小不易察觉。因此，做乳腺超声需要高质量仪器。若患者处于正确的姿势，使乳房贴于胸壁充分伸展，超声检查可方便地检查乳腺组织。乳房充分伸展后会减少乳腺组织的厚度，厚度约为3厘米，高频超声探头可以探测到全层。

局限性

乳腺超声存在局限性：

◆ 无法对硬性肿块进行可靠的良恶性鉴别

◆ 乳晕下方区域难以观察

◆ 由于探头分辨度的限制，超声会漏诊较小病变

◆ 缺乏周围组织作为对照物，无法正确识别某些病变

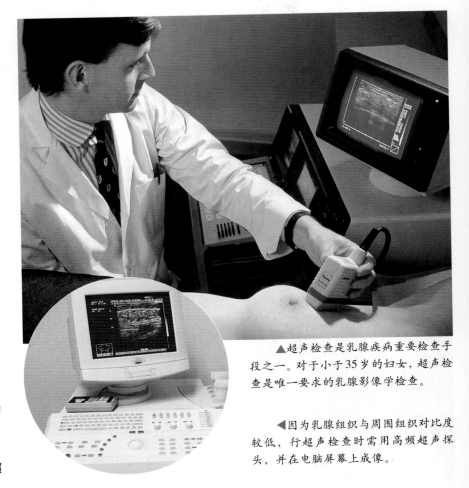

▲超声检查是乳腺疾病重要检查手段之一。对于小于35岁的妇女，超声检查是唯一要求的乳腺影像学检查。

◀因为乳腺组织与周围组织对比度较低，行超声检查时需用高频超声探头，并在电脑屏幕上成像。

◆ 敏感度差，不适合用于乳腺疾病的筛查。

超声检查中的乳腺图像

▼乳房高频超声可显示乳房的各层结构。超声检查有助于鉴别肿块的良恶性。

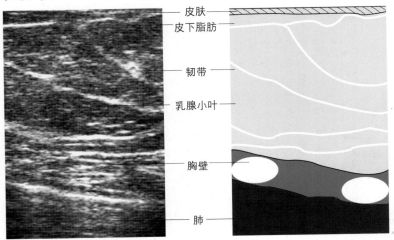

皮肤
皮下脂肪
韧带
乳腺小叶
胸壁
肺

高频超声可显示乳房内各层组织结构。

◆ 皮肤：呈现位于乳房表面的高回声带状图像

◆ 脂肪组织：可见位于小叶或皮下，约厚3毫米，弱回声，在皮肤与腺体组织之间呈现黑色图像

◆ 韧带：呈现为位于皮肤和胸筋膜之间的曲线结构，将乳腺组织固定于胸壁

◆ 实质（纤维腺体组织）（腺体层）：无回声脂肪组织间可见稍高回声组织为腺体组织，其厚度随着女性激素水平的变化而变化

◆ 乳腺管：呈现长条状、低回声线性结构，管径为2～3毫米。

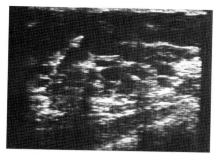

▲乳腺导管具有扩张性，含有大量分泌物时可扩张。在超声图像中呈黑色腊肠样结构。

乳腺良性改变

乳腺组织受雌激素的影响而变化，表现为腺体密度的变化以及乳腺管扩张收缩。乳腺良性周期性改变被视为经前期症状之一。

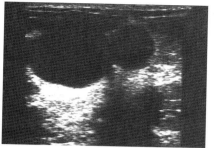

▲乳腺囊肿呈现边界清楚的圆形结构，后方回声增强。若病变处超声图像中存在以上特征，则可凭此作出诊断。

单纯囊肿

单纯囊肿产生与激素相关，由于导管堵塞，继发引起腺叶扩张导致囊肿形成。大多数小囊肿随着月经周期，其大小及位置发生周期性改变。大囊肿会有触痛感，需要引流治疗。

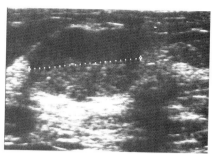

▲乳腺纤维腺瘤呈椭圆形，一般小于3厘米，宽比长大（纵横比<1）。有完整包膜，边界清楚光滑。

纤维腺瘤

乳腺纤维腺瘤是年轻妇女中最为常见乳腺良性肿瘤。呈现低回声或中等回声，内部回声均匀，后方回声增强伴有声影，有时可呈分叶状。

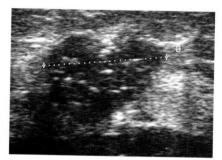

▲超声图像可显示乳腺癌病灶中含有微小钙化灶，表现为细小或点状强回声。这反映了乳腺癌原位钙化特点。

乳腺癌

在乳腺癌甚至是某些无明显可见肿块的病例中，微小钙化灶是乳腺癌的唯一征象。乳腺钼靶可发现癌症的第一信号（钙化灶），超声可用于鉴别其良恶性。

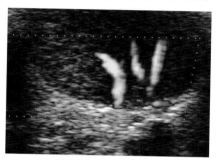

▲多普勒扫描超声可协助操作者在进行活检时定位，避开血管。在肿块内，血流信号显示为红色和橘黄色信号。

多普勒扫描超声

多普勒扫描（Doppler scanning）是观察病灶内部及周边血流的有效方法，可有效鉴别病灶内部与病灶周围血管。活检在超声辅助下进行可有效避开大血管。

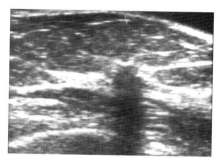

▲在超声下乳腺肿块和穿刺针清晰可见。超声可引导穿刺针到达病变组织，确保得到需活检组织。

超声引导乳腺穿刺活检

活检样本分析可进一步确定肿块性质。无论是位于浅表或是靠近重要结构的肿块，在超声引导下都可进行活检。超声引导下乳房肿块活检更为简便易行。

高频超声

超声最新进展包括高频超声和能量多普勒超声。专为乳腺超声图像设计的超声仪器已经上市，其超声探头为小型手持探头，频率为7.5～20赫兹。高频超声具有更高的准确性，可以发现更小的病变。运用10～13赫兹的探头，可以较容易地发现微小病变，也可以更清晰观察异常部位的外形轮廓，降低诊断难度同时增加诊断结果的可信度。这两张图像分别为胸骨旁淋巴结在低频和高频超声探头下所显示的图像。

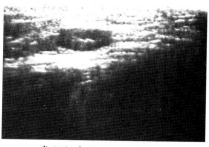

▲高频超声显示胸骨旁淋巴结呈低回声扁椭圆形，中央回声增强（淋巴门脂肪）。此图像可明确诊断避免了活检。

▲低频超声图像中，胸骨旁淋巴结显示为模糊的椭圆形低回声团块。对于某些较小的对象而言，低频超声探头难以得到准确的图像。

钼靶

钼靶是一种特殊的低剂量X线检查，可作为乳腺癌筛查及其他乳腺疾病的影像学检查。

乳腺为对比度较低的组织，普通X线片机器无法显示其图像。因此，特殊的钼靶放射线机器应运而生，能以较低的能耗，结合特殊的摄影和成像技术，得到高对比度的图像。

解剖

乳房是由脂肪、乳腺管和腺体组成。在X线片中，脂肪组织相对较暗，而腺体则相对较白（高密度），乳腺导管呈现管状结构或者呈现结节状。

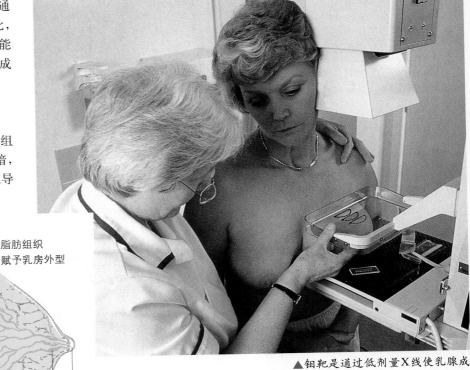

▲钼靶是通过低剂量X线使乳腺成像，可发觉乳腺的任何异常。

肌肉
乳房覆盖于胸部胸大肌之上

脂肪组织
赋予乳房外型

乳腺小叶
每个乳房有15～20个乳腺小叶，被脂肪和纤维组织包绕其中

乳腺导管
起自乳腺小叶通至乳头

乳头

◀脂肪组织在悬吊韧带的支持下保持乳房的外形。

乳腺改变

随着年龄的增长，乳腺组织中腺体组织逐渐被脂肪组织取代，密度逐渐降低。若采用激素替代疗法，这种改变可被逆转，乳房组织密度会再度升高。

为了发现钼靶片上异常点，必须注意肿瘤对X射线的吸收度和乳腺周围组织的吸收度不同（即"组织对比度"）。如果密度一样那么肿瘤组织就遁形消失了。

新进展

与其他影像学技术一样，数字化钼靶已逐渐开展。数字化钼靶现多用于发现微小异常或钙化，同时应用于乳腺穿刺和活检的立体定位。以前，许多中心运用全区域型X线摄影来检查有症状的患者，在数字化成像技术运用于钼靶以后，可以凭此直接获得图像。数字化成像技术不仅提高了检查速度，也使图像更加清晰，钙化灶更易被发现。

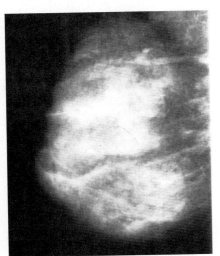

▲年轻妇女（绝经前）的钼靶片中，腺体组织密度较高，呈现白色。此为侧斜位片。

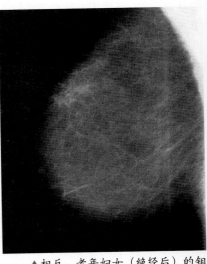

▲相反，老年妇女（绝经后）的钼靶片中，由于脂肪组织替代了腺体组织，图像变暗。

乳腺普查

乳腺癌在英国是最为常见的妇科肿瘤，每12个妇女中就有1个患乳腺癌。乳腺癌的发病率随着年龄增长而增长，50岁以上妇女发病率最高。

根据英国国民卫生服务乳腺癌普查计划规定50～64岁妇女至少每3年要进行一次单一投照位钼靶片检查。

钼靶检查程序

对于年龄为35岁或35岁以上有症状的患者来说，钼靶是首选检查项目。对于年龄小于35岁的患者，首选超声检查。若患者存在实性结节或有乳腺癌家族史，行钼靶检查。

乳腺钼靶两种摄影位置

两种摄片位置都需拍摄双侧乳房。将乳房放在两个夹板、曝光板之间，使乳房固定，加压压扁乳房组织，以便减少放射剂量的同时得到高质量的图像。侧斜位片可显示大部分乳房组织，作为常规普查钼靶摄片位置。头足位可显示乳腺中间图像，但不如侧斜位片清晰。但某些癌灶只能在头足位中被发现。

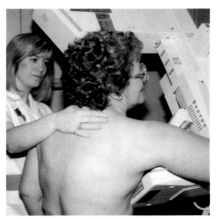

▲在英国，所有50岁以上妇女都接受乳腺普查。已被证明可显著降低乳腺癌死亡率。

乳腺普查

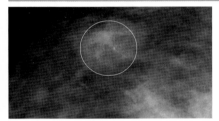

▲充满液体的囊肿（图中所圈）通常是良性的。囊肿是乳房常见疾病，钼靶可将囊肿与恶性增生相区别。

囊肿

激素分泌失常会导致乳腺导管的阻塞，从而导致小叶末梢积液。如果导管阻塞无法及时解除，积液最终成为囊肿。在钼靶片中，囊肿表现为与纤维腺瘤相似，但无典型钙化影，可用超声进行诊断。

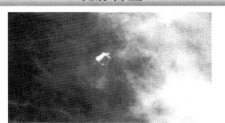

▲纤维腺瘤是年轻女性常见的乳腺小叶疾病。钼靶无法准确诊断其良恶性，导致患者接受手术治疗切除纤维腺瘤。

纤维腺瘤

纤维腺瘤是纤维组织良性肿瘤。在钼靶片中，纤维腺瘤表现为一边界清楚的病变肿块。其内包含特征性"爆米花样"微小钙化组织。巨大的良性表现肿块可能是特殊类型肿瘤，如分叶状肿瘤。

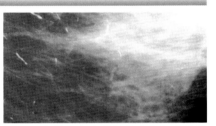

▲这张钼靶片显示乳房组织中的钙化纤维束。在放射线片中，正常组织较暗，而钙化组织较白。

腺管周围乳腺炎

是一种良性渗出性疾病，导管中的液体渗入周围组织引起炎症（乳腺炎），引起刺痛和表面皮肤发红。如是慢性炎症，钼靶片中可见典型导管钙化灶，有光滑、高密度的边界。与乳腺导管原位癌（见后图）不同，该病每个钙化灶都很大。

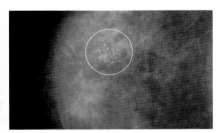

▲钼靶片中可见呈现为白色点状（图中所圈）的是微小钙化灶。此钙化灶表明导管上皮细胞转变为恶性。

乳腺导管原位癌

导管原位癌（DCIS）指恶性导管细胞已经沿着导管生长，但是仅局限于导管，未侵及腺体。当迅速生长的细胞坏死后，会形成钙化，沿着导管排列形成微小的钙化灶。

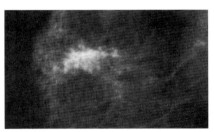

▲这张钼靶片中呈现浸润性导管癌中典型的多钙化灶影像。乳腺组织中的钙化是癌症的强烈指示。

浸润性导管癌

最常见的乳腺癌，由基因变异产生。起源于小叶，沿着导管播散，侵入周围腺体组织。典型图像为毛刺状肿块（星状），有时也类似于良性病变的表现。

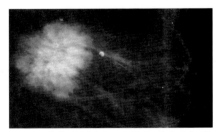

▲在钼靶片上，进展期（晚期）乳腺癌表现为灰白色团块状组织。随着乳腺普查的开展，乳腺癌可被早期诊断。

进展期（晚期）乳腺癌

乳腺癌从原发部位通过淋巴播散引起淋巴结肿大，这种进展期乳腺癌非常罕见。在乳房外侧象限，淋巴引流入腋窝淋巴结，内侧象限引流入胸内（乳内）淋巴结。

乳腺癌的治疗

　　在过去的十年里，乳腺癌治疗方法的改进已经使乳腺癌死亡率降低了30%。其治疗方式包括手术治疗、放疗、激素治疗、化疗或几种相结合的治疗方式。

　　对于大多数患者来说，手术移除癌灶是乳腺癌的首选治疗方案。

手术治疗

　　对于肿瘤较大的患者来说，乳房切除术（切除整个乳房）是首选式式。日后可进行乳房重建术。

　　对于肿瘤较小者，可行乳腺小叶切除术。由于仅切除了部分乳房组织，相对于乳房切除术，术后外观较好。

　　进行手术时，通常会切除全部或部分的腋下淋巴结。

　　术后，通常对肿瘤进行病理检查。病理检查将对原发肿瘤的大小、组织学分级、腋下淋巴结数目和孕激素受体情况进行详细描述。

　　需要通过胸片和血液指标的监测来发现有无肿瘤的移灶，对于某些远处转移风险较大的患者还需进行骨扫描和肝脏超声检查。可根据检查结果来确定进一步的治疗方案。

放疗

　　对于接受乳腺小叶切除的肿瘤术后患者，必须接受术后放疗；腋窝淋巴结清扫术后患者可选择性地接受术后放

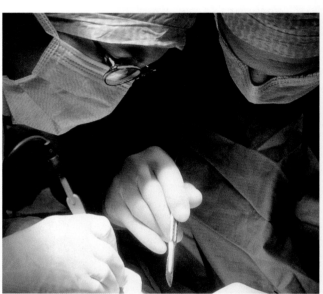

▲手术治疗是乳腺癌的首选治疗方式。根据肿瘤的大小选择进行乳房切除手术或者局部乳房切除术。

疗。有证据表明，乳腺癌术后接受手术区域、胸壁下组织和腋窝区域的放疗可以降低局部复发率。因此，也降低了乳腺癌的死亡率。

系统性治疗

　　乳腺癌术后也可运用静脉或口服药物进行化疗、内分泌或激素治疗。微小转移灶以及在手术前由于癌灶破裂、脱落散播至身体各处的肿瘤脱落组织会造成术后的复发，这些辅助治疗可消除转移灶及脱落组织。

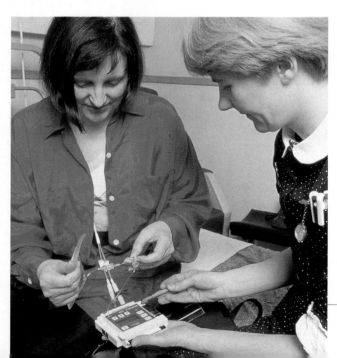

◀乳腺癌患者可随身携带药泵。药泵可在全天24小时释放抗肿瘤药物，可持续作用4个月。

激素治疗

　　正常乳腺组织随着周期性雌激素水平变化发生更新变化。60%的乳腺癌雌激素受体呈阳性，可用三苯氧胺进行治疗。三苯氧胺可阻断雌激素受体阳性的乳腺癌细胞对雌激素的反应，降低肿瘤播散和复发的危险性。

　　近来有证据表明，若癌灶的雌激素受体为阳性，接受三苯氧胺治疗后，5年生存率明显提高。

化疗

　　有证据表明几乎所有小于70岁的乳腺癌妇女患者受益于辅助化疗。对于复发危险性越高的妇女疗效越明显。

　　已有多种化疗方案被证明可降低乳腺癌的复发率。CMF方案（环磷酰胺、甲氨蝶呤和5-氟尿嘧啶联合治疗方案）是乳腺癌的首选化疗方案，仍在全球被广泛使用。

　　此外，新化疗药物，例如阿霉素、紫杉醇，可促进化疗效果。

进展期乳腺癌的处理

对于已经出现远处转移的乳腺癌患者，即癌组织已经播散至身体的其他部分，此时要想根治已难以达到目的。但是治疗可以缓解症状，同时目前的新治疗方法的研究旨在提高生存率。

遗憾的是，虽然过去几十年里，乳腺癌治疗方法的研究取得了巨大的进展，但并非所有的乳腺癌患者都能够得到治愈。

一些在诊断时已经出现远处转移的乳腺癌患者或者是在治疗后肿瘤进展并出现转移灶的患者，预后不容乐观。最常见的转移部位包括：骨转移、肝脏转移、肺转移、皮肤和皮下组织转移以及脑转移。

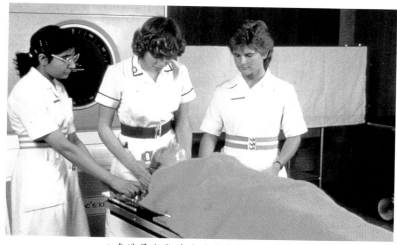

▲在进展期乳腺癌的治疗中，当癌症已经扩散到骨组织时，可以使用放疗，但是放疗亦存在不良反应。

治疗目的

这类患者的治疗旨在延长生存时间，缓解症状（即姑息治疗）。虽然有一小部分进展期乳腺癌患者可以生存好几年，但无法治愈。

对于已出现转移的乳腺癌患者，手术和放疗不如化疗和激素治疗重要，后两者更易于达到癌灶扩散所至部位而成为非常有效的治疗方式。有一项例外的是放疗对于骨转移非常有效。

二碳磷酸盐这类药物可以减少癌症对于骨组织破坏，从而降低癌症造成的骨相关的并发症，包括疼痛以及骨折的风险。

治疗方法的选择取决于肿瘤所累及的部位、患者既往接受的治疗、肿瘤的病理类型特点以及患者因肿瘤或其他疾病而导致的身体虚弱程度。

生活质量

治疗方案应该根据不同的乳腺癌患者的个人情况来制定，以提高他们的生活质量为首要的考虑因素。

由专业的姑息治疗医师和护士共同参与对已出现转移灶患者的治疗，其优势在于可以最大程度地有效缓解症状。疼痛的控制和其他支持治疗在这一期乳腺癌患者的治疗中是至关重要的。

新药物和临床试验

▼抗肿瘤药物对于肿瘤细胞的作用机制的研究正在进行中。这项研究有助于明确为何一些患者对治疗无反应。

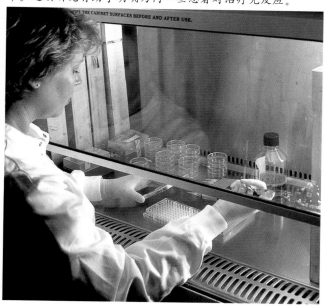

科学家和医生一直在致力寻找新的抗肿瘤方法，因此乳腺癌患者也常接受试验型治疗。常用的临床试验方法是采用现有治疗与新的治疗方法进行随机对照试验。

另有无需对照组的针对新药物的临床试验也在进行中，用于检测药物的活性，同时关注对人体的毒性。

临床试验

通过临床试验可以判定最佳的治疗方案，也证明了推动新技术所需要的昂贵资金的必要性。同时也可证明参与临床试验患者的生存率得到改善。

现在正呈现出由传统的化疗向毒性更小、更有针对性的个体治疗方法转变的趋势。

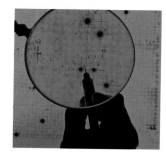

▲基因研究发现乳腺癌基因位于第17号染色体。此图显示构成第17号染色体的DNA片段。

宫颈癌

症 状

宫颈癌是全球最常见的女性恶性肿瘤之一,一般进展缓慢,如能及时发现即可得到有效治疗。在发达国家,宫颈癌筛查的广泛普及使该疾病的发生率逐渐降低;但在发展中国家,由于无法普及筛查,宫颈癌仍是导致女性因癌症死亡的首要疾病。

细胞异常

宫颈位于子宫下1/3,突向阴道,被阴道穹隆包绕,是连接阴道和子宫腔的部分。宫颈细胞可发生异形,这种异形变化通常不经治疗即可转为正常。

如果细胞异形持续存在,数年之后可能导致癌变。宫颈细胞异形又称为癌前病变,可在门诊采用激光、冷冻或电热治疗。

临床表现

早期宫颈癌及癌前病变无任何症状,因此宫颈癌筛查对发现早期宫颈病变至关重要。进展一段时间后,患者可出现月经间期异常阴道流血、流液,性交后不适等症状。绝经期及围绝经期患者可有绝经后出血症状。

疼痛是晚期宫颈癌盆腔广泛转移的征象,并伴有体重减轻、持续低热、贫血以及泌尿系、胃肠道不适。

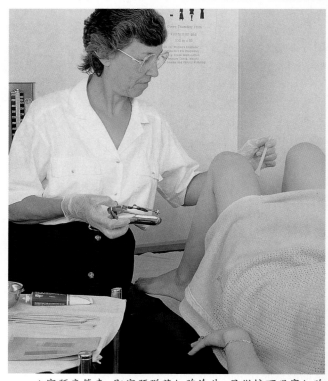

▲宫颈癌筛查,即宫颈脱落细胞涂片,显微镜下观察细胞形态。

诊 断

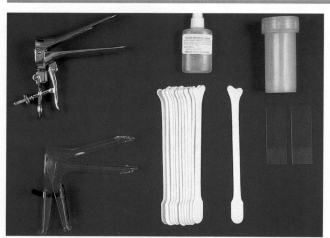

▲宫颈涂片检查所需工具包括窥器、刮片、固定液、玻片和放标本的容器。

宫颈脱落细胞涂片检查

宫颈脱落细胞涂片检查可发现极早期宫颈癌。医生用窥器扩张阴道壁,清晰暴露宫颈,用木制刮板或小刷子刮取宫颈脱落细胞,然后均匀地涂抹于显微玻片上,送实验室检查。如果宫颈脱落细胞检查发现持续异形细胞或癌前病变细胞(核异形),甚至是癌变细胞,患者应进一步接受阴道镜检查。阴道镜即一种门诊检查,就像用放大镜观察宫颈,在异常图像区域取活检做病理检查。

明确诊断

宫颈浸润癌仅靠宫颈涂片检查无法确诊,但是通过妇科检查时仔细观察可以发现疑似病例。因此,需要阴道镜下活检行病理检查后确诊,并评估病变范围。

其他更进一步的检查包括血液学检查、X线、超声、计算机断层扫描(CT)和磁共振成像(MR),有时麻醉后的盆腔检查也是很有必要的。

▼宫颈造影术可记录宫颈图像,帮助肿瘤专家判断病情。

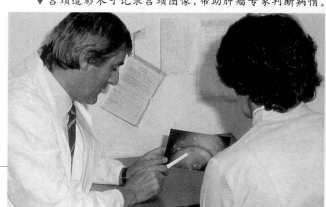

病因和预后

宫颈癌高危因素包括性生活过早、多个性伴侣。这些都会导致宫颈暴露于人乳头状瘤病毒（HPV）感染的风险中。HPV感染并非都致癌，但HPV16亚型感染是一个重要的危险因素。一些女性先天具有宫颈癌遗传易感性。吸烟以及人体免疫系统的状态，均可增加感染风险。

宫颈癌的预后取决于临床分期。早期宫颈癌如无淋巴系统转移，常常可成功治愈；如肿瘤发生转移，则预后不容乐观。

晚期宫颈癌的5年生存率仅65%。

▶妇科肿瘤医师用激光治疗宫颈癌，对于极早期宫颈癌可能有效。

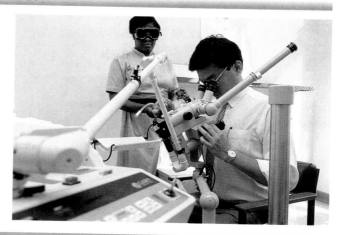

宫颈癌临床分期

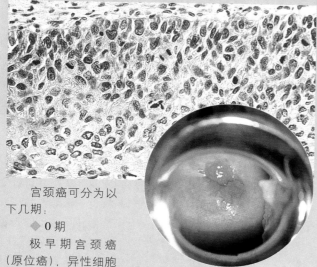

宫颈癌可分为以下几期：

◆ 0期
极早期宫颈癌（原位癌），异性细胞位于宫颈上皮层

◆ I期
累及宫颈，但局限于子宫

◆ II期
累及盆腔内邻近组织，如阴道上段或宫旁

◆ III期
盆腔内广泛转移，累及阴道下段或堵塞输尿管

◆ IV期
癌灶超出盆腔或累及膀胱。

▲这张宫颈细胞学抹片显示了异性细胞。第一阶段癌前病变的细胞在宫颈上表现为未着色区域（插入图）。

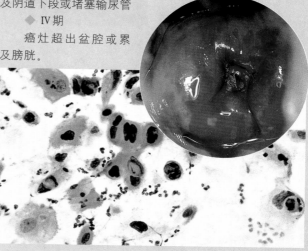

▼阴道镜可发现异常宫颈图像（插入图），癌前病变细胞在刮片上表现为细胞核异常增大的粉红染色细胞。

发病率

▼一名护士正在把宫颈脱落细胞制成玻片，宫颈癌筛查能有效减少宫颈癌的发生。

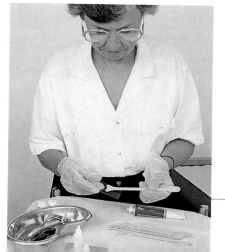

25岁以下宫颈癌发病率极低，但是25～54岁发病率逐渐上升，至54岁发病率达到最高峰，之后逐渐下降。欧盟每年有7500名女性死于宫颈癌，占癌症死亡人数的2%。

多个国家的研究显示，宫颈癌筛查能有效减少宫颈癌的发病率。英国的研究机构估计，宫颈癌筛查使超过60%的宫颈癌患者（小于55岁）免于死亡威胁。20世纪60年代，宫颈癌在瑞士是妇女第三大常见恶性肿瘤，目前已滑落至第14位。

治疗

宫颈癌治疗方案根据诊断时临床分期不同而有所不同。如果肿瘤发展已超出极早期，需要采取全子宫切除术和放疗。

近期研究发现，如果患者在接受放疗的同时，接受有效的抗肿瘤药物顺铂化疗，可有效提高放疗的有效性。抗生素可用于改善患者全身状况，对贫血等相关症状的对症治疗也能帮助改善治疗效果。

宫颈涂片检查

建立规范的宫颈癌筛查方案是预防宫颈癌的关键之一。宫颈脱落细胞涂片能发现宫颈异形细胞和癌前病变。

早在20世纪40年代，美国帕帕尼科拉乌（G.N. Papanicolaou）医生发明了一种判断宫颈阴道脱落细胞成熟度的方法，收集宫颈阴道细胞后染色，镜下观察细胞成熟度。不成熟细胞与宫颈癌的发生发展密切相关。这一开创性的发明为宫颈涂片检查（在美国被称为巴氏试验）奠定了基础。

全国性宫颈癌筛查方案

宫颈涂片检查在20世纪60年代进入英国，但直到1988年才开展有组织性的全国性宫颈癌筛查。当时适龄人群中不到半数的妇女参加检查，宫颈癌的发病率有所上升，特别是在年轻女性中。

1988年之前，不列颠哥伦比亚省和冰岛等地的宫颈癌筛查结果显示：宫颈癌筛查能减少宫颈癌的新发病例数。因此，国家健康服务机构规定：20岁以上的妇女每3～5年需常规行宫颈癌筛查。之所以选择这一时间间隔是由

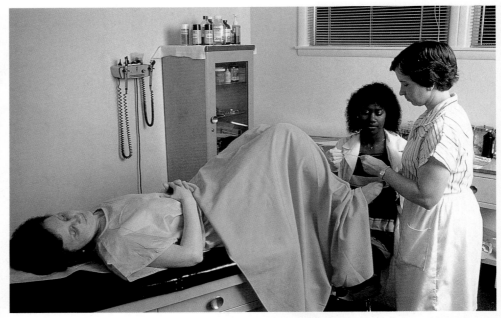
▲常规的宫颈涂片检查能够减少宫颈癌死亡数。因此，大部分妇女每3～5年接受一次检查。

于宫颈癌通常发生在20岁以上的妇女，且从正常宫颈发展为宫颈浸润癌平均时间需七年。英格兰和威尔士在妇女64岁之后停止筛查，苏格兰在60岁后停止筛查。参加宫颈癌筛查人群的比例直接反映了受益人数。如果在既往5年里，一名全科医生的患者里超过80%的适龄妇女接受过宫颈癌筛查，那么他将会被授予一笔奖励。自1988年实行宫颈癌筛查以来，英格兰和威尔士宫颈癌死亡人数减少了50%。

▼宫颈涂片检查是一项无痛性检查。图中手持涂片的医务人员正安慰患者使其感到舒适和放松。

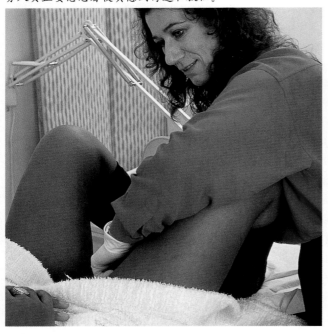

器具

宫颈涂片检查所需器具有标准可循，检查过程大同小异，包括以下几点：

◆ 双叶的曲斯科窥器（不锈钢或塑料），检查时用于扩张阴道；涂抹润滑剂，闭合窥器进入阴道，然后打开窥器两叶暴露宫颈

◆ 一次性木制刮片刮取宫颈脱落细胞

◆ 将脱落细胞均匀涂抹于玻片，喷以固定剂。

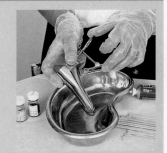
▲图示为闭合状态的窥器，右侧为木制刮片和一管润滑剂。两个瓶子里装的是固定液。

筛查邀请

　　国家健康服务机构拥有几乎覆盖全英国人口的注册资料，包括出生年月和性别。各地区的健康服务机构根据这些资料，列出每位全科医生负责地区内每月需要进行宫颈癌筛查的名单。每位全科医师会根据名单核对自己的记录，作相应的更新，如地址等详细信息的变化。如果检查对象已行全子宫切除（已没有宫颈）或已超过筛查年龄，则应及时从名单中剔除。

　　每一位适龄的筛查对象会收到一封邀请函，告知其宫颈癌筛查的意义和筛查方法。邀请函上会注明筛查时间，或注明联系电话预约时间。

　　大部分女性在全科医生处就诊时行宫颈癌筛查，也有一部分选择去计划生育指导处或其他卫生机构做检查。如果筛查对象要求，可以由女性医师或护士做检查。

检查流程

　　医务人员首先登记患者的基本信息，接着会进一步询问患者末次月经，是否曾接受过宫颈治疗以及既往是否有宫颈细胞学异常。

　　由于宫颈癌与性生活密切相关，因此尽管通知了所有

▼采集到的宫颈细胞会被均匀涂抹于玻片上，表面喷洒固定液保存，送往试验室接受分析检验。

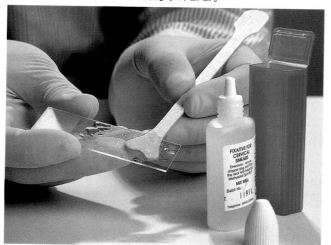

窥器使用步骤

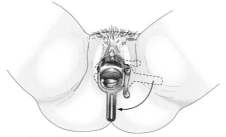

第一步
　　窥器经蒸汽消毒，涂抹润滑剂，进入阴道后旋转90°。

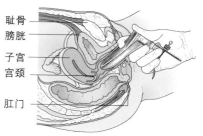

耻骨
膀胱
子宫
宫颈
肛门

第二步
　　窥器位于阴道内，两叶对齐紧贴阴道前后壁。

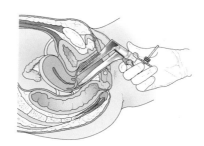

第三步
　　利用手柄上的装置扩张窥器上下两叶，调整后用固定位置，暴露阴道上段和宫颈。

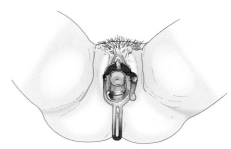

第四步
　　调整好合适的光线后，医务人员观察宫颈，并使用刮片采集宫颈表面的脱落细胞。样本采集到后，撤除窥器。

20岁以上的女性，但只有那些有性生活的妇女才需要接受检查。无性生活的妇女罹患宫颈癌的概率极低，所以可以不做筛查。

　　一旦将患者的信息记录到检查申请表，接下来就要进行宫颈涂片检查。患者需脱去腰部以下的衣物（宽松的裙子可以不脱），躺在检查台上，窥器进入阴道，以便暴露宫颈。为获得良好的视野，医务人员需将检查灯光束投射到宫颈上，带分叉的标准刮片收集宫颈表面和宫颈管脱落细胞。该部位是恶变好发处，故刮取处的细胞最有意义。细胞采集后会被均匀地薄薄涂抹于3张玻片，玻片上记录患者信息，经固定后送病理科进行镜下细胞学分析。

检查后注意事项

　　行宫颈脱落细胞检查后，应告知受检者何时取报告及取报告的方法。如标本无法判定结果可能需再次取样。同时告知受检者该检查旨在发现将来可能恶变的细胞，并非癌症确诊检查。即使筛查结果异常，也不必过分担心。

　　检查报告完成后，试验室会通知相关卫生机构，并把检查报告送往全科医生处，后者会把结果交给每位受检者。

　　为了确保每一位适龄女性都接受检查，对没有收到其检查报告的女性，卫生机构会再次向其发出检查邀请，并告知其检查的必要性。

宫颈癌的治疗

患者一旦被确诊为宫颈癌，治疗方式取决于肿瘤的临床分期和侵及范围。可供选择的治疗方式包括手术和放疗。

宫颈癌的治疗取决于国际妇产科联盟（FIGO）定义的临床分期。

宫颈上皮内瘤变的治疗

一旦确诊CIN后，通常采用局部切除或消融治疗（激光、电凝、冷冻）。如果CIN3不进行治疗，可能进展为浸润癌。高级别CIN经有效治疗，可大大减少进展为浸润癌的风险，但其发病风险仍高于普通人群，至少在治疗后5年内应严密随访。

微小浸润癌

微小浸润癌患者可利用冷刀锥切（切除宫颈中央部分组织）。如镜下显示病灶完全切除，则无需进一步治疗。

宫颈浸润癌的临床表现

宫颈浸润癌的常见症状包括：

◆ 出血——性交后出血、月经间期出血或者绝经后出血

◆ 异常阴道排液。

宫颈癌晚期可能出现疼痛。

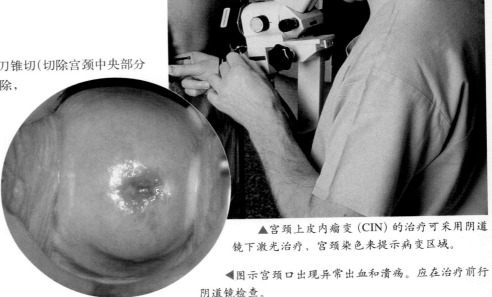

▲宫颈上皮内瘤变（CIN）的治疗可采用阴道镜下激光治疗，宫颈染色来提示病变区域。

◀图示宫颈口出现异常出血和溃疡。应在治疗前行阴道镜检查。

宫颈癌的手术治疗

Ⅰb期至Ⅱa期的宫颈癌可采用手术或放疗，两者治愈率相似。

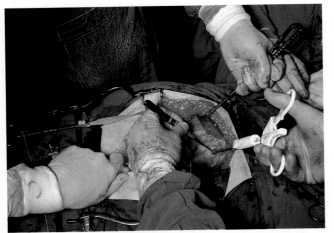

▲对于宫颈癌局限于宫颈和阴道上段的患者，可采用全子宫切除。

全子宫切除

该手术对于年龄适宜的年轻患者具有以下优点：

◆ 避免了放疗后的阴道瘢痕组织及挛缩

◆ 保留卵巢功能——如病灶未累及卵巢，可保留卵巢

◆ 避免放疗引起的继发恶性肿瘤可能。

宫颈癌手术治疗包括根治性全子宫切除术加盆腔淋巴结清扫术。宫颈癌易向子宫、阴道的周围组织转移。也可通过血液转移至盆腔内大动脉旁的淋巴结。

手术治疗的目的

恶性肿瘤手术的目标是完全切除病灶，切缘无残留。根治性全子宫切除包括切除宫颈、子宫、宫旁组织和部分阴道，同时清扫盆腔淋巴结，必要时还需进行腹主动脉旁淋巴结活检。有淋巴结转移或切缘肿瘤残留的患者需接受辅助放疗。

保留生育功能的手术

对于年轻未生育的患者，或是临床分期为Ⅰb期且要求保留生育能力的患者可施行宫颈根治术。

这是一项较新的手术，该术式切除宫颈，部分宫颈旁组织和部分阴道。阴道剩余部分与子宫体缝合，子宫体下端环扎以保证子宫的受孕能力。盆腔淋巴结清扫可在腹腔镜下操作。如果患者术后怀孕，应警惕流产可能，且分娩方式应选择剖宫产。

应告知患者该项手术方式相对较新，标准治疗方式仍为根治性全子宫切除术。

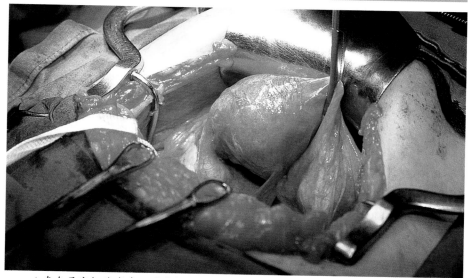

▲在全子宫切除术中，子宫切除后患者丧失生育能力。新的技术能使未育的年轻患者保留生育功能。

放疗

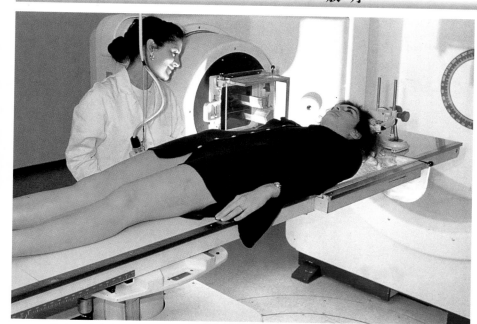

▲放疗几乎会影响所有绝经前女性的卵巢功能，这些妇女应给予激素替代治疗。

放疗的目的是缩小病灶，治疗转移灶，降低转移风险。适合宫颈癌Ⅰ期至Ⅱa期无法耐受手术或晚期宫颈癌患者。

不良反应

放疗的不良反应包括：
◆ 排便频繁
◆ 尿频，尿急
◆ 阴道挛缩，干涩，可能导致性交疼痛。

联合治疗

近来研究证明患者同时接受放疗和化疗，即顺铂等铂类药物，这样联合治疗的疗效优于单独接受放疗的患者。

预后

宫颈癌预后的关键取决于治疗时的临床分期。如伴有淋巴结转移，根据FIGO分期其5年生存率减少50%。腹主动脉旁淋巴结转移是远处转移的标志，这类患者5年生存率极低。

淋巴脉管是否累及是预后的重要指标。

另外，组织学分级，即肿瘤组织与正常组织的相似度，也是决定预后的重要因素。低分化癌较高分化癌预后差。

临床分期	病变范围	5年生存率
Ⅰ	局限于宫颈	90%
Ⅱ	累及宫旁，宫颈上段	75%
Ⅲ	盆壁转移，累及阴道下段或输尿管	30%
Ⅳ	累及直肠、膀胱，且/或超出盆腔	10%

卵巢癌

卵巢癌是威胁女性健康的第五位常见恶性肿瘤。很多患者发现罹患卵巢癌时已是肿瘤晚期。

在英国每年有5000名妇女死于恶性卵巢肿瘤，同时有6000例新发病例被确诊。

卵巢肿瘤

卵巢肿瘤是按照来源的细胞类型进行分类的。肿瘤可以是实体或囊性的，良性（非癌性）或恶性（癌性）的。许多卵巢肿瘤会产生有活性的激素。

高危因素

下列女性更易罹患卵巢癌：

◆ 年龄大于50岁，尤其是那些未曾生育或者是30岁以后怀孕的妇女。年龄超过55岁的女性卵巢癌的发病率是1/2500，而年龄超过25岁是1/3800

◆ 既往有子宫、乳腺、结肠或直肠恶性肿瘤史的女性

◆ 生育期时间长的女性（月经初潮早而绝经晚）

◆ 接受过体外受精治疗，包括超排卵治疗（过度刺激卵巢），但是这一点目前存在争议

◆ A型血人群

◆ 基因异常。50%的卵巢癌存在P53抑癌基因的突变（自然突变）。这个基因的功能通常可以阻止卵巢癌的进展。

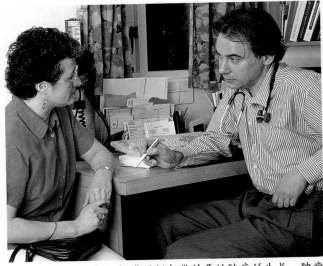

▲卵巢癌包括一侧或两侧卵巢的恶性肿瘤的生长。肿瘤多发生在绝经后的女性。

家族史

大约3%的卵巢癌的发生与遗传基因BRCA1异常有关，这个基因也与乳腺癌的发生有关。当有明显的卵巢癌或乳腺癌的家族史时，有必要对患病的亲属进行BRCA1基因缺陷的检查。然后其他家族成员也可能要进行类似的检查。但是必须强调的是，即使存在该基因的缺陷，卵巢癌也不一定肯定会进一步进展。

临床特点

很多患者直到卵巢癌进展到晚期时才被检查发现。这是因为卵巢癌可以没有症状或仅有轻微的症状，因此容易被人忽视。

▼卵巢癌症状包括下腹部肿胀和不适。通常，卵巢癌较难察觉，疼痛非常罕见。

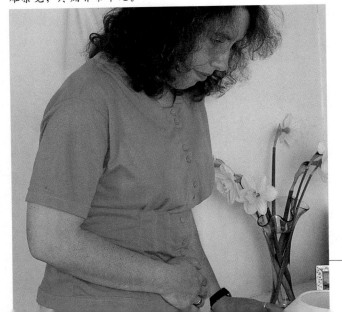

如果肿瘤没有给予治疗，那么它会转移到身体的其他脏器，如肺或肝脏。

症状

在有症状的卵巢癌病例中，可以包括以下症状：

◆ 下腹部不适

◆ 恶心

◆ 由于肿瘤或腹水（腹腔积蓄液体）引起的腹胀

◆ 由于外来压力压迫膀胱导致的尿频

◆ 月经不规则，突然出现体毛过多和声音低沉——这些症状是由于一些肿瘤分泌激素导致

◆ 由于盆腔静脉受压产生静脉阻塞引起脚踝肿胀

◆ 乏力

◆ 胃纳差

◆ 性交痛（性交后产生的钝痛）

◆ 由于压迫肠段而产生的渐进性便秘。

有上述任何症状的妇女应立刻就诊。然而必须指出的是，大多数有上述症状的妇女并非患有卵巢癌。

卵巢癌的诊断

由于盆腔中两侧卵巢的解剖位置允许卵巢增大，但是不产生压迫其他脏器的症状，因此卵巢癌的诊断非常困难。血液检测、影像学检查和腹腔镜可用于卵巢癌的确诊。

在医生对患者的检查结束后，许多不同的检测技术被用于卵巢癌的诊断。这些检查有助于肿瘤的分期，从而有助于决定治疗方案。

血液检测

如果医生怀疑患者可能是卵巢癌，那么他会安排进行血 CA125 的检测。如果 CA125 升高，那么可能需要进行盆腔超声检查。其他血液检查（全血计数、肝肾功能）可以提示肿瘤是否播散转移。除此以外，住院接受更为全面充分的评估也很有必要的。患者需要接受阴道检查（或是肛检）。

影像学检查

CT 或 MRI 检查能对肿瘤的大小和是否转移提供更有价值的信息。如果患者因腹水引起腹胀，医生可以行腹腔穿刺抽吸一些腹水。抽出的腹水可以在显微镜下进行检测。

腹腔镜检查

在卵巢癌的诊断中，腹腔镜可能是必需的。它是一种通过腹壁穿刺置入可视仪器进行检查的手术方式。这可以检查卵巢的外观以及进行卵巢活检。有时候，如果不进行剖腹探查术（一种探查手术）就不能进行卵巢癌的诊断，即在腹壁上做一手术切口后直视腹腔内的脏器。

组织学

组织学的诊断依靠显微镜下检查肿瘤标本。组织学诊断可以来源于囊肿中抽吸的囊液、活检标本或手术中获得

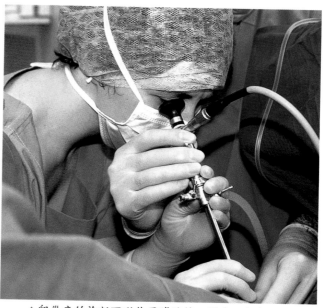

▲卵巢癌的诊断可以使用腹腔镜。图中可视仪器进入腹腔内进行卵巢的检查。

的大体标本。

肿瘤分类

卵巢癌可能来源于卵巢（原发性肿瘤）或身体其他脏器（转移性肿瘤）。原发性肿瘤包括上皮性肿瘤（如腺癌）、生殖细胞肿瘤（如畸胎瘤）或性索间质细胞肿瘤（如颗粒细胞瘤）。

筛查

虽然只有越早期筛查出卵巢癌，治疗才能够更加有效，但是筛查还是可以发现早期的卵巢癌。局限于卵巢（1 期）的卵巢癌通常是能够得到成功的治疗。

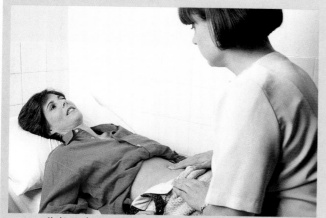

▲体格检查是筛查卵巢癌的一种方法。然而，这种方法只适用于检查体积大的肿瘤。

一个女性是否应该进行筛查取决于她有无卵巢癌的家族史。就这点来说，只有和她的医生和（或）遗传顾问仔细讨论后才能决定。

方法

有 3 种方法用于筛查卵巢癌：

◆ 常规内诊——能检查出体积大的肿瘤，但是即使有经验的医生都很难检查出早期和体积小的肿瘤。因此，这种方法对早期诊断不是很有效。

◆ 血 CA125 检测——CA125 是一种存在于外周血中的蛋白，大多数的卵巢癌患者血液中 CA125 是升高的。除了用于筛查，CA125 对于监测治疗效果和肿瘤的复发也是很有价值的。

◆ 超声检查——尽管在超声图像上，一些良性状态也可能看上去很可疑，但是在卵巢癌患者中，我们可以发现卵巢体积增大且结构异常。

超声检查可以把探头放在腹壁上进行检查，但是通过阴道超声检查可以看到更加清晰的图像。

卵巢癌的治疗

卵巢癌的治疗方案取决于肿瘤的类型、分期、分级以及患者的健康状况。可选择的治疗方案有手术、化疗和放疗。

卵巢癌患者的治疗方案取决于肿瘤的分期。其他影响治疗的因素有肿瘤的类型和分级以及患者的健康情况。

肿瘤的类型是依靠显微镜镜下判定的。肿瘤的分化程度包括低级别、中级别和高级别，取决于肿瘤侵袭性生长和转移的能力（低级别肿瘤比高级别肿瘤的预后更好）。继发性的肿瘤通常是由胃或乳腺原发肿瘤转移来的。

分 期	特 点
1	局限于卵巢
2	扩散至盆腔
3	扩散至腹腔
4	远处转移，如肝、肺

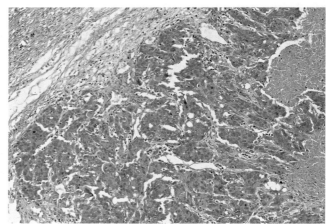

▲如图所示显微镜下见到的卵巢腺癌。肿瘤细胞生长形态不规则。

手术治疗

所有适宜手术的患者都应该实施手术治疗，它的目的是尽量减灭肿瘤。实施的手术包括经下腹部切口切除全子宫以及双侧输卵管和卵巢。

网膜切除

手术同时行网膜（覆盖在腹腔脏器表面的一层组织）切除，以及探查其他腹腔脏器和淋巴结。必要时在可疑处进行活检。

对于1期的患者，手术后的CT检查和血CA125检测都正常时，不需要进一步的治疗。然而，这些患者还是需要通过CT或超声和血CA125密切监测。

晚期病例

在那些更加晚期的肿瘤患者可给予辅助治疗，如化疗和放疗。在这些治疗后，患者也需要密切随访。

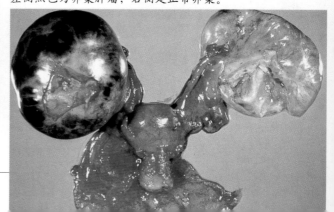

▼图中所示为全子宫切除术中切除的女性生殖器官标本，左侧黑色为卵巢肿瘤，右侧是正常卵巢。

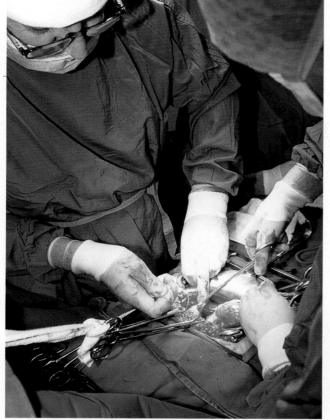

▲包括全子宫切除在内的手术是治疗卵巢癌的主要方案。图中所示为经腹行全子宫切除术。

化 疗

对于2期和3期的患者，在手术后静脉内给药（化疗），从而杀死残余的肿瘤细胞。直至最近，用于卵巢癌的化疗包括铂类药物，顺铂或卡铂。

最近，新的一种叫紫杉醇的药物开始用于卵巢癌化疗。研究发现紫杉醇联合一种铂类药物的治疗可延长一年的生存期。

联合用药更易发生不良反应，但是与使用铂类单药相比，患者的生活质量是相同的。联合用药周期每月一次，至少要使用6个周期。

通过先进的化疗技术，较晚期的卵巢癌患者的5年生存率可提高50%。然而，药物的不良反应可能引起不适和潜在的风险。

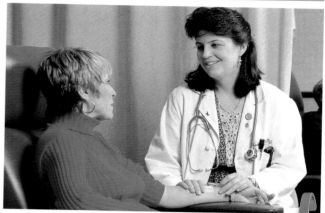

▲大多数的卵巢癌患者接受化疗。多种抗肿瘤药物通过静脉置管给药。

晚期的病例

4期的患者由于预后差，因此她们的治疗方案不是很明确。然而，如果患者的一般情况好，那么我们可能尝试进行化疗。

复 发

如果卵巢癌的患者治疗后复发，或诊断时已经广泛转移，那么患者治愈的前景是渺茫的。因此，治疗的方向是确保患者拥有良好的生活质量。

对于已经接受过一次手术的患者，通常不需要实施第二次手术。如果患者没有接受联合化疗，那么这时可以考虑使用。其他化疗药物如拓扑替康或依托泊苷也可以使用。

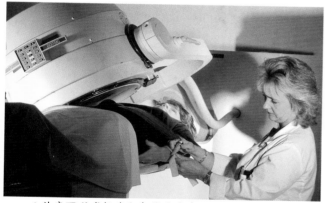

▲放疗可以减轻晚期卵巢癌患者的症状。但是并不能治愈卵巢癌。

姑息治疗

放疗虽然通常不是治愈性的，但是它有利于缩小体积大的盆腔肿瘤或控制因肿瘤侵袭阴道引起的出血症状。对于伴有骨转移的患者，放疗可以有效减轻疼痛。

腹水能引起患者极度不适，因此必要时可以抽吸腹水缓解症状。在姑息治疗方面有专门经验的医生和护士能够在减轻疼痛和控制症状两方面给予最佳的治疗。在晚期肿瘤患者的治疗中，他们的作用变得日益重要。

治疗进展

许多新的治疗方法目前正在研究中，这些研究有望能增加治愈的机会和延长生存期。

巩固化疗

临床试验在进一步验证巩固化疗这一概念。研究认为在最初的6个周期化疗后，继续用低剂量药物延长化疗周期。这一方法与传统化疗相比更能够成功提高生存率。

腹腔内治疗是另一种化疗给药途径（将化疗药物注入腹腔）。这种方法被认为与静脉内用药有相同的效果，而不良反应更小。

马立马司他（marimastat）是一种基质金属蛋白酶抑制剂，它可以显著降低晚期卵巢癌患者CA125升高的发生率。但是这种药物治疗是否增加生存率目前尚不明确。

其他治疗方法

单克隆抗体（从单一克隆细胞人工制备出来的一种抗体）的研究目前已应用于卵巢癌的治疗。药物theragyn（一种治疗卵巢癌的新药）的试验正在筹备当中。在先前的研究中发现，与目前最佳的治疗方案相比，theragyn能够显著提高患者5年生存率。

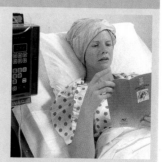

▲腹腔化疗是一种相对较新的治疗方法，它是指把药物直接注入患者的腹腔。

子宫内膜癌

子宫恶性肿瘤好发于绝经后妇女。最常见的子宫恶性肿瘤是子宫内膜癌，倾向于在50岁以上的妇女中发生。

子宫由两个主要部分组成：
◆ 子宫肌层
◆ 子宫内膜

这两个部位均可发生恶性肿瘤，但是子宫内膜癌比子宫肌层恶性肿瘤（子宫肉瘤）更常见。

发病率

子宫内膜癌在发达国家相对更为常见。西欧和北美的高加索人子宫内膜癌的发病率很高，虽然在英格兰和威尔士它的发生率低于卵巢癌和宫颈癌，但是在北美它是最常见的妇科恶性肿瘤。在亚洲妇女中子宫内膜癌并不常见。

诊断年龄

子宫内膜癌是好发于绝经后妇女，诊断时90%的患者年龄超过50岁。不到5%的患者诊断时年龄不到40岁。

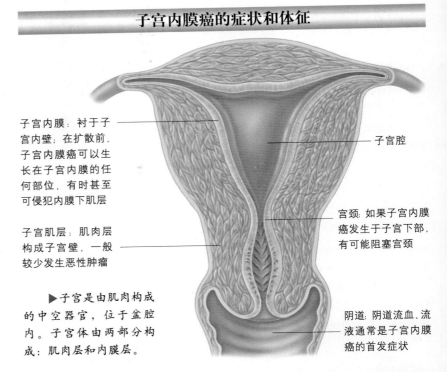

子宫内膜癌的症状和体征

子宫内膜：衬于子宫内壁；在扩散前，子宫内膜癌可以生长在子宫内膜的任何部位，有时甚至可侵犯内膜下肌层

子宫肌层：肌肉层构成子宫壁，一般较少发生恶性肿瘤

子宫腔

宫颈：如果子宫内膜癌发生于子宫下部，有可能阻塞宫颈

阴道：阴道流血、流液通常是子宫内膜癌的首发症状

▶子宫是由肌肉构成的中空器官，位于盆腔内。子宫体由两部分构成：肌肉层和内膜层。

子宫内膜癌的危险因素

子宫内膜癌的发生与多种因素有关，例如：
◆ 无排卵型月经周期

所谓的无排卵型月经周期是指卵泡未排出、没有孕激素产生的月经周期。因此，在该月经周期中子宫内膜仅暴露于雌激素中。如果这种情形经常发生，子宫内膜将增生（变厚），由此增加了妇女患子宫内膜癌的风险。

无排卵型月经周期在初潮（月经开始）和绝经前较常见。初潮年龄较早或者绝经年龄推迟可以增加无排卵周期的次数，从而增加患子宫内膜癌的风险。

▼图中可见一个异常增大的卵巢。这是由多囊卵巢综合征引起的，而这将增加罹患子宫内膜癌的风险。

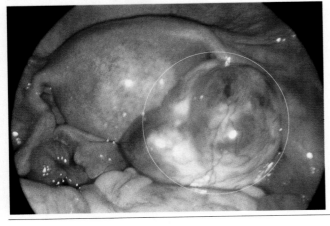

◆ 雌激素

在激素替代治疗中，由于雌激素可能增加子宫内膜癌的发生风险，因此患者很少接受无孕激素的单纯雌激素治疗。如果患者已行全子宫切除手术，就没有必要再添加孕激素。

◆ 他莫昔芬治疗

他莫昔芬是一种广泛用于治疗乳腺癌的药物，它对女性生殖道具有微弱的雌激素样作用。

接受他莫昔芬治疗的患者需要接受严密的监测，对于任何异常阴道出血都应迅速查明原因，因为这可能增加内膜癌的发生风险。

◆ 多囊卵巢综合征

这种综合征其中的一个表现是无排卵月经周期延长。如果处理不恰当，这种综合征将增加内膜癌的发生风险。

◆ 肥胖

外周身体的脂肪中含有一种酶，称为芳香化酶，可以将肾上腺分泌的雄激素（男性激素）转化为雌激素。

由于体重越重，外周脂肪将雄激素转化为雌激素的作用越强。因此，内膜癌在肥胖的绝经后妇女中更为常见。

◆ 其他危险因素

在低生育（生育子女少或者没有生育）、患高血压和糖尿病的妇女中，子宫内膜癌的发生风险增高。

子宫内膜癌的症状和体征

子宫内膜癌患者就医时的最常见症状是异常阴道出血。这可以发生在：

◆ 两次月经期之间（月经间期出血）
◆ 绝经后（绝经后出血）
◆ 性交后（性交后出血）

由于大多数子宫内膜癌患者年龄超过 50 岁，因此绝经后出血是最常见的症状。

患者也可能表现为有阴道黄色分泌物，这是由宫腔积脓（宫腔内充满脓液导致感染）造成的。

晚期肿瘤

一些较罕见的症状见于晚期或者转移性肿瘤，如继发于肺转移的呼吸短促。偶尔有一些情况，如较长时间出血造成有症状性的贫血，可成为肿瘤的首要临床表现。

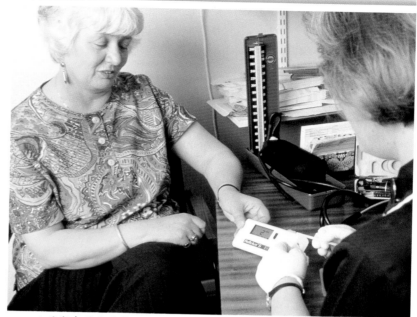

▲子宫内膜癌通常好发于绝经后女性。有异常阴道出血的女性应及时咨询医生。

诊　断

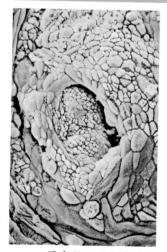

▲图中所示子宫内膜腺癌的微观结构。肿瘤细胞增大，呈棕色，并已浸润子宫表面。

虽然绝经后阴道出血的原因很多，但所有患该症状的妇女均应通过检查排除子宫内膜癌。

萎缩性阴道炎（随着年龄增长和雌激素水平下降，阴道组织变薄）、子宫内膜息肉或者激素替代治疗方案的变化均可以导致出血，但是有10%～20%的可能性为子宫内膜癌，特别是对于年龄越大的患者，风险更大。

实验室检测

除了仔细的临床检查外，较重要的实验室检测还包括：

◆ 经阴道超声检查。检查的目的是为了测量内膜厚度。如果内膜厚度＜5毫米，患内膜癌的风险几乎可以忽略。

◆ 子宫内膜活检。医生可以在门诊利用多种用于取样或抽吸（通过吸引取样）的器械获得子宫内膜细胞样本。

如果患者不能耐受手术，或者取得的样本量少，不能够满足诊断要求时，应该施行宫腔镜手术（对子宫宫腔内部进行检查）。在手术中，医生利用体积纤细的内镜对子宫内膜进行检查，观察内膜是否有异常，并对异常区域的内膜进行活检。

手术准备

一旦子宫内膜癌诊断明确，接下来的检查主要针对患者是否适宜手术。

全血分析主要是排除贫血可能，心电图检查和胸部X线摄片也是需要的。磁共振成像（MR）扫描通常用于检测子宫内膜癌浸润子宫肌层的深度，但目前没有充足的证据证明这对患者的治疗有所帮助。

▼宫腔镜检查使临床医生得以检查子宫宫腔内部。图中医生正通过宫颈置入光纤内镜。

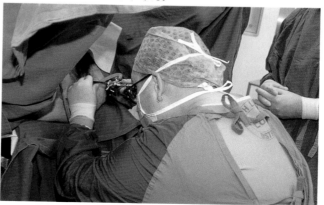

子宫内膜癌的处理

手术是治疗子宫内膜癌的主要手段。放疗也是内膜癌治疗的重要方式，可以行根治性放疗。此外放疗还可以作为手术的辅助治疗，并能缓解肿瘤引起的症状。

绝大部分子宫内膜癌是腺癌（一种来源于子宫内膜腺体成分的恶性肿瘤），最常见的子宫腺癌是子宫内膜样腺癌，占90%。该类型肿瘤与正常的子宫内膜很接近。

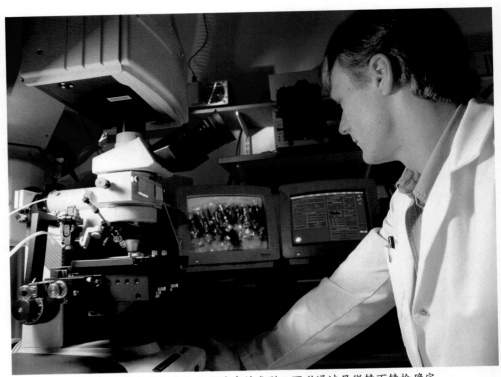

▲在内膜癌中，患者的预后取决于肿瘤的类型，可以通过显微镜下镜检确定。

肿瘤分化

有时候肿瘤细胞能够改变其微观结构，从腺上皮向鳞状上皮转化，这种现象称之为鳞状上皮化。

在子宫内膜样肿瘤中，可以发现有20%～25%为此种分化的肿瘤（腺棘皮瘤），它的预后与单纯子宫内膜样肿瘤相似。更少见的一种情形是鳞状上皮为恶性，即腺鳞癌。

癌症分级和分期

肿瘤分化（肿瘤与正常上皮的相似程度）与患者的预后密切相关。

子宫内膜癌的分化分为3级。1级或者高分化的肿瘤与正常内膜几乎相同，这类患者预后较好。相反，3级或者低分化肿瘤预后较差。中等分化程度的肿瘤预后间于前两者之间。

转移

子宫内膜癌可以通过血液或者淋巴系统播散到女性其他生殖道和身体的其他部位。国际妇产科联盟（FIGO）对肿瘤的播散程度（肿瘤分期）进行划分。

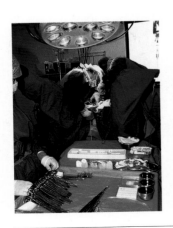

◀分化程度和肿瘤分期影响治疗方案的选择。许多患者需要接受全子宫切除术。

子宫内膜癌分期

依据FIGO分期规定，子宫内膜癌播散程度可以分为：

Ⅰ期　子宫内膜癌局限于子宫体
◆ⅠA期　肿瘤灶局限于子宫内膜
◆ⅠB期　侵袭子宫肌层深度小于肌层厚度的1/2
◆ⅠC期　侵袭子宫肌层深度大于肌层厚度的1/2
Ⅱ期　子宫内膜癌侵及子宫体和宫颈，但未扩散至子宫体外
◆ⅡA期　仅侵犯宫颈腺体
◆ⅡB期　宫颈间质（结缔组织）受累
Ⅲ期　子宫内膜癌播散至子宫外但局限于真骨盆
◆ⅢA期　肿瘤侵及浆膜层和（或）临近脏器和（或）腹膜
◆ⅢB期　阴道转移
◆ⅢC期　转移至盆腔和（或）副主动脉旁淋巴结
Ⅳ期　子宫内膜癌侵及膀胱或肠黏膜或转移至远处
◆ⅣA期　肿瘤灶侵及膀胱和（或）肠黏膜
◆ⅣB期　远处转移，包括腹腔内和（或）腹股沟淋巴结

子宫内膜癌的治疗

子宫内膜癌治疗方案的选择取决于肿瘤的分化和肿瘤扩散到子宫内膜外的程度。

子宫内膜癌的治疗取决于子宫内膜癌的分级。

手术

手术方式分为全子宫切除,包括宫颈切除,还有双侧输卵管卵巢切除。

盆腔周围淋巴结活检一般需作显微镜下镜检,以判断肿瘤是否转移至其他部位。

化疗

如果淋巴结中发现肿瘤细胞,患者将接受化疗。也可以使用性激素孕激素,它可以减缓癌细胞的生长速度。

放疗

放疗主要有三个目的:

◆ 以治愈为治疗目的根治性放疗
◆ 手术的辅助治疗
◆ 姑息治疗(缓解症状)。

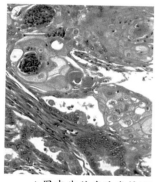

▲图中为放疗后光镜下子宫内膜细胞的反应。图片顶部左侧可见细胞变化。

根治性放射治疗

不适宜手术的早期子宫内膜癌患者可以进行根治性放疗。与手术治疗相比,单纯放疗患者预后较差,副反应更多,因此,应尽可能对患者实施手术。

放疗通常由体外照射和腔内照射结合进行。肿瘤体积大的患者可以先接受体外照射以减小肿瘤体积,然后再置入腔内放射源。

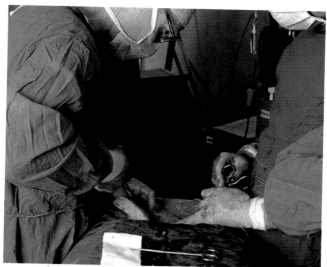

▲手术是最常见的子宫内膜癌的治疗方式。患者在手术后可能还要接受化疗和放疗。

放疗的并发症是由于对邻近组织和器官的辐射损伤引起。因此,对肠道的放疗可以并发腹泻和便血(为放射性肠炎的特征)。放射性膀胱炎,膀胱刺激症,表现为排尿不适或者血尿(小便中带血)。这些不适症状通常在放疗结束后3~6个月有所好转。

辅助放疗

子宫内膜癌局灶复发的最常见部位是阴道穹窿部(阴道上部顶端)。为了减少阴道穹窿复发的风险,对于高危患者可在穹隆部进行放疗(腔内)。除了那些没有肌层浸润,或仅发生肌层微小浸润,或肿瘤分级1级或2级的患者,其他内膜癌患者均为高危人群。如果有盆腔淋巴结转移的风险,可以进行体外照射治疗。

姑息性放疗

对晚期或者难治性子宫内膜癌可以进行放疗以改善症状。特别对于出血患者,放疗效果较好。

患者预后

子宫内膜癌患者预后较好。这是因为大多数患者在发现疾病时为Ⅰ期,其5年生存率超过90%。

FIGO曾报道子宫内膜癌患者的5年生存率为72%。然而,该数据并不能够反映出因肿瘤死亡的患者比例,其中还包括了那些死于其他疾病的有并发症的老年患者。

盆腔淋巴结阳性的患者5年生存率大于等于60%。晚期患者(不到内膜癌患者的10%)的5年生存率大约为10%或更高。

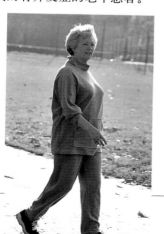

▶子宫内膜癌患者预后较好,这是由于大部分患者在肿瘤早期时已获得确诊。

子宫肌层的恶性肿瘤

恶性肿瘤发生于子宫肌壁(子宫肌层)的情况很罕见,称之为子宫肉瘤。肉瘤为高度恶性的肿瘤,发生率为2/100 000,占子宫恶性肿瘤的4%。

有多种类型的子宫肉瘤,其中最常见的是子宫平滑肌肉瘤,占所有子宫肉瘤的30%~40%。

子宫平滑肌肉瘤

大部分子宫平滑肌肿瘤都是良性的纤维瘤,或称为子宫平滑肌瘤。平滑肌瘤恶变的概率为1/1000,仅有5%~10%的平滑肌肉瘤来源于子宫肌瘤。

与子宫内膜癌类似,子宫平滑肌肉瘤也需要手术治疗,但是由于其具有血行转移至远处的倾向,淋巴结活检的结果并不能完全表明肿瘤是否转移。当然,也可以进行辅助放疗,但没有明确证据证明可以提高患者的生存率。

患子宫平滑肌肉瘤的患者预后很差,甚至Ⅰ期患者,其2年生存率也仅为45%。

化疗和放疗

肿瘤的治疗主要取决于肿瘤的类型。无论是单独使用化疗和放疗，还是与其他治疗联合使用，都能获得较好的疗效。

化疗是指使用各组抗肿瘤药物治疗恶性肿瘤。放疗是指利用射线的电离辐射杀死癌细胞。有时需要联合使用这两种技术治疗肿瘤，称为放化疗。

随着科技的发展和临床试验的研究，放疗技术和设备以及化疗药物正在不断地被研发改进。

联合治疗

有些类型的肿瘤，如白血病，化疗和放疗可能是唯一可行的治疗方式。许多实体肿瘤，如乳腺癌，患者一般在手术后接受辅助治疗，预防复发。

放疗和化疗的根本目的是长时期控制肿瘤进展或治愈肿瘤。同样，对于那些无法接受手术的患者或是仅为减轻症状而并非期望提高生存率的患者，放疗或化疗可作为姑息治疗。例如，放疗可治疗转移性骨肿瘤引起的剧烈疼痛。

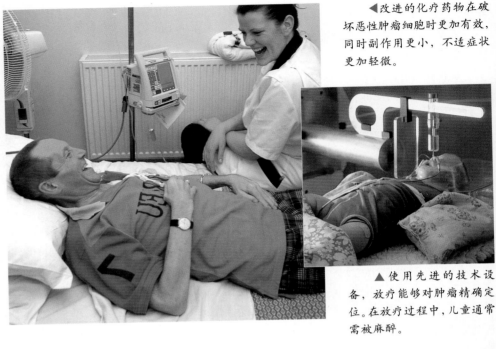

◄改进的化疗药物在破坏恶性肿瘤细胞时更加有效，同时副作用更小，不适症状更加轻微。

▲使用先进的技术设备，放疗能够对肿瘤精确定位。在放疗过程中，儿童通常需被麻醉。

不治疗

对许多肿瘤患者来说，无论化疗或放疗都并非是治疗的正确选择。例如，对于一例不能实施手术的肺癌患者，若肿瘤未引起任何痛苦不适的症状，如果治疗可能会存在潜在的不良反应时，就不适宜进行治疗。

肿瘤科医师的作用

肿瘤科医师是专攻肿瘤治疗的医生。肿瘤科医师会综合考虑多种因素，从而制定出最有利于患者的治疗方案。

患者评估

医师会仔细评估患者的一般健康状况，注意有无存在其他任何疾病。体弱和年老的患者不可能像年轻、体质适宜的患者一样能够耐受化疗或放疗，这一点会影响肿瘤科医师的决定。

风险和益处

肿瘤的分期、分类和分级是在制定肿瘤的治疗方案时需要重点考虑的因素。患者和亲属的意见和愿望也会影响治疗方案的选择。

通常治疗是有利有弊的。肿瘤学家会将这些明确告诉患者，患者在被告知的情况下权衡利弊，做出决定。

▶肿瘤科医师会和患者一起讨论治疗方案。患者的健康状况和意愿会影响治疗方案的制定。

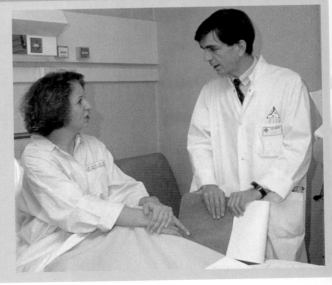

不良反应

化疗通常不会对人体健康产生长期的严重影响。然而，有时它会造成心、肺、肝、神经、肾或生殖系统的永久性损害。

不良反应

化疗的不良反应包括：

◆ 疲倦

◆ 恶心和呕吐

◆ 脱发

◆ 贫血（引起乏力和呼吸短促）

◆ 中枢神经系统损伤如神经混乱和抑郁

◆ 由于白细胞低引起的感染

◆ 凝血障碍（淤血和出血）

◆ 口腔、牙龈和咽喉部的溃疡

◆ 腹泻和便秘。

目前有多种预防或减轻恶心和呕吐的有效药物。还有可以使用刺激骨髓生成白细胞的药物——集落细胞刺激因子，它可以降低严重感染的风险。同时集落细胞刺激因子还可以增加血小板计数，减少出血的风险。红细胞计数低的患者可以输血或使用促红细胞生成素。其他一些症状也可以对症处理。

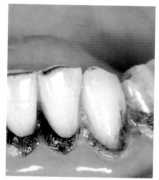

▲头颈部放疗会引起蛀牙。不同的患者，不良反应不相同，但是大多数情况不会留下长期的不良反应。

放疗

放疗可以引起短期和长期的不良反应：

◆ 短期不良反应——治疗区域的表面皮肤会有炎性改变或者剥脱。肠段区域

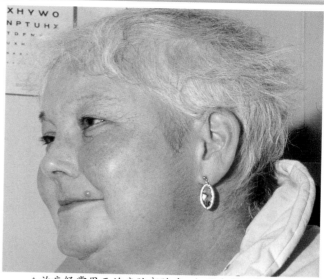

▲放疗经常用于治疗脑部肿瘤。如果直接照射在头皮上，会引起不可逆性的脱发。

的放疗能引起腹泻和腹部痉挛。如果膀胱放疗引起膀胱刺激症，那么会导致类似膀胱炎的症状。头部放疗会引起蛀牙、溃疡、口干、胃纳差和体重减轻。喉部放疗后，声音会变得嘶哑。当对头皮进行放疗时会产生脱发，如果是根治性放疗的话这种脱发将会是永久性的。胸部放疗会刺激食管，从而引起吞咽困难。

◆ 长期不良反应——有一些不常见的并发症会在根治性放疗后显现，时间长达数月甚至数年。皮肤会损伤，且会留下瘢痕。部分肠段会变得狭窄、穿孔或出血。被照射的膀胱会有瘢痕，从而引起膀胱炎的症状，时而会有血尿。接受胸部放疗的患者可能会留下永久性干咳和呼吸困难。也有很小的风险会引起继发性恶性肿瘤，但是发生的概率相当小。

成功率

放化疗的成功率取决于肿瘤的易感程度。

◆ 白血病和淋巴瘤对化疗非常敏感。急性淋巴细胞白血病（一种常见的儿童白血病）在第一次缓解（外周血象和骨髓象细胞都正常）后的10年生存率超过60%。威尔姆氏瘤（Wilm′s tumour，一种儿童肾脏肿瘤）是应用放化疗联合治疗的一个很好的例子。2期的患者在手术切除肿瘤后，即便肿瘤已穿透肾包膜，治愈率仍能接近90%。

◆ 乳腺癌、肠癌和卵巢癌对化疗中度敏感。在卵巢癌中，即使是晚期的患者在化疗后5年生存率也能增加到50%。

◆ 宫颈癌对化疗十分耐药。药物产生的毒副作用比它的益处更大。实际上，放疗对宫颈癌来说是一种更加有效的选择。

◆ 局灶性霍奇金淋巴瘤通常可以通过放疗治愈。

◆ 甲状腺癌——在甲状腺癌手术后给予放射性核素治疗，治疗效果非常成功。

当不可能治愈时，姑息性放疗能延长生命和有效缓解症状。

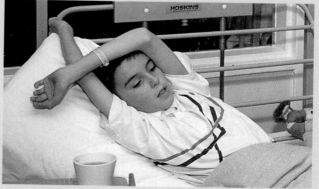

▲许多儿童的恶性肿瘤，如白血病，对放化疗非常敏感。一个疗程的治疗通常能获得长期的缓解。

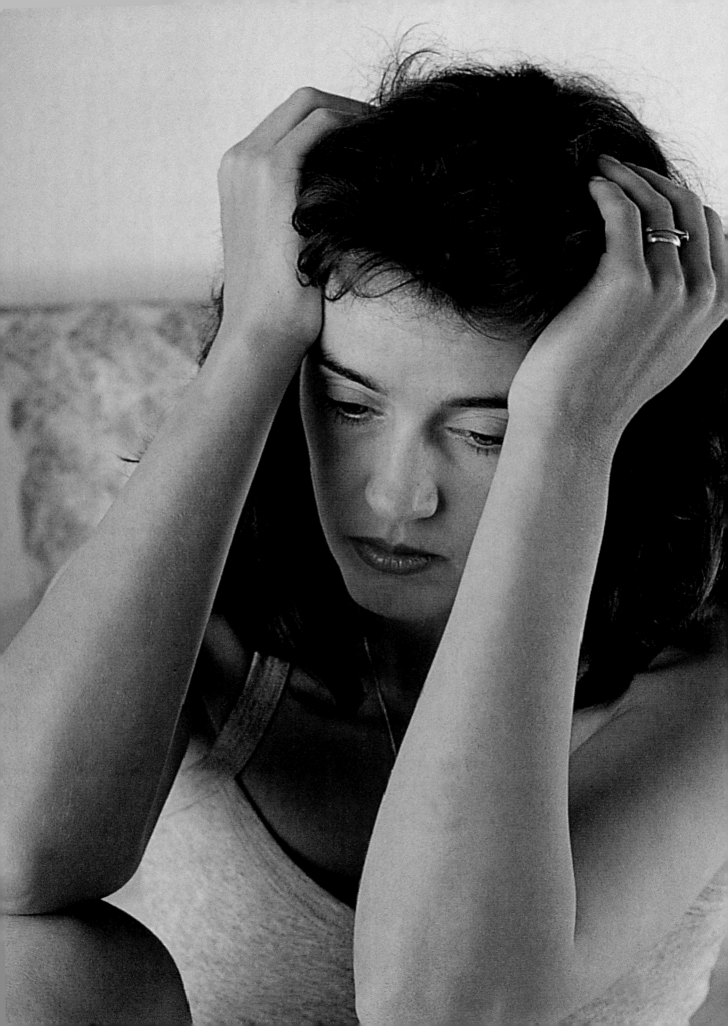

皮 肤 疾 病

痤 疮

痤疮(粉刺)十分常见，学名为寻常性痤疮。其病情严重程度不同，既可表现为点状的皮损，严重时也会出现大片感染，甚至脓疱。大部分病例经治疗后预后较好。

寻常性痤疮是最常见的皮肤病之一。虽然青春期时常见，但还有1/20的40岁左右的妇女也受痤疮困扰。甚至小于1岁的婴儿和50～60岁的老人都有可能发病。

痤疮主要发于面部，有时胸部、背部也会出现。粉刺的发生与皮脂腺功能紊乱有关。皮脂腺起源于皮肤深层，是一种分泌油脂的腺体。分泌的油脂称为皮脂，通常皮脂腺中不保存皮脂，而是通过皮脂腺的顶端小孔完全排空分泌至皮肤表面。

▼寻常性痤疮是由于皮脂分泌过多造成的慢性皮肤疾病。在青春发育期开始皮脂分泌增加。

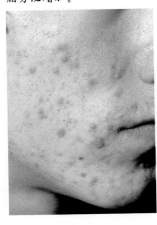

粉刺是怎样形成的

皮脂腺的分泌部分受到雄激素的控制。在青春期时，雄激素分泌增多，导致皮脂腺分泌皮脂增多，因此困扰了广大青少年。

皮脂腺分泌过多皮脂时，毛孔容易堵塞。皮脂不能分泌至皮肤表面，而堆积在腺体内，形成一个黑头。这对于皮肤病表面的细菌营造了一个非常良好的培养基。如果感染痤疮丙酸杆菌，容易造成脓疱脓腔等严重的病例。

毛囊内皮脂腺分泌示意图

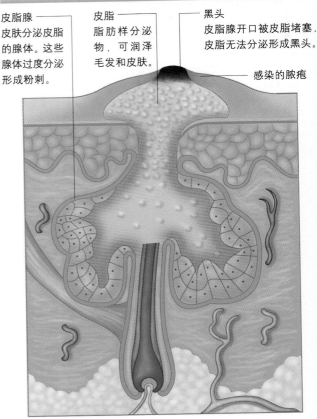

皮脂腺
皮肤分泌皮脂的腺体。这些腺体过度分泌形成粉刺。

皮脂
脂肪样分泌物，可润泽毛发和皮肤。

黑头
皮脂腺开口被皮脂堵塞，皮脂无法分泌形成黑头。

感染的脓疱

▲毛囊内含有皮脂腺，分泌起润滑作用的皮脂。当皮脂产生过多时就堵塞不能分泌出来，从而诱发感染。

痤疮的种类

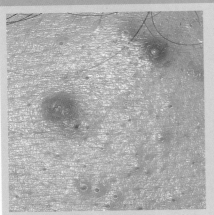

1 轻度
青春期较为普遍，通常伴随皮脂分泌旺盛。痤疮在青少年中十分常见，可说是全球性的。

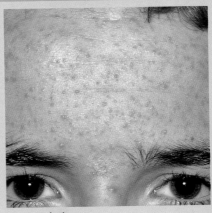

2 中度
早期被称为黑头，后期发展成为丘疹或脓包。

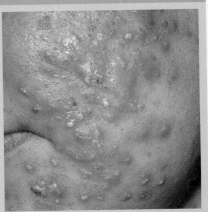

3 重度
面部持续发生的大片状粉刺，可累及身体其他部位，如胸部、背部都会出现。

痤疮的治疗

根据每位患者痤疮的严重程度来选择治疗方式，包括使用外用药或者抗生素，主要目的是避免留下瘢痕。

痤疮会对患者的自尊心、社交生活甚至工作前途产生严重的影响。而痤疮产生的瘢痕则会遗留终身。所以，不能以为痤疮仅仅是青春期内分泌紊乱而忽略，应该慎重对待和及时治疗，以免影响一生。

治疗选择

痤疮的治疗方式有多种选择，主要基于发生部位和严重程度而定。

可以使用外用洗剂或者霜剂直接涂在患处表面。严重病例是通常需要口服抗生素来治疗痤疮。

现在还没有证据证实其他方法比如控制饮食等有助于减少痤疮的发生。

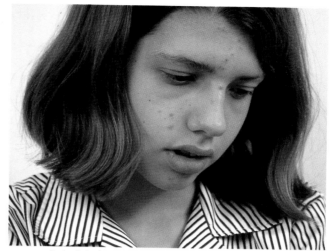
▲痤疮对患者的自信心有严重的影响。幸好大部分病例可以使用非处方制剂来治疗。

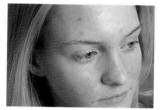
轻度痤疮通常只需要外用药，如含有5%～10%过氧化苯甲酰的制剂。

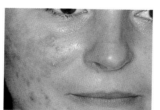
一旦痤疮面积广，程度又比较严重时，请及时看医生，医生可能会开给你处方药来治疗。

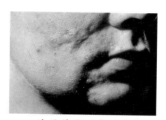
外用药膏不良反应较少但有时也有发生，一些患者会发生皮肤轻度炎症。

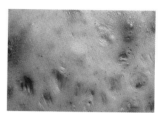
大部分严重的痤疮能够治愈，只是可能会留下瘢痕。

外用药物和全身治疗

外用药物治疗

不同浓度的过氧化苯甲酰的洗剂、乳剂和凝胶可以凭处方配得或者直接购买。药物直接作用于痤疮丙酸杆菌，打开堵塞的毛孔，并有轻度抗炎作用。壬二酸与过氧化苯甲酰的作用大致相同。烟酰胺凝胶也有抗炎作用。

维A酸是维生素A的衍生物，可以直接作用于皮脂腺，使皮肤干燥，但绝不能用于已经或者准备怀孕的妇女。阿达帕林也是一种凝胶状新药。外用抗生素包括四环霉素和红霉素。

系统化治疗

治疗痤疮的抗生素通常包括四环素（土霉素或米诺环素）、红霉素和甲氧苄啶。土霉素必须空腹时口服，且妊娠妇女和儿童不能使用。红霉素常引起胃肠道不适。米诺环素对于治疗痤疮疗效最好，但是其价格昂贵，且潜在不良反应较多，如头晕和皮肤色素沉着加深。

醋酸环丙孕酮是一个甾体类抗雄激素药物。可以降低外周血中雄激素含量从而减少皮脂分泌。它可以和炔雌醇组成复合制剂炔雌醇环丙孕酮（达英-35），治疗痤疮非常有效，同时也是疗效较好的避孕药。对需要避孕的患者来说是非常理想的治疗方法，当然不适用于男性。

维A酸治疗严重痤疮疗效较好，可以直接作用于皮脂腺，减少皮脂分泌和堵塞的毛孔。疗程需要持续数月，并伴有数种不良反应，如关节疼痛、肝功能异常和头痛。

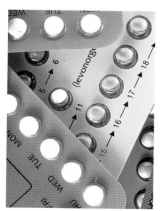
▲年轻女性如果使用其他药物治疗无效，可以尝试激素治疗，同时有避孕效果。

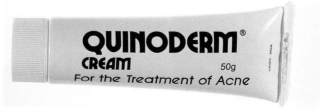
▲使用外用抗生素治疗痤疮的最大问题是耐药，这会导致抗生素失效。

常见皮肤感染

皮肤表面遍布无伤害性的细菌，有时感染性的细菌仍会入侵。多数情况下皮肤感染开始时伤害较小，使用抗生素治疗容易治愈。

皮肤预防感染的机制：

◆ 坚硬的表面——皮肤角质层

◆ 不断脱落的表皮细胞

◆ 汗液含有免疫球蛋白

◆ 酸性的 pH 值

◆ 正常皮肤菌群。

皮肤感染通常是由皮肤破损，长时间湿润、皮肤发炎或者已经存在的皮肤疾病（如湿疹）等引起的。感染源可能是由于皮肤正常菌群过度生长或者接触到其他致病菌或患病者。最常见的致病菌是金黄色葡萄球菌和链球菌。

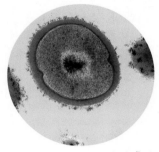

▲金黄色葡萄球菌常见于正常的皮肤和黏膜上。它可以成为多种皮肤感染的病原体（致病菌）。

脓疱疮

脓疱疮常常由金黄色葡萄球菌和链球菌引起。大疱性脓疱疮是金黄色葡萄球菌，而结痂性脓疱疮是β溶血链球菌引起的。脓疱疮高度传染，多发于婴幼儿。发生时常常伴有疫情，并有多种别称如：学校痘（school pox）。感染常常始发于面部、手部和腿部。常常由皮肤破损或昆虫叮咬引发。接触的同学或家人会很快被感染。

典型体征

通常最初表现为红色丘疹，然后形成水疱并化脓。水疱破裂后流出金黄色分泌液体，这是脓疱疮的典型体征。脓疱疮常伴有瘙痒，并不引起疼痛，可以结痂脱落后自愈，不留瘢痕。十分罕见的并发症是链球菌性肾小球肾炎。

年轻患者容易形成大疱，偶尔一些特殊亚群的

链球菌感染会分泌毒素，引起表皮剥脱，称为剥脱性皮炎，有5%的死亡率。轻度脓疱疮可以使用外用药膏治疗，严重时需要加用口服抗生素。

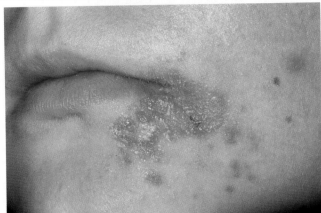

▲图示典型脓疱疮结痂期，常见于面部的口鼻周围。

▲2岁小孩腋窝脓疱疮感染已经接近愈合。脓疱疮常见于婴幼儿，通常需要7~10天痊愈。

臁疮

臁疮和脓疱疮十分相像，但是感染到深层皮肤（真皮层）。在热带地区较常见，发生的地区通常营养较差和较脏。常发于腿部和臀部，发炎部位常常结痂并伴有溃烂。由于侵犯到真皮层，感染愈合常很缓慢并会留下瘢痕。

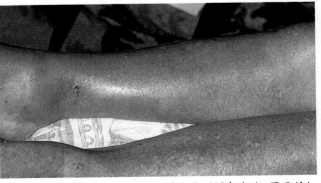

▲臁疮是溃疡性的脓疱疮，并感染到深部皮肤。图示的妇女小腿部臁疮感染严重。

控制感染

抗生素可以控制皮肤感染。但患者需要做到以下几点以免感染播散：

◆ 避免触碰感染区域

◆ 感染区域使用温和肥皂和水清洁

◆ 可以轻柔撕去结痂后使用外用药膏覆盖

◆ 感染区域使用外用药膏时请戴手套

◆ 使用单独的纱布和毛巾，并每天清洗。

感染类型

皮肤感染可以发生在任何年龄，严重程度从发疹至水肿发炎不等。严重的皮肤感染通常伴有全身症状如发烧和器官衰竭，需要紧急治疗。

毛囊炎

毛囊炎通常是由葡萄菌感染毛囊引起的。如果发炎导致化脓，称为疖（热疖头），好发于青春期男孩面部和腿部。有时，相邻几个毛囊会一同感染产生脓液。多个疖形成的感染称为痈。头颈部的痈常常发生于糖尿病患者。

一般口服抗生素治疗有效，大片感染有时需要外科手术引流才能治愈。

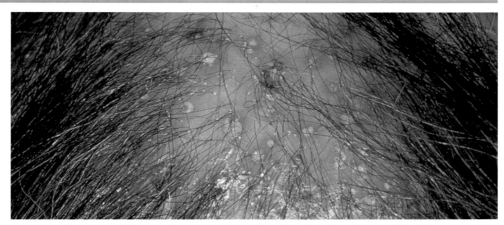

▲头皮上见多处明显的疖引起的痂皮。如果毛囊被角质蛋白堵塞，则容易感染。

蜂窝组织炎

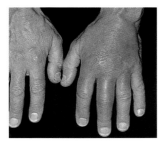

▲蜂窝组织炎通常由细菌感染皮肤下结缔组织。所以患者的左手出现红肿和疼痛。

蜂窝组织炎是皮下组织感染，通常由金黄色葡萄球菌或者链球菌感染。起因往往是皮肤创伤（如切口），引起细菌侵袭进入。感染边缘模糊，较少伴有全身症状，但有时会伴有高热。治疗时应该注意控制感染处水肿，并给予口服抗生素。

坏死性筋膜炎

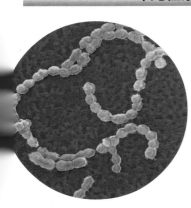

▲健康人的鼻腔和喉咙可以正常携带链球菌。但是一些特殊类型的链球菌可以造成严重感染。

坏死性筋膜炎是皮肤下结缔组织，就是筋膜发炎。未经治疗的蜂窝组织炎的罕见并发症。链球菌或者其他细菌甚至厌氧菌侵入破坏组织导致炎症。患者可能出现休克和器官衰竭，一般情况较差。炎症表皮发红，有时透出死灰色。需要外科手术切除所有感染组织，全身使用大剂量抗生素可以治愈，一些严重的病例还是会发生死亡。

丹　毒

丹毒也是链球菌感染，常发于老年人的面颊部。感染菌往往由皮肤裂缝侵入，造成红肿，感染边缘清晰。常伴随全身乏力和高热。如果不及时治疗，丹毒可能致命，使用青霉素可以及时有效治疗。同样部位可以反复感染，所以需要使用低剂量青霉素预防感染。

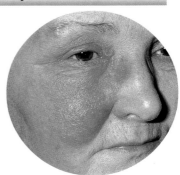

▲这名女性患者患有丹毒，由链球菌感染引起，表现为左面颊部红肿。红斑往往可以遍布整个面部。

复发性感染

一些患者容易反复感染链球菌。这可能是由于有糖尿病；或其他基础疾病造成耐药；使用其他影响抗生素效力的药物；或者仅仅是因为皮肤表面慢性携带致病菌。

▶很多细菌对青霉素及其衍生物耐药，还好氯唑西林和氟氯西林仍旧对链球菌有效。

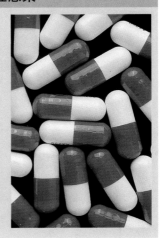

毛发异常

毛发也可以出现多种疾病，虽然并不致命，但是有时十分影响自信心。大致可以分为毛发过多和毛发过少两个大类。

毛发的健康生长和整个机体生理平衡十分有关。如果机体处于紧张状态，如激素水平改变或者紧张，毛发生长会受到影响。结果可以分为两种类型：毛发过多和毛发过少（脱发）。

病因

一些毛发异常是机体疾病的一种反应。有很多临床疾病可以影响毛发生长，或者损害毛发。其他原因可能是局部皮肤病或者药物治疗所致。虽然，毛发异常没有威胁生命可能，但会使患者外貌难看而影响自信心。

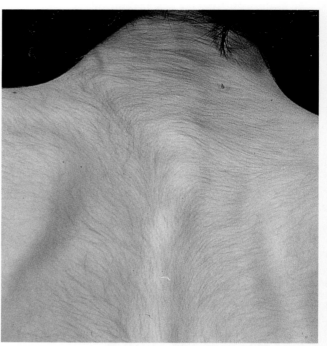

▲患有神经性厌食的患者有时就会在躯干上出现类似胎毛的异常毛发生长，这是因为激素水平破坏造成的。

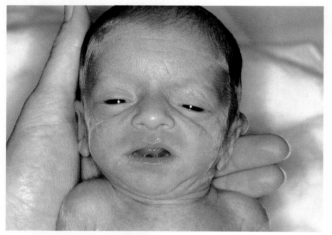

▲早产的婴儿表皮覆盖像霜雪一样的胎毛。这种毛发长大后会脱落，但是有些成年人因为疾病也会生长类似胎毛一样的毛发。

头皮屑

头皮屑不是一种疾病，但是可以明显影响外貌。脱落的老死的头皮覆盖在头皮根部和星星点点散布在头发表面。看上去非常不雅观，但是只需要经常使用专门的洗头膏就可治愈。

毛发生长过多

毛发生长过多分两种：女性多毛症和局限性多毛症。

女性多毛症

女性的毛发分布表现得像典型的男性分布，就称为女性多毛症，比如在面部和下腹部有毛发生长。多毛症往往是由于雄激素水平（睾酮）过高引起的。也常常提示该妇女患有多囊卵巢综合征（一种卵巢良性疾病，但是影响激素水平）。

如果激素水平正常，那么只能用美容手段来治疗，如剃毛、电烫和激光等。

局限性多毛症

局限性多毛症男性和女性都会发病，指全身出现随机分散的多毛区域。通常有局限，如皮肤痣上、脊椎下段脊柱裂区域。还可能由于营养不良、药物使用和一种罕见的代谢疾病：迟发性皮肤卟啉症。

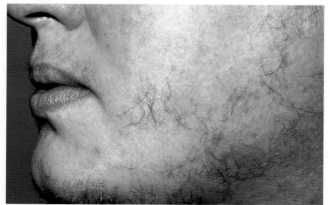

▲女性毛发过多称为多毛症，通常是患有多囊卵巢综合征的一种表现。

脱发（毛发稀少）

　　脱发（毛发稀少）可以发生在身体的任何部位，当然头发脱落比其他地方更显著。毛发稀少可以分为多种类型：

休止期脱发

　　休止期脱发是局限的区域性脱发，边界明显，通常发生在生重病或者生产4个月后。在长期的机体紧张状态下，毛发自动进入休止期（毛发生长的最后阶段），会延后进入脱落期。头发生长休止通常可以痊愈，只要毛发重新生长，新的头发会代替进入休止期的旧发覆盖头皮。

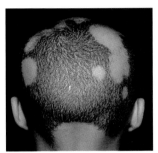

▲斑秃病例，局限性脱发区域遍布头皮。通常可痊愈，有时需要一些皮质激素治疗。

弥漫性脱发

　　弥漫性脱发常常伴随全身疾病，并不总是自行单独发生。

　　在发展中国家，营养不良是全秃的主要原因。恶性营养不良（蛋白质缺乏）可以导致头发变稀少和变红。铁和锌缺少也能导致脱发。

　　激素紊乱可以导致脱发，脱发有时提示甲状腺、肾上腺和垂体功能异常。

　　药物治疗，特别是一些激素、抗凝血或者抗癫痫治疗可能导致脱发。化疗可以导致一过性的脱发。

斑秃

　　斑秃是自身免疫病，是脱发最常见的病因之一。

　　头皮上散布零星的脱发区域，但是头皮往往正常。病因不明，有时可能和紧张有关。2~6个月后通常头发可以重新生长。斑秃往往可以痊愈，有时需要2年，并且重新长出的是白头发。

　　大部分情况下不需要特殊治疗，大剂量皮质激素（乳膏或者注射）对一些患者可能有效。很少情况下，斑秃会遍及全头皮（全秃）甚至全身，而且很少痊愈。

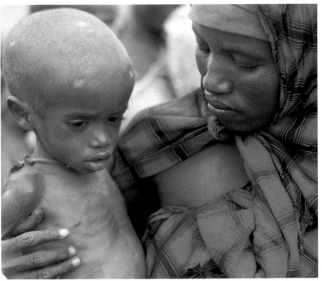

▲营养不良是发展中国家脱发的主要原因。维生素缺乏导致头发停止生长乃至脱落。

牵引性脱发

　　是指长期拉头发根部引起的脱发。可能是某些特殊发型造成的。

瘢痕

　　头皮瘢痕可以造成头发终身缺失。比如烧伤，破坏了皮肤结构，导致无发。

皮肤病

　　一些皮肤病可以导致脱发，如扁平苔藓（指甲也会脱落），盘状红斑狼疮性疹（一种慢性炎症）。头皮感染，如环虫，也可以导致脱发。

其他病因

　　创伤是常见的脱发原因之一。

　　罕见病例是拔毛症，患者会故意持续不停地拔头发。头发往往不是齐根而断，造成奇怪的脱发斑块。心理咨询可以帮助治疗。

秃　头

　　正常的男性秃头和雄激素分泌有关，有些人十几岁时就出现了，而有些老了也没有明显征象。大部分男人在30多岁时开始秃头。头发开始是变细和颜色变淡，最后根部失活。秃头往往从鬓角开始，然后是前额和头顶。

药物治疗

　　一些药物可以治疗男性秃头。如米诺地尔片对30%的秃头有效，但是效果往往是暂时的，停药后脱发往往再现。可以使用头发移植彻底治疗男性秃头。

　　女性秃头和年龄相关，往往范围更加弥散但不引人注意。如果女性出现男性秃头，则需要警惕激素水平异常。

　　▶大部分男人从30岁开始都有不同程度的男性秃头。使用药物可以使头发重新生长。

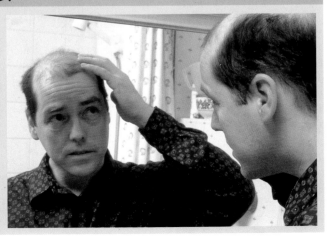

银屑病

症 状

银屑病是一种常见的、非传染性的慢性皮肤疾病，表现为覆有鳞屑的斑疹，瘙痒明显，好发部位为肘、膝及头皮。

常见的银屑病

比较常见的类型包括：

◆ 斑块状银屑病

最常见，也称为寻常型银屑病。斑块高起皮肤、潮红、覆有鳞屑，并与正常皮肤分界明显。常见于肘、膝关节的伸侧皮肤。轻轻刮擦病灶，表面将变白，鳞屑会更多。

◆ 滴状银屑病

此类银屑病常见于儿童及年轻人，表现为躯干及背部突发红色的、覆有鳞屑的小丘疹。2/3的患者近期有细菌性咽炎史。

◆ 脂溢性银屑病

头皮、肩、腋窝、腹股沟、面部及耳后皮肤出现红色的、覆有鳞屑的病变。

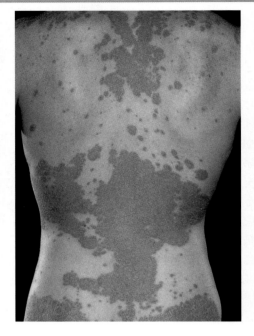

◀ 银屑病的特征是：潮红的斑疹，表面覆有鳞屑，易脱落，身体任何部位的皮肤均可潮红、红肿。

◆ 银屑病甲

50%多的患者表现为指甲的异常，特征性的病变为甲点状凹陷、甲板与甲床分离。

罕见的银屑病

罕见的银屑病包括：

◆ 脓疱性银屑病

此类银屑病通常很严重，表现为手、足皮肤表面有小水疱形成，内含非感染性脓液。

◆ 反转型银屑病

主要见于老年人。皮肤褶皱中出现大块红色区域，如腹股沟、腋窝或乳房下方。

◆ 红皮性银屑病

周身皮肤受累，皮肤表面潮红、覆有鳞屑，可由药物或甾体激素撤退所引起。

原 因

银屑病是因皮肤细胞过度生成、而脱落相对减少所致，从而引起皮肤过度增厚。

发病因素

相关因素包括：

◆ 遗传——约2/3的患者有家族史

◆ 自身免疫性疾病——银屑病可能由免疫反应异常引起。白细胞的亚群（T细胞）正常情况下保护机体免受感染，当病毒或细菌侵入机体后，这些细胞被激活，并攻击正常的皮肤蛋白，从而引起皮肤炎症及皮肤细胞过度增殖。

加重的因素

下列因素可引发银屑病症状：

◆ 创伤——割裂伤、昆虫叮咬、烧伤

◆ 药物——包括高血压药、抗疟药及抗抑郁药

◆ 病毒及细菌感染
◆ 酗酒
◆ 肥胖
◆ 应激
◆ 气候寒冷
◆ 晒伤或缺乏光照。

▼ 有的银屑病患者皮肤受损时，如割裂伤或烧伤，可引起该部位皮肤发生银屑病。膝及肘部皮肤易受此类损伤。

◀ 这些血细胞是T细胞（橙色），正常情况下保护机体免受感染。银屑病患者的T细胞误攻击皮肤蛋白，引发炎症。

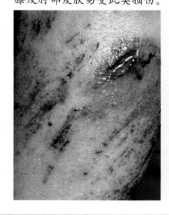

诊 断

对皮肤进行检查即可对银屑病做出诊断。银屑病有时很难诊断，因为易与其他的皮肤疾病混淆。典型的银屑病皮疹干燥、潮红、表面覆有银屑，刮擦病灶，表面将变白，鳞屑会更多。

诊断性试验

可行皮肤活检进行显微镜下组织学检查。银屑病患者的血液标本中HLA抗原可呈阳性。

发病率

银屑病发病率为2%，男女比率相同，好发于15～35岁间的人群。可发生于全身任意部位。

治 疗

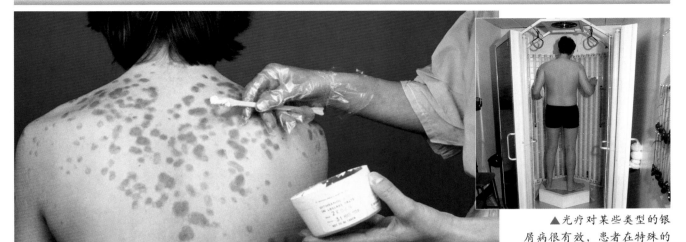

▲斑块状银屑病通常采用局部用药,虽然蒽三酚糊剂使用时有些脏,而且费时,但常常效果很好。

▲光疗对某些类型的银屑病很有效,患者在特殊的光箱里直接让紫外线照射皮肤。

银屑病的所有治疗旨在控制症状,而不是治愈该病。治疗方案由以下因素决定:银屑病的类型、疾病的严重程度、病史、年龄及性别。

局部治疗

局部治疗是指药物直接应用于受累皮肤,有时能有效地清除银屑病。

◆ 皮质类固醇——局部应用激素是治疗轻度或中度银屑病最常用的方法。但有皮肤变薄及病变复发的风险,所以应避免长期使用。面部不应使用激素。

◆ 局部应用维生素D₃衍生物——钙泊三醇软膏可治疗轻至中度银屑病,而且便于使用。

◆ 煤焦油——使用时可能有些脏,但效果很好,特别是高浓度煤焦油治疗斑块状银屑病时。

◆ 蒽三酚——包括糊剂、乳膏,浓度不同。

◆ 浴疗——可帮助皮肤去除鳞屑,特别是浴疗后使用保湿药物的情况下效果更好。

◆ 椰子油——夜间与焦油联合应用,按摩至鳞屑内。

光疗

当其他疗法无效时,建议使用紫外线光疗法治疗银屑病。

◆ UVB——用紫外线灯箱进行光疗,至少1周3次,疗程数月。

◆ PUVA——适用于重度或大面积的银屑病患者,用安置有荧光管的灯箱进行紫外线光疗,同时应用补骨脂素(一种光敏感药物)。

药物治疗

重度银屑病可用以下药物:

◆ 口服类维生素A药物——增加皮肤外层细胞的脱落。

◆ 抗生素——银屑病由感染引发时应用。

◆ 环孢素——免疫抑制药物。

心理咨询

银屑病患者常常自觉尴尬、情绪低落、担忧、自尊心受挫,这些不良情绪可能需要心理咨询来解决。

医生应向患者解释银屑病的概况、哪些方法可减轻症状,必须强调银屑病不是传染病。

预 后

慢性斑块状银屑病的病程长短不一,可持续数年无明显变化,也可自然消退,或者病变扩展引起面积增大。

大部分滴状银屑病患者病变可自行缓解,无需特殊治疗。

一些患者可发生银屑病相关的多发关节炎(银屑病性关节病)。

银屑病性关节炎

银屑病性关节炎是与银屑病有关的炎性关节病变,但被认为是一种独立的病变。7%～42%银屑病患者可发生银屑病性关节炎,其中80%的患者伴有银屑病甲。

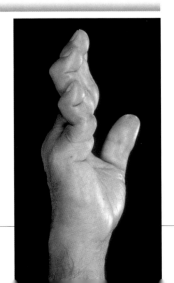

预 防

鉴于已知的感染、压力及某些药物对银屑病的影响,应尽量避免这些因素以减少银屑病恶化的机会。咽痛如明确排除感冒引起,应予以一疗程的青霉素治疗。

◀一些银屑病患者可发生银屑病性关节炎,经常影响到手指,引起关节炎症。

晒伤

　　个体对晒伤的敏感性依赖于皮肤类型，但不管何种类型的皮肤，吸收的紫外线能量总会损伤皮肤。避免日晒或使用防晒霜是防止晒伤的最好方法。

什么是日光

　　日光含有紫外线 A 光和紫外线 B 光。皮肤受到日晒时，会反射回部分紫外线，并吸收、再发射出剩余部分。紫外线进入皮肤时，与皮肤细胞发生碰撞，产生化学反应，导致晒伤、皮肤过早衰老及皮肤癌。

　　UVB 的波长为 280～315 纳米，UVA 的波长为 315～400 纳米。300 纳米以下的紫外线大部分被皮肤的表层即表皮吸收，300 纳米以上的紫外线主要穿过表皮至皮肤的内层即真皮，其中部分能量又被真皮反射回去。

　　日光是紫外线的主要来源，户外作业者及经常晒日光浴者特别容易受影响。能使人晒成古铜色的日光床也将皮肤暴露于高强度的紫外线下。使用日光床可发生晒伤，特别是在同时应用有光敏感不良反应的药物时更危险。

晒成古铜色

　　黑色素是黑色素细胞产生的天然色素。过度光照导致黑色素细胞受损时，黑色素产生增加。同样，当细胞分裂导致新的黑色素细胞产生时，其体积增大，产生更加多的黑色素。然后，黑色素从黑色素细胞转移到表皮内相邻的角化细胞内。

　　黑色素的累积造成皮肤呈古铜色，在晒后数小时至数天出现，可持续数周至数月。

▶很小年龄即可发生晒伤。儿童往往会在阳光下活动很长时间，涂防晒霜、戴帽子有益于防止阳光对皮肤的永久损伤。

▲日光中的紫外线会损伤皮肤的表层细胞，造成晒伤、水疱。（死亡细胞以后随皮肤的剥脱而脱落。）紫外线也可损伤皮肤下的毛细血管。

　　同时会出现皮肤增厚，这也是在晒后数小时至数天出现，特别是在 UVB 照射后，可持续 1～2 个月。

日光对皮肤的影响

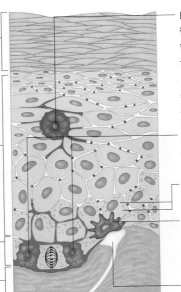

角质层：皮肤受到日晒时，表皮特别是角质层由于细胞分裂而增厚 2～4 倍，由此可防御紫外线的进一步损伤。

棘层

基底层：该层仅含有具有细胞分裂能力的角质形成细胞（正常皮肤），子细胞通过表皮上移。

真皮：主要由胶原蛋白组成，参与形成弹性纤维网，当真皮受损时，皮肤松弛。

郎罕氏细胞：这些免疫细胞防御皮肤感染、炎症。损伤和日晒会破坏这些细胞。这些细胞的丧失可增加患皮肤癌的风险。

黑色素细胞：这些细胞含有皮肤的天然色素——黑色素，日晒后黑色素产生增加。细胞分裂产生新的黑色素细胞，而已有的黑色素细胞的体积会增大。

黑色素颗粒

梅克尔细胞：其功能与皮肤的敏感性有关。晒伤可能会引发梅克尔细胞瘤。这是一种罕见的肿瘤。

感觉神经末梢

　　吸收的紫外线能量造成表皮、真皮的广泛损伤，损伤导致化学物质的释放，从而引起免疫系统的炎症细胞在皮肤内浸润。血管扩张，更多液体外渗入皮肤，导致皮肤红、肿、热、痛，多在日晒后数小时或数天后出现。在 UVB 照射后，炎症立即发生，并持续 2～3 天，而 UVA 产生的皮肤深红色改变则持续至 UVA 照射后数天。

　　◀此图显示了皮肤表皮的各层结构，不同波长的光被皮肤的不同层次吸收。晒伤主要由 UVB 引起，它被皮肤的外层吸收，而一度被认为对人体有益的 UVA，现在已经了解到它也可引起晒伤，能穿透皮肤的深层引起进一步损伤。

避免晒伤

紫外线的强度在夏天较强，特别是晴朗无云的上午11点至下午3点间，以及高海拔和低纬度地区。其他因素包括雪、沙、水对阳光的反射。紫外线强度较高时应尽量减少日晒。

编织致密的衣物有助于减少到达皮肤的紫外线量。要评价编织的致密程度，可将衣物拿到光下查看纤维间距，间距越小越好。宽边帽可保护面部及头皮。

使用防晒霜也可减少紫外线的影响。防晒霜既可吸收紫外线，又可反射紫外线，或两种功能兼备。吸收紫外线的防晒霜更易被接受，因为该类防晒霜擦在皮肤上很自然。它吸收UVB能力强，但防御UVA的功能差，而且有的人对其中的某些活性成分过敏。具有反射功能的物质，如二氧化钛或氧化锌，既能有效防御UVA，又能防御UVB，而且很少引起皮肤过敏，但它们在化妆品界并不受欢迎，因为该类防晒霜擦在皮肤上有增白效果，看上去不自然。

最近，较小的微粉化反射颗粒如二苯甲酰甲烷已问世，它具有反射紫外线功能，易被人们接受。

▼如果皮肤受日光床的光照时间过长，可造成晒伤，使皮肤产生水疱这样极端的光敏反应，也可损伤眼睛。

晒伤治疗

尽管有防晒措施，但仍被晒伤的话，应采取措施缓解症状。补充足够的水分，使用舒缓温和的保湿霜，含有芦荟成分的保湿霜具有舒缓作用。

如果晒伤更严重，可局部应用激素软膏，如1%的氢考软膏，严重的病例，应去看医生。

防晒指数（SPFs）

不同的皮肤类型对晒伤的敏感程度不同，有以下5种主要类型：

◆ 类型1 总是晒伤，但从不晒黑（如皮肤白皙，有雀斑，红头发）。

◆ 类型2 经常晒伤，有时晒黑。

◆ 类型3 有时晒伤，几乎全部晒黑。

◆ 类型4 从不晒伤，总是晒黑（如亚洲人的皮肤）。

◆ 类型5 有很多天然色素（如黑皮肤）。

防晒指数（SPF）是用来评价防晒霜的防晒效果。SPF是指在晒伤发生前可以在阳光下多逗留的时间（SPF 2意味着可以在阳光下逗留2倍长的时间）。但使用防晒霜会让人产生安全的错觉，易让人们在阳光下逗留更长的时间，从而接触更多的紫外线。呆在荫凉处、穿编织致密的衣物、戴帽子可以最大限度减少紫外线的影响。

晒伤主要由UVB引起，因此，SPF也特指对UVB的防御，高SPF（15～20）的防晒霜对UVA也有基本的防御作用。

1～3型的皮肤适宜用SPF为15～25的防晒霜，而SPF为10～15的防晒霜适用于较黑的皮肤，适度暴露于阳光下的情况。但要使防晒霜发挥效果，则一定要将防晒霜均匀涂抹于身体所有暴露部位。游泳后应重新涂抹防晒霜，以保证防晒霜仍均匀分布于皮肤。

▲图示的上臂、背部皮肤潮红是6小时强烈日晒造成的。该患者症状相对较轻，极度的晒伤可引起皮肤水疱。最终，皮肤损伤可造成皮肤出现皱纹、弹性消失。

日晒的长期影响

长期日晒可造成皮肤结构、功能衰退，这是细胞损伤日积月累及慢性炎症的结果。表皮、真皮损伤主要皆由UVB引起，但真皮受UVA影响也较大，皮肤可出现皱纹、发生松弛、色泽枯黄、斑驳的色素沉积及皮肤表面扩张的小血管浮现。

皮肤癌及黑色素瘤

◆ 日晒部位、尤其是面部和颈部可发生非黑色素瘤皮肤癌，主要由UVB引起，UVA也有部分作用。有2种类型：基底细胞癌、鳞状细胞癌。

◆ 发生于日晒部位的恶性黑色素瘤，较多见于男性的背部、女性的小腿，由UVB和UVA共同引起。

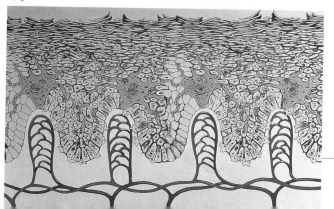

▼表层的皮肤细胞已被紫外线损伤并脱落。进一步损伤表现为波浪状基底细胞层下及内部有形态不规则的坏死细胞碎片。

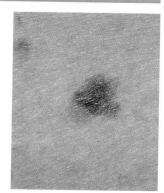

▲图示为皮肤表面由于阳光损伤造成的恶性黑色素瘤。黑色素瘤是皮肤的产黑色素细胞发生的癌性肿瘤，这些细胞会引起色素沉积。

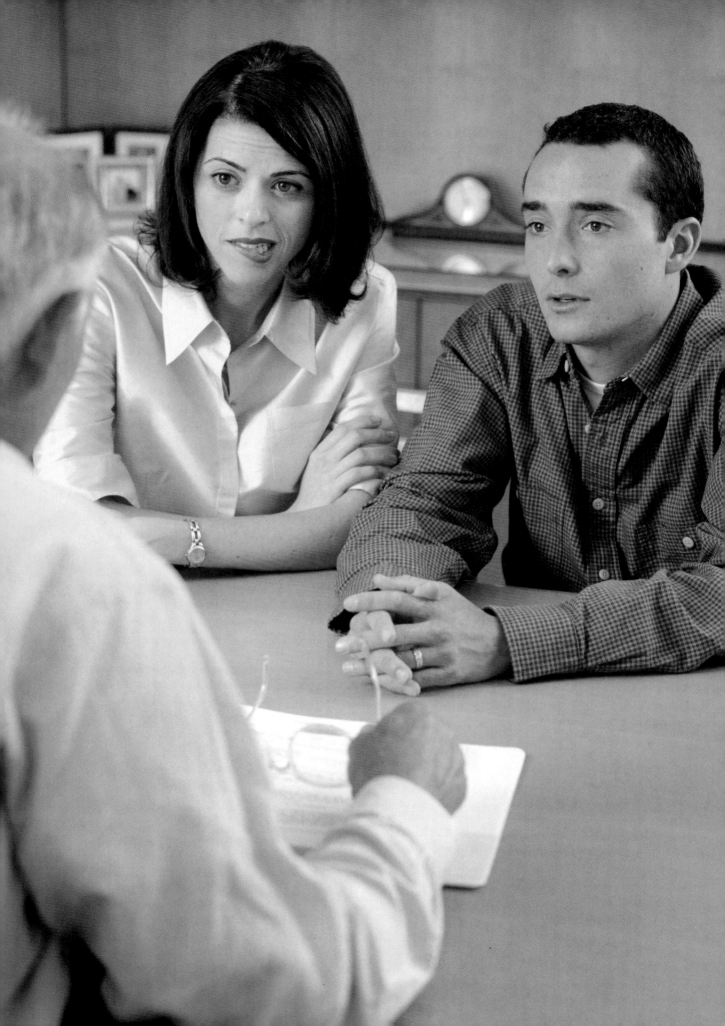

心 理 健 康

神经性厌食

神经性厌食是一种心理性进食障碍，以患者拒绝承认患病为特点，该病起源于大脑，但影响却遍及全身。

神经性厌食指进食过少、极度消瘦的状态，通常（但不仅限于）发生于年轻女性，男性患者仅占就诊患者的5%~10%。在低龄患者中，男性的发病率略高。

诊断

患病的成人及青少年体重下降。原本体重应随着身高增长而增加的儿童表现出身高、体重增长迟缓。随着时间进展，病情日趋严重：患者对消瘦的追求日趋坚定，对高热量（高脂肪）饮食的回避更趋严格。

确诊神经性厌食的患者为减少食物摄入而避免所谓的"肥胖"可做出任何牺牲。无论他们原先体重多低，少到200克的体重增加也会让他们担忧肥胖。

该病如进展严重，可导致显著消瘦。它不但可导致严重的躯体损伤，如骨密度降低、骨质疏松性骨折，还严重地影响患者的心理健康，使家庭关系恶化、自我孤立、失业及学习困难。

▼在长期的神经性厌食的患者中（5年或更久），X线检查可能会显示有骨折。由于减肥，钙的摄入减少以及激素水平的降低骨骼变得脆弱易于骨折。

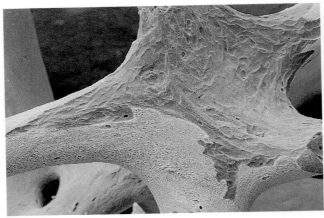

饥饿所致生理变化

神经性厌食是一种神经官能症。患者对食物有一种心理性抵触。避免饮食的渴望战胜了任何食欲或饥饿感，长期的饥饿导致消瘦。

严重的患者可有以下生理改变：

◆ 腮腺肿大

◆ 闭经
◆ 脉搏和血压偏低
◆ 牙釉质侵蚀
◆ 内分泌异常
◆ 代谢和生化异常
◆ 体温低于正常
◆ 下肢水肿。

▼厌食是指有消瘦，伴有骨骼突起。大于25%的体重丢失。

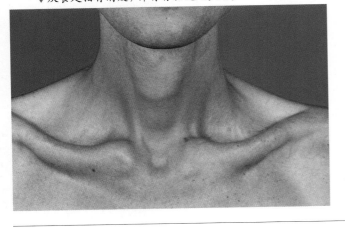

尽管有显著的体格减退，神经性厌食患者却经常否认他们的疾病状况。医生们不得不向他们反复解释病情以引起他们的重视。有些患者可能与医生周旋，谎报他们的进食情况，或偷偷把食物吐掉。极端病人可因重度营养不良而死亡。

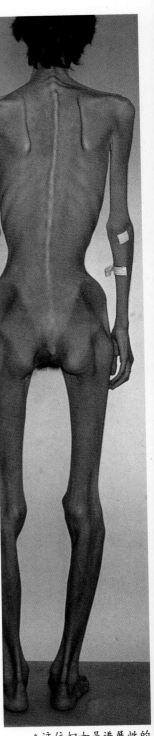

▲这位妇女是进展性的神经性厌食，极端的消瘦是这个病症的特点，高热量的静脉内营养液将被用来防止饿死。

神经性厌食的病因

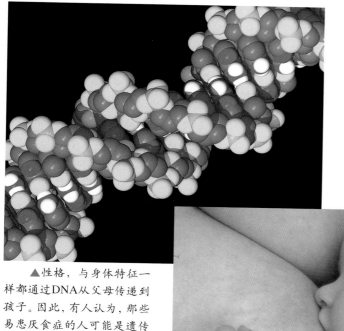

▲性格，与身体特征一样都通过DNA从父母传递到孩子。因此，有人认为，那些易患厌食症的人可能是遗传的。

有些专家认为，神经性厌食可能有遗传倾向。家族中有进食障碍者，有强迫症或慢性忧虑症者易患该病。他们的基因导致了他们对外界压力更倾向于反应为进食障碍。但究竟该病的代代相传仅是由遗传基因，还是由父母的榜样和教育所造成目前仍不清楚。

每个家庭都有自己的传统，而日常和正式宴请时的饮食则体现了文化、价值观、生活态度和宗教信仰上的不同。正是这种传统决定了人们在什么情况下吃什么。这种影响力在我们毫无察觉的情况下决定了我们的饮食。

正如研究所发现的，甚至在我们会说话之前就已经吸取了父辈的饮食教导和榜样。例如，通过对哺育一岁内首胎婴儿的妈妈的观察发现，不同母婴间关于饮食习惯的交流存在差异，而这种差异以前未被重视。

◀从婴儿时期开始，对饮食的习惯和态度通常会潜意识地慢慢灌输给小孩。家庭对于厌食症发展的影响还是未知的，但可能是一个原因。

精神健康和神经性厌食

据健康部统计，在所有单纯性精神病中，神经性厌食的死亡率最高（14%）。然而，尽管它对患者的身体和精神造成显而易见的伤害，该病却经常被轻描淡写为患者的愚昧无知。"那些患神经性厌食的蠢女孩们只是想让自己看上去像某个瘦得皮包骨的模特儿或流行歌星。"

这一观念使人们忽略了患者内心的情绪斗争和痛苦。她们身边往往缺少可以倾诉的人，她们也试图寻找解决问题的方法。大约50%的患者表现出悲观的情绪。家庭的生活态度、价值观、宗教信仰以及患者自身的遗传基因综合在一起形成一种神经质的完美主义倾向和只会用极端的态度看待问题的思维模式。

缺乏自信，或固执地对自我价值的过低评价是所有进食障碍患者的普遍特征，在神经性厌食患者中尤其突出。

▶与其他进食障碍相比，厌食症的一个特点是有着歪曲的自我印象。这就很难让患者接受极低体重是不需要的这个观念。

▼认为时尚界和媒体中的形象促使人们患上厌食症有些太过于简单化了。然而，这些形象确实会让人们产生一种压力——要向那些理想的"正常"体型靠拢。

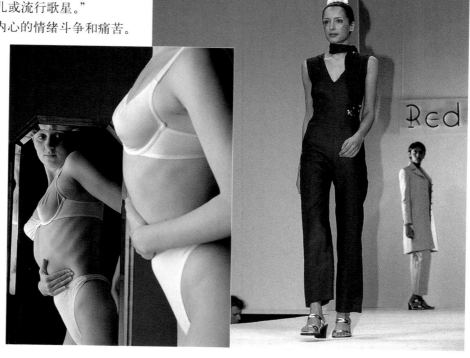

神经性厌食的诊断和治疗

对于医生而言，诊断神经性厌食或许并非难事；但是确定患者的患病状况却绝非易事。患者可能需要心理咨询、药物治疗甚至强制喂食。

诊断标准

目前尚无用于确认神经性厌食的实验室诊断方法。患者排除其他内外科疾病，不明原因体重减轻，而后体重持续显著低于同等身高、年龄及性别的正常标准，可以作为诊断依据。发病的高峰多在青少年期的后期。

内分泌紊乱

另一个诊断标准是严重的内分泌紊乱，男女有着不同的表现形式。对于年轻女性而言，原本规律的月经会出现经量减少、周期混乱，很多案例甚至发生闭经。

相应的，男性患者的内分泌紊乱表现为射精频率减少，最后导致勃起功能障碍。但是，公认的厌食症的定义并不包括男性患者的上述显著内分泌异常。

连续3个月无月经、体重偏低，以及过度专注于饮食限制，完全避免增重是女性神经性厌食症患者的三个主要诊断特征。某专家称为"正常体重恐惧症"。

脑化学
对食物精神性的（在思想上）厌恶可能会影响到大脑中的化学平衡，从而影响心境和精神状态

乳房
尽管有物理性的萎缩（肌肉萎缩）和衰退，但是仍旧可能保持形状

◀目前没有关于厌食症患者表现的单一的、典型的照片，有数个物理上和生理学上的表现是许多患有这一病症患者所共有的。

血压和脉搏低（血压过低）

纤细、柔软的体毛
在患者体表有着柔软的体毛，尤其是在背部

闭经
至少连续的3个月停经史是判断厌食症的一个特征。完全丧失性功能比较少见

水肿
在严重病例中，患者可能会下肢水肿，这是由于体液积存于组织中

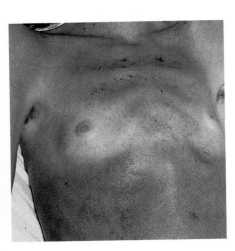

▶一个厌食症常见的不良反应是坏血病，由于缺乏维生素C（抗坏血酸，存在于水果和蔬菜中）。坏血病通常会导致牙龈出血和皮肤的淤血。

神经性厌食和脑部功能

过轻的体重会对大脑功能产生巨大的影响，特别是对大脑的思维进程和处理信息的方式。

最近的研究表明，患厌食症女孩的大脑扫描与正常女孩相比可能有着明显差异。但脑部损伤究竟是该病症的结果还是早于该病即存在尚未可知。病症康复后发生什么目前也仍不确定。可以肯定的是，人类会遗传特有的体质或个性特征。不良的环境因素可能使某些人易罹患神经性厌食症。

▶有证据显示，使用脑扫描，可能发现大脑中控制饥饿、口渴和性功能的下丘脑区域的损伤，这是否是这个疾病的一个原因或者是这个疾病引起的一个结果尚不清楚。

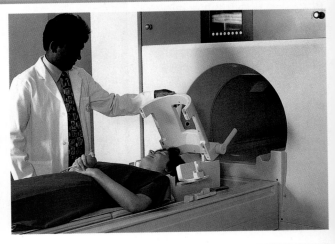

康复

可能是一个漫长而艰难的过程。患者首先需要恢复体重，然后才开始进行长期心理治疗课程。

体重增加本身并不能代表康复。但是，如果体重没有恢复到正常范围，就不可能康复，在受束缚的精神状态下，患者不可能接受新的观点和信息。

对于应采取什么样的态度对待厌食症患者，研究人员有不同的观点。但一致的是，首先可以通过喂食以及心理咨询或治疗来恢复接近正常的体重，然后再帮助患者树立自信，建立正常灵活的思维习惯。奖励制度经常用来鼓励患者增加体重。

一个已经康复的厌食症患者能规律地摄取足够的有营养的食物以维持正常体重。这可以让他们在各方面都过上正常生活，包括维持良好的个人家庭关系，以及使受损的生育能力恢复。

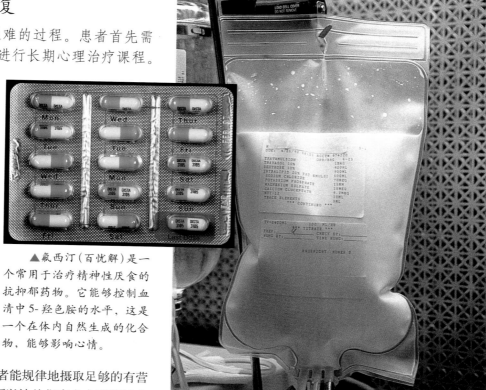

▲氟西汀（百忧解）是一个常用于治疗精神性厌食的抗抑郁药物。它能够控制血清中5-羟色胺的水平，这是一个在体内自然生成的化合物，能够影响心情。

▲有些厌食症患者会要求使用静脉营养来维持体内的平衡和一定的体重。增强的脂肪、维生素和富含矿物质的液体可能含有大约12.552千焦的能量。

长期康复及支持治疗

神经性厌食患者需要长期对其进行生理、心理及社会能力的评估与治疗。评估和日常管理需要多个学科协作，最好由医疗、护理、营养和心理卫生专业人员组成的团队完成。治疗过程应该由治疗饮食失调的专家与了解正常青少年的生理和心理发育的专家共同完成。

如果存在显著营养不良，有临床证据显示门诊治疗患者生理或精神上病情加重，则需要住院治疗。

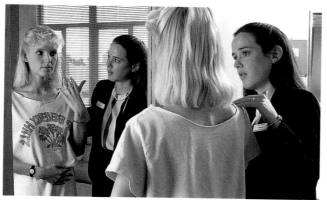

▲在患者重新恢复体重后，心理咨询就可开始了。这些渐进的疗程能持续数月或者数年，这些疗程是设计了来帮助患者克服对自己身体不良印象的。

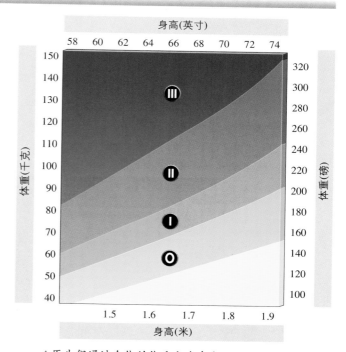

▲医生们通过个体的体重和身高定义了体重指数(BMI)。公式为：$BMI=(体重\ kg)/(身高\ m)^2$。在上图中，III、II和I表示了肥胖的级别，0表示了肥胖和标准体重的分界线。BMI指数小于17.5就有可能是厌食症。

躯体形态不良综合征

躯体形态不良综合征是一种精神疾病，表现为患者过度关注于自己的外表。由此导致情绪低落并影响患者的个人及职业生活。

躯体形态不良综合征（BDD）患者表现为对臆想的个人外表瑕疵的关注。如果患者身体出现了细微的异常，关注就会更为加重。

大多数人或多或少都会关注自己的外表。但如需诊断BDD，则这种关注产生的痛苦必须显著影响患者的社会生活和职业能力。

BDD 患者的普遍关注点

尽管身体的任何一部分都可能成为关注焦点，但是对于脸型和脸部对称的抱怨是最常见的问题。患者经常关注多方面，有些有特定点，有些模糊不清，如感觉自己长得难看。

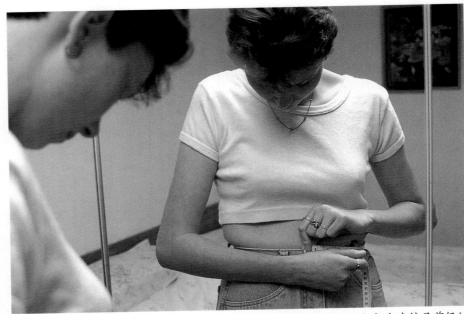

▲患躯体形态不良综合征的人会过度地关注自己看上去如何。他们会在镜子前仔细地观察自己，找出自己的缺点。

BDD 的症状有哪些?

BDD患者难以自控。他们每天会用几个小时来操心外表。他们通常会回避社交和公共活动，以免产生不适感。或者他们尽管参加了那些活动，但却始终处于焦虑和不自然的感觉中。

患者可能尝试用浓妆艳抹、变化姿势及着装独特来掩盖他们的忧虑。他们经常被迫重复以下一些费时的流程：

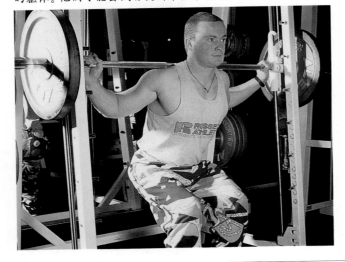

▼BDD的患者可能会变得非常迷恋运动，企图改善他们的躯体。他们可能会试着使用举重来更引人注目地改变体态。

◆ 直接或通过反光物体表面来检视他们的外表（例如镜子、CD或商店橱窗）
◆ 过度修饰
◆ 拨弄着皮肤以便使之更光滑
◆ 把自己与电视或者杂志中的模特进行比较
◆ 节食以及过度运动或者举重。

这些行为通常会强化患者的关注，同时加剧他们的沮丧情绪和自我厌恶感。

病情程度

部分患者承认他们可能夸大了问题。其余患者由于如此坚信他们的缺陷而被认为有某种妄想。

虽然患者通常意识到旁人认为他们的外表是正常的并且别人也多次这么告诉他们，但是他们往往会从自己的视角扭曲这些评价（例如"他们说我正常只是为了讨好我"）。另一方面，他们可能会记住某次对他们外表的批评而无视其他百余次的好评。

严重性

尽管BDD可能看着很不起眼，但很大一部分患者会要求住院治疗、在家闲居、接受不必要的整容手术甚至试图自杀。

BDD 的病因

虽然早在一个多世纪以前症状就被确定，但是对于BDD的医学研究却十分有限。一般有两种不同的解释：心理学和生理学成因，两者可能都正确。

心理学成因

强调患者可能仅仅通过外表来评价自我，因而把注意力都集中在自身外貌上，导致他们愈加注意外表的轻微瑕疵。最终，由于对自己外表的印象与理想值发生了偏差，他们采取与世隔离或特别的举止来使自己免于感到恐惧，这反过来又加重了他们过度关注自我的倾向。

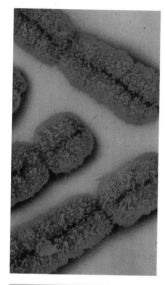

生理学成因

强调了遗传性诱因可能导致个体罹患BDD概率上升。某些压力或生活经历（尤其在青春期发生的事件）可能导致发病。一旦疾病产生，大脑中的血清素或其他化学物质可能处于失衡状态。

◀这是人类染色体的显微照片，在这个上面携带了我们的遗传信息。易患BDD的体质可能是遗传的。

哪些人会发病？

BDD的发病率仍然未知；已完成的实验不是过小就是不可信。最可靠的估算是人口的1%可能会发病。尽管就诊病例中男女数量相等，但社区人群中女性BDD较男性更为常见。

寻求帮助

BDD通常始于青春期——这一时期的人群对于外表最为敏感。但是由于感到害羞和尴尬，很多患者在很多年之后才寻求帮助。当他们求助于心理健康专家时，他们往往还伴有沮丧和社交恐惧症。由于害怕被旁人认为愚蠢，他们不愿披露真实关注的内容。

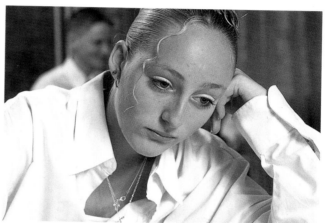

▲在青春期发生的生理性的变化对于很多人来说难于应对。BDD在青春期内发生的几率很高。

行为疗法和药物治疗

虽然BDD难以治疗，但是某些疗法还是有好的疗效。迄今为止，尚无对照试验来比较哪种疗法最有效。但有一些病例报告和小的临床试验表明，认知行为疗法和抗强迫药物治疗是有效的。

认知行为疗法

认知行为疗法（CBT）是一项患者通过学习改变其考虑外表的思维方式的自助课程。

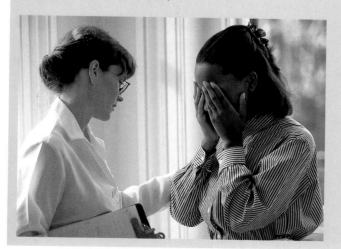

个人对于外表的态度是很重要的。有些有生理缺陷，例如脸上有红酒色斑的人，已经很好地调整了心态。他们相信，他们的外表只是他们的一个特征。

BDD患者必须毫不回避地面对他们的恐惧（这一过程叫做"曝光"），然后停止所有的"保护性行为"，例如过分的伪装。这意味着他们要不断地学习容忍自己的不适感。如此，他们逐渐能轻松地面对恐惧，平息焦虑。患者可以从面对单一的恐惧开始，逐渐应付更多更难的恐惧。

药物治疗

人们认为抗强迫药物，例如氟西汀（百忧解）是有效的治疗BDD的药物。它们又被称为选择性5-羟色胺再摄取抑制剂（SSRIs），可单独使用或者与心理疗法一起使用。

BDD也被与另一症状联系起来——强迫症（OCD）。SSRIs可以有效治疗OCD，减少患者强迫性的想法、相关的情绪困扰以及强制性行为。

虽然有可能产生副作用，但是此类药物却不易成瘾而且没有停药反应。可改善病人的沮丧情绪，对提高患者的能动性可能也有帮助。

◀认知行为疗法目的是改变患者对自身外表的认识。他们被鼓励去面对他们的恐惧来降低焦虑。

神经性贪食

神经性贪食是一种进食障碍，以患者暴食继而又采用各种方法减轻体重为主要特征。

神经性贪食患者短时间内进食大量食物，而后又采用各种代偿行为避免体重增加。

男女均可发病。既可单独发病，也可与神经性厌食等其他进食障碍交替出现。患者体重可能正常甚至肥胖，这一点与神经性厌食有所不同。

认知过程

神经性贪食患者过分担心肥胖，而且这种恐惧心理与日俱增，左右其生活。患者极端地认为体重反映了作为人存在的价值，并最终决定了其对自身的评价。

患者对体重的担心和个人信念使其几乎无法回到正常饮食。患者往往不顾家人、朋友和医务人员的劝解偏执地高估自己的体重。

行为模式

贪食症发作期间，患者感觉自己难以控制进食的欲望并大量进食。然而，一旦贪食症发作结束，摄食的欲望又被摄食后对自己的行为以及吃下食物的后悔所替代。

患者之后会采取一系列的措施来阻止体重增长。他们可能会立刻诱导呕吐，服用泻药或者进行剧烈运动。

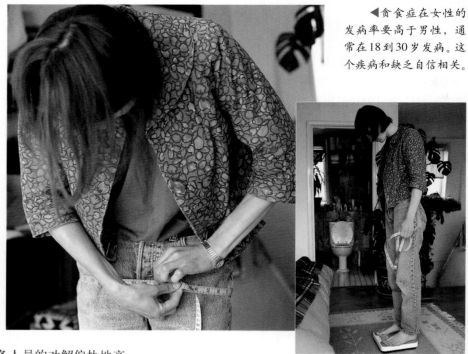

◀贪食症在女性的发病率要高于男性，通常在18到30岁发病。这个疾病和缺乏自信相关。

▲患有贪食症的人对自己的体重十分在意。他们拒绝接受自己体重并未超标的事实。

上述发作性暴食至少每周2次，持续3个月以上通常可诊断为神经性贪食。

疾病流行程度

一些研究显示，1%的女性和0.1%的男性有着严重到明显影响他们日常生活的症状。

生理上的并发症

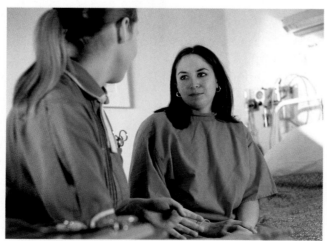

▲贪食症伴随着的是暴食后即刻呕吐。这个会引起生理上的问题，比如脱水，这些是需要解释给患者听的。

多数患有贪食症的患者会规律地自我诱导呕吐，这个可能立即导致一系列后果：例如呕吐引起误吸导致肺损伤；强迫的呕吐能引起胃黏膜撕裂甚至破裂。此外，频繁呕吐使得牙齿暴露于胃酸中还会引起龋齿。

频繁呕吐还将导致体液和钾的丢失，严重的可引起脱水。低钾可诱发心律失常和肾脏损害。

长期影响

神经性贪食患者长期暴食与饥饿交替可引起机体代谢功能异常，并与2型糖尿病和多囊卵巢综合征的发病有关。上述两种疾病均与胰岛素抵抗有关。

神经性贪食患者喜欢大量进食高糖高脂肪食品。长期的进食后血糖的快速升高和胰岛素分泌以及接下来的饥饿将影响患者对碳水化合物的代谢能力。

遗传和人格

神经性贪食的发病是遗传、人格和环境等多种因素综合的结果。

遗传

进食障碍具有家庭易感性。同卵双胎研究表明遗传可能是主要的发病因素之一。不过易感基因可能更多地是与某些人格特质共同作用而非直接导致发病。患者直系亲属中抑郁症和药物滥用的发病率较高。

人格

神经性贪食患者多具有一些典型的人格特质，如完美主义、强迫症、易冲动、缺乏自信、情绪不稳定、焦虑等。有些患者表现出边缘性人格障碍。

患者往往曾在青春期、父母关系、婚姻和性生活中遭受过挫折，缺乏社会合作性。这些人格特质通常又是处在一个较差的家庭环境。家庭对患者的要求较高、目标明确，家庭成员关系紧张。

器质性病因

神经性贪食的器质性病因研究较少。部分人群5-羟色胺介导的饱腹感信号途径功能异常，使得患者无法控制进食。正电子发射断层扫描(PET)表明患者下丘脑存在异常，但这种异常将在患者恢复正常进食后随之消失。

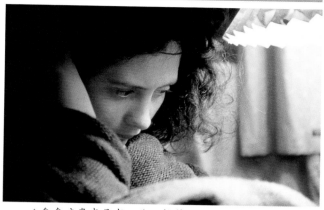

▲贪食症患者具有一些人格特质，如强迫症、自我评价低、焦虑等。

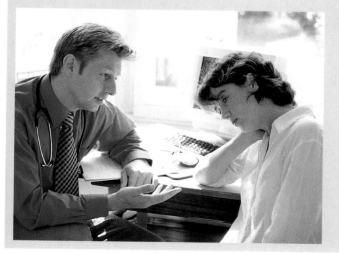

◀在双胞胎的研究中显示，遗传因素可能对进食障碍的发生发展有很大的影响。

环境因素

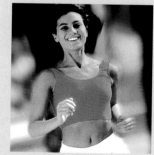

有不少人指责对苗条的模特和电影明星的宣传推广助长了进食障碍的发生。但目前还缺少证据说明媒体影响了严重进食障碍患者的行为，但是同龄人的评价则可能与此相关。

进食障碍好发于舞蹈演员和运动员中，提示个人为了保持苗条身材的需求可能是病因之一。

▲模特苗条身材的图片被指责增加了进食障碍的发病率。然而，不良个人经历的影响更大。

治疗和预后

神经性贪食缺乏针对性的治疗方法。抗抑郁药物对并发的抑郁症治疗有效。反复腹泻需补充钾盐。一些患者服用高剂量氟西汀(百忧解)可减少暴食以及后续减肥行为的频率。

认知行为治疗

认知行为治疗(CBT)有助于解决患者低自我评价以及对体形、体重和食物的偏见，帮助改进饮食习惯，规律运动。患者被要求监测自身的情绪和行为。CBT认知方法改变患者僵硬的思维模式。采用一些技术手段提高患者的自我评价，认识并适度表达自己的情绪。

联合CBT和药物治疗是神经性贪食目前最有效的治疗方法。

预后

遗憾的是目前尚无治愈神经性贪食的方法。有研究发现40%的患者18个月后仍存在贪食行为。另有研究则报道50%的患者5年后仍存在进食障碍。

神经性贪食有可能成为一种终身性的疾病，只不过病情有所波动。尽管发生猝死的风险较低，但是对身体和心理的创伤将长期存在。

◀贪食症患者可到进食障碍专科门诊就医。治疗的目标是建立规律的进食习惯。

抑郁症

抑郁是一种以情绪低落为特征的心境障碍。抑郁症患者可同时存在生理和心理症状，临床表现可轻可重。

抑郁可单独或者反复（发作间期心境正常）发作。因为只有一个方向的心境改变，这两种情况均可称为单相抑郁。

部分患者的抑郁是在躁狂抑郁病的基础上发展而来，称为双相情感障碍，表现为躁狂和抑郁交替发作。

尽管绝大多数双相障碍的抑郁与单相抑郁特征一致，但两者还是有细微的差别。

抑郁症的分类

精神病学专家根据抑郁的严重程度、发作频率以及有无精神病症状分为单相和双相障碍。

只有极少数抑郁症患者会严重到失去与现实世界的接触，表现出精神病症状（出现妄想和幻觉）。

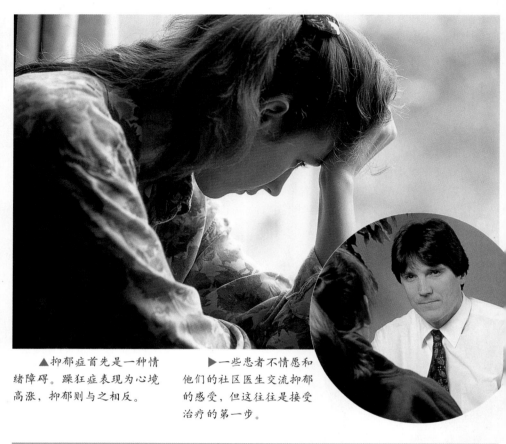

▲抑郁症首先是一种情绪障碍。躁狂症表现为心境高涨，抑郁则与之相反。

▶一些患者不情愿和他们的社区医生交流抑郁的感受，但这往往是接受治疗的第一步。

受影响人群

在美国，中度抑郁症发病率为10%～15%，重度抑郁为2%～3%。

每年约有10%的人群罹患抑郁症，然而未被诊断的抑郁症患者则更多。抑郁症好发于25～30岁人群，女性的发病率是男性的2倍。目前已知市内住房、社会阶层低、失业、教育程度低、单身等均与抑郁的发病有关。

产后也是抑郁的危险因素。产后6周内有10%～15%的产妇发生抑郁并需要相关帮助。

导致抑郁的原因

人们一直试图从诸如创伤性事件等诱因明确的

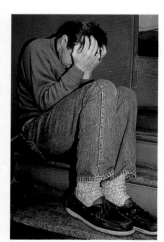

▲在众多因素中，缺乏社会帮助支持，难以与他人形成亲密的人际关系都会导致抑郁发作。

抑郁（反应性或神经性抑郁）和与自身因素有关的自发性抑郁（内源性抑郁症）中来区分抑郁发作。在此基础上对抑郁进一步分类也正在尝试中，然而研究发现，反应性抑郁程度较轻、相对独立，并不一定会进展为抑郁症。每次抑郁的发作一定是同时综合了自身和外部因素。

遗传因素（尤其是双相抑郁）、内分泌如皮质醇水平和甲状腺激素异常等也是重要的发病因素。

不利事件，特别是诸如丧亲、疾病等事件，都会诱发抑郁发作。患者如存在幼年时受虐待或父母离婚、失业、社会地位低和自我评价差等弱点时，抑郁发作的可能性更大。

大脑的变化

目前已知抑郁发作期间存在一些神经递质及其受体功能的变化。目前研究主要集中于5-羟色胺和去甲肾上腺素，认为抑郁的发生与上述两种化学物质的活性下降有关。现在看来，这个假说过于简单，涉及的神经递质可能远不止上述两种。

抑郁症的症状

抑郁症的典型特征是持久性的情绪低落，无愉悦感，凡事缺乏兴趣和动力。同时，患者的机体生物功能、思维和行为均存在重要改变。

躯体症状

以下表现最常见于重度抑郁患者：睡眠障碍（典型症状为早醒），食欲减退，体重下降，性欲下降，疲乏，疼痛，精神活动障碍——动作、思维和语速缓慢，少数患者还表现为焦虑不安。

抑郁心境具有晨重夜轻节律的特点。病情严重的患者还可能绝食，导致生命危险。

精神症状

精神表现为极度消极，患者存在负罪感、自卑感和无希望感。患者无法憧憬未来，往往还存在自伤和自杀的念头。注意力和记忆力明显下降。上述变化如发生在老年人中，则较难与老年性痴呆鉴别。

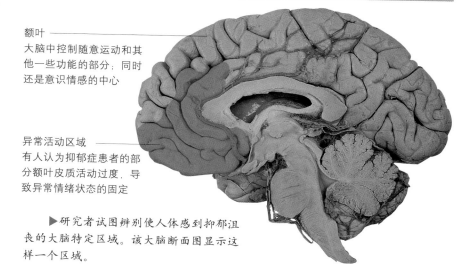

额叶
大脑中控制随意运动和其他一些功能的部分；同时还是意识情感的中心

异常活动区域
有人认为抑郁症患者的部分额叶皮质活动过度，导致异常情绪状态的固定

▶研究者试图辨别使人体感到抑郁沮丧的大脑特定区域。该大脑断面图显示这样一个区域。

此外，部分患者还可伴有焦虑、恐惧、强迫、易怒、焦虑、坐立不安等表现。

行为症状

在日常生活中，患者的社交能力和工作能力在一定程度上有所下降。患者不愿外出、自我隔离、疏远他人。重度抑郁患者的面部表情和肢体语言可能明显减少。

轻度抑郁

焦虑和强迫症状较为常见。事实上轻度抑郁可能是一种单独的综合征，而不是代表严重程度。此外，还存在失眠（表现为入睡困难，早晨睡过头）、食欲增加等表现，躯体症状少。上述症状在一天中可有变化波动，夜间心境恶化。

精神性抑郁

鉴别精神症状很重要，因为精神症状表明病情较重，患者开始逐渐脱离现实社会。精神症状与患者心境一致：妄想多与疾病、死亡、惩罚、负罪或者迫害有关。幻觉（不常发生，多为幻听），通常是不愉快和痛苦的，如指责、怂恿自杀或肯定患者的低自我评价。

▼轻度和重度抑郁的共同特征是失眠。慢性失眠会加重疲乏感。

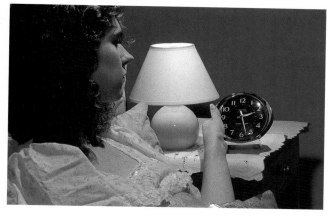

老年人抑郁症

尽管老年和中年人群抑郁的发病率几乎一致，但老年人的抑郁易被忽视。这主要是因为老年患者情绪低落不明显，他们也不常向他人倾诉沮丧的感觉或者自杀的想法。多以身体不适或者睡眠障碍等老年人常见的症状就诊。

老年抑郁症患者预后相对较差，因此医务人员的重视尤为重要。老年抑郁症患者（特别是男性）自杀的风险高，仅凭此点，早期诊断和治疗显得尤为重要。另外，老年患者更容易复发，病程更长。因此，相对于年轻人群来说，对这一年龄段的人群更要特别预防。

▶老年抑郁症极易被忽视，但该问题意义深远。由于较难与老年性痴呆相鉴别，老年抑郁症很难诊断。

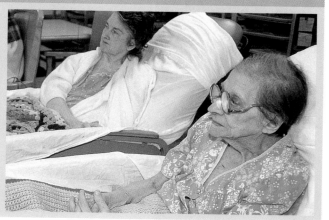

抑郁症的处理

在治疗之前,最重要的是需识别患者的抑郁症类型，然后再采取最合适的治疗方式。

抑郁症的诊断表面上看似乎相对简单，实则不易。

抑郁的识别

抑郁需和以下情况引起的正常的悲伤相区别:听闻噩耗;重大事件如失去亲人或者罹患重大疾病。为了明确诊断，除了情绪低落,尚需其他特征性的症状来诊断。此外,患者情绪变化的严重程度以及持续时间对诊断也很重要。

抑郁还需与适应性的反应（例如对裁员、离婚、搬家等生活变故的异常心理反应）相鉴别。后者往往也伴随一定的焦虑和抑郁,但都尚未严重到可以明确诊断为焦虑或者抑郁,而且躯体症状也会逐渐消失。

人格障碍

边缘性人格障碍（人格障碍的一种，行为、态度偏离正常,给个人带来痛苦,给社会造成不良影响）的显著特点之一是情绪不稳定。边缘性人格障碍患者通常会长期抱怨缺乏乐趣,而且经常情绪低落,有自杀的想法。

因此,对于存在情绪低落的孤立性人格异常和具有抑郁倾向的边缘性人格障碍的鉴别也相当困难。

事实上,上述鉴别也只是帮助简单化一些复杂的情况。对于那些有明显抑郁表现的边缘性人格障碍患者,通常也会使用抗抑郁药物治疗。

其他鉴别诊断

临床上其他一些需要与抑郁鉴别的疾病还有: 广泛性焦虑,强迫症,慢性精神分裂症（典型表现为情感迟钝和淡漠）,内分泌疾病（如库欣综合征、甲状腺功能减退）,癌症，营养不良，病毒感染后的慢性疲劳综合征。

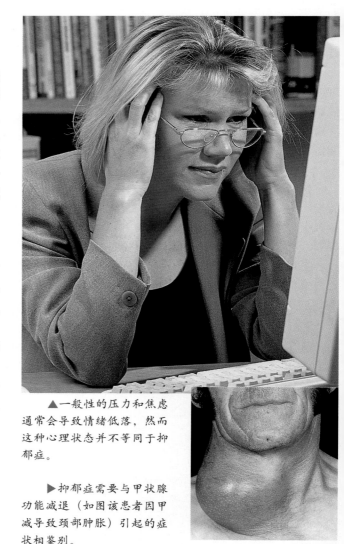

▲一般性的压力和焦虑通常会导致情绪低落,然而这种心理状态并不等同于抑郁症。

▶抑郁症需要与甲状腺功能减退（如图该患者因甲减导致颈部肿胀）引起的症状相鉴别。

病情评估

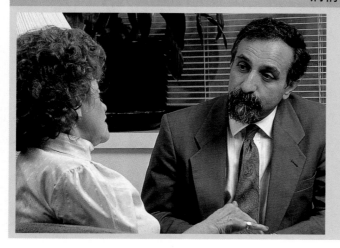

在抑郁症治疗初始阶段，最重要的是评估病情的严重程度以及患者自我忽视和自杀的风险。

所有具有自杀倾向的患者以及精神病患者均应收入精神病医院住院治疗。多数患者可由全科医师处理。当患者病情加重，或者对一般治疗无效以及复发的抑郁症患者需转由精神病专科医师处理。

除了收集抑郁发作的病史，还应注意有无情绪高涨等异常情况。同时还应注意有无诱发抑郁发病的危险因素。这些都有助于制订相应的治疗目标，防止抑郁病情的恶化和复发。

◀大多数抑郁症患者可由全科医师治疗。但当病情加重时，需要由精神科专家介入治疗。

抑郁症的治疗

大多数饱受抑郁症困扰的患者可由全科医师使用抗抑郁药物治疗。部分患者需由精神病专科医师采用心理或行为疗法治疗。

药物治疗

抗抑郁药物可用于各种严重程度的抑郁障碍。总体而言，治疗效果较好（有效率60%～70%）。首次发作持续用药6个月可明显降低复发风险。

最常用的药物包括三环类（TCA）、选择性5-羟色胺再摄取抑制剂（SSRI，如百忧解）。这些药物主要通过影响有关神经传递素及其受体发挥治疗作用，具体机制尚不清楚。

TCA和SSRI有不同的不良反应，但均可引起患者不适甚至难以耐受的症状。由于抗抑郁药物的不良反应出现相对较早，而其抗抑郁的治疗效果需服用2～6周后方能显现，因此需要提醒患者坚持服药。

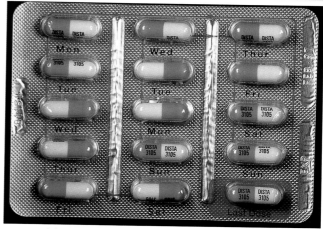

▲选择性5-羟色胺再摄取抑制剂广泛用于抑郁症的治疗。其中耳熟能详是氟西汀（百忧解）。

联合用药

抗抑郁药物可单药使用，也可与其他抗抑郁药或其他类型的药物合用。例如合用锂剂提高抗抑郁治疗效果。这种方法也可用于对单用抗抑郁药物无效的抑郁症治疗。

复发的抑郁症患者(多数具有家族史或者发病年龄较

早）长期持续用药有助于降低复发风险。

锂剂可长期使用于防治单相抑郁和双相障碍的复发。

其他治疗

心理治疗价值较大。研究较为广泛的有认知行为疗法（CBT，源于抑郁症治疗，后衍生出其他适应证）。其治疗抑郁发作的短期效果与药物相当，在防治远期复发方面甚至还优于药物治疗。临床上两者经常联合应用。

某些轻度抑郁症患者仅需心理咨询即能有效治疗而无需药物或者心理治疗。

▼重度抑郁症患者的药物治疗效果不好或者疾病危及生命时，须使用电抽搐疗法。该疗法是指对大脑实施轻度的电击。

重度抑郁症的治疗

电抽搐疗法（ECT）可用于治疗重度抑郁症，尤其是需要快速见效（例如患者绝食）或者药物治疗无效或者不能耐受的患者。精神病性抑郁需加用抗精神病药物，剂量可参照精神分裂症等其他精神病的治疗。

预 后

一次抑郁发作通常持续3～8个月，约有20%的患者可持续2年以上。首次发作的严重程度与疾病进展相关——50%的中度抑郁患者病情将进一步恶化，而重度患者这一比例上升到80%。

总体上精神性疾病（尤其是抑郁）与自杀行为密切相关。重度抑郁患者中有自杀倾向的比例高达15%。

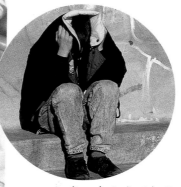

▲当一个人感到抑郁时，最常见的感觉是孤独、绝望、孤立，心理咨询可以帮助患者摆脱上述症状。

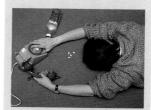

▲自杀倾向和抑郁的严重程度并不完全相关。所有抑郁症患者都应受到足够的重视。

孟希豪生综合征

孟希豪生综合征是一种心理疾病，患者为了不存在的疾病寻求治疗。这种疾病的诊断和治疗通常比较困难。

孟希豪生综合征是一种心理疾病，患者为了不存在的疾病竭力寻求治疗。该疾病以小说人物巴伦·玛·孟希豪生）（Baron Von Munchausen）命名，以会说离奇的故事而著名。

住院

如果医务人员不熟悉孟希豪生综合征，以往没有遇见过这种情况，他们可能被极有说服力的病史和症状误导。患孟希豪生的患者通常经历过许多调查和手续。有许多患者拥有超过200张的入院证明书。

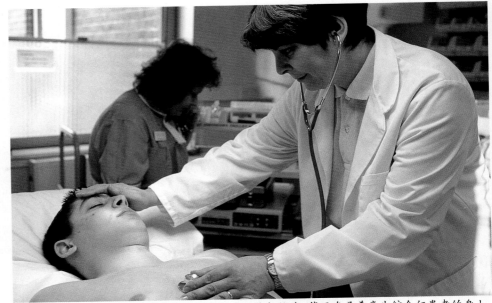

▲所有有持续症状的患者都会经历彻底地体格检查。然而在孟希豪生综合征患者的身上，测试的结果通常为阴性。

诊 断

孟希豪生综合征的定义为故意表现症状或者疾病，以进入患者的角色。孟希豪生综合征的患者不同于那些以虚构症状谋取经济利益比如要求病假工资的人。此外，尽管患者接受药物治疗，但是并没有对该药物上瘾，服药的过程也没有进一步激励他们。

鉴别诊断

医生可能怀疑一个有不寻常或者持续症状的疑难患者患有孟希豪生综合征，尤其当某一症状与疾病有典型的关系时。然而，医生也需要考虑到真实和罕见疾病。孟希豪生综合征可以从真实疾病中发展而来。比如患有糖尿病的孟希豪生综合征的患者，可能通过注射过量的胰岛素诱发低血糖来取得人们的注意。这样的行为使糖尿病非常难治。

精神疾病

需要将孟希豪生综合征与其他精神疾病相区分，比如躯体化。和患有孟希豪生综合征患者相似，躯体化的患者没有身体疾病，不同的是他们始终相信他们的症状是真实的。

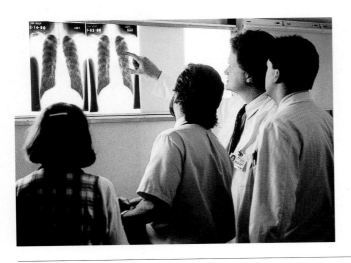

◀能检查出某些特定的症状，比如呼吸困难。在做出这一诊断前，必须排除真实的疾病。

调 查

通常需要通过正常的测试去调查患者表现出的症状。如果没有任何阳性的结果，那么需要对此提出怀疑。

在这些案例中，如果医务人员认为合适，可以让患者接受精神评估。精神病医生可以在面谈中提取足够的信息来做出诊断。

▼一些受影响的患者自己注射肾上腺素以升高血压。他们通过这种方法来获得注意和治疗。

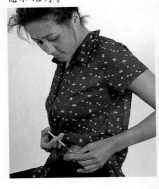

行为表现

几乎所有的内科都能遇到患有孟希豪生综合征的患者。

症状

孟希豪生综合征的患者通常主诉腹部、神经和精神方面的症状。他们倾向于表现出以下典型的行为模式：

◆ 自己入住医院的事故科和急诊科，陈述具有戏剧化的事件或者严重的、致命的事故

◆ 具有高水平的医学知识

◆ 以好斗的态度对待医务人员，尤其当受到质疑

◆ 自愿接受众多调查或者手术。比如患者宁愿接受截肢，也不愿治愈自残的伤害使下肢得以保留。

质疑

尽管孟希豪生综合征的患者熟悉他们模仿的医学情况，通常有以下几点证据可以提醒医务人员。

比如，一些患者有众多瘢痕作为上次住院的证据。一些患者主诉腿部无力，但是当医生检查"健康"的那条大腿时，另一条大腿会不自觉地移动。

一些患者模仿失去意识，在疼痛的刺激下，不做出动作或主诉。然而，将他们的手部高举过头，并使之落下时，

处 理

孟希豪生综合征患者不能控制自己的行为，并且没有意识到自己的动机。

对质

治疗这种疾病的方法包括就患者的状态与其进行对质。这种情况下，很多患者自动出院。极少患者会接受精神科的转诊，如果问及他们的疾病，他们通常无明确表示或者不清楚。他们通常因为相似的疾病辗转于多家医院。

极少的情况下，可能会与患者建立一种积极的关系，可以与其讨论病症和对疾病潜在的恐惧。然而，孟希豪生综合征的患者通常非常焦虑和自控，他们取得的进展非常微弱。

尽管医院频繁地交换患者寻找药物的讯息，包括这些假装有病的患者。医院仍然需要考虑到对这些患者的情况采取保密的问题。

▼把患者转诊到精神病学家通常有益于孟希豪生综合征患者。然而，很多患者拒绝会见医生。

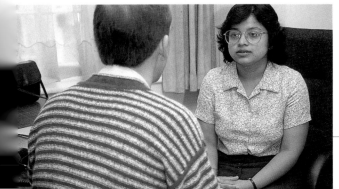

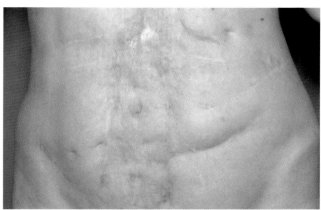

▲众多的瘢痕提示经历过许多手术。这些体格证据可能使医生怀疑孟希豪生综合征。

手部很少会打落在他们脸部。还有一部分患者会表现出癫痫，但他们从来不会咬到舌头，而且对于癫痫有自制能力。

精神病学的

孟希豪生综合征的患者通常会模仿精神病的症状。比如，他们自称有幻想和错觉。结果，医务人员可能错误地开出治疗精神病药物的处方。

替代孟希豪生综合征

替代孟希豪生综合征是一种疾病，患者故意伤害他人（多数为儿童）以引起医学上的注意。最常见的情况是母亲故意伤害她的孩子。

这种疾病本质上很奇特，医疗保健人员从没有直接目击。在孩子住院接受治疗后，症状通常会消失。

儿童安全

因为儿童的安全非常重要，所以需要小心处理这样的病例。让患者接受理解他们的行为通常是非常困难的。

在极端的病例中，尤其当儿童住院后疾病没有消失的情况下，可以利用隐秘的监督来监护儿童。最后这是唯一能够对这种虐待提供明确证据的方法。没有证据的控告会为涉事人员带来极端的伤害和不可估计的悲痛。

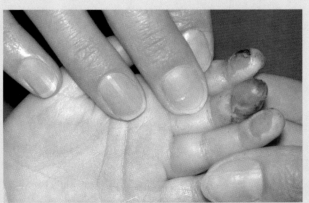

▲替代孟希豪生综合征可能表现出母亲故意伤害孩子。在这些病例中，儿童需要获得监管。

强迫性精神障碍

强迫性精神障碍（OCD）是一种罕见的疾病，包括强迫性的想法、主意和行动。患者可以通过心理疗法和药物治疗相结合的方式治疗。

强迫性精神障碍的特征包括一种主观的强迫性压倒内心阻力的感觉；换句话说，患者感觉势不可挡地被强迫执行某一特定的行动或一系列行动，尽管内心为此斗争并且知道这一系列行动不合理。

多数患者既有强迫观念又有强迫力。强迫观念的特点是侵入性的，令人烦恼的挥之不去的主意或想法，比如相信前门没有关闭的想法。强迫力是强迫想法导致的行动，比如重复检查前门是否关闭。疾病在19世纪初首次被描述，最初被叫做偏执狂，意味着一旦患者在脑海里有混乱的想法，他就无法摆脱这种想法。

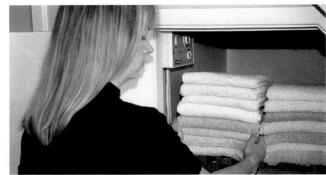

▲患有强迫性精神障碍的患者表现出一系列的症状。强迫性的排列和重排家具的想法比较常见。

什么引起了强迫性精神障碍？

关于强迫性精神障碍的病因有许多理论，但是没有一种可以为此种疾病提供全面、令人满意的解释。现行的理论包括：

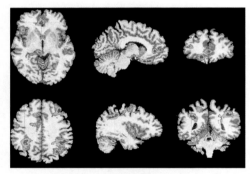

◀影像技术，例如正电子发射断层扫描（左图），可以显示在强迫性精神障碍的行为时大脑的活跃的区域。

◆ 基因

5%~7%的患者的家人有这种疾病，提示该疾病的遗传趋势。教育抚养的相关性不大。

◆ 大脑疾病

显示大脑的先进的影像技术，比如正电子发射断层显像（PET），提示大脑结构的紊乱。同时，5-羟色胺的异常代谢显示了明确的大脑的疾病。

◆ 精神分析

尝试将强迫性精神障碍描述为由潜意识里激进性或者性冲动触发的内部冲突。

◆ 学习理论

理论提出强迫症状的出现是为了减少焦虑。

强迫的症状

强迫观念

强迫观念是精神的固定，患者无法"关闭"。

◆ 患者认识到强迫的想法是不合理的。它们可以是性的、淫秽的、渎神的、恐惧或者荒谬的

◆ 强迫的恐惧（也称为恐怖症）包括做一些伤害自己或别人的事。通常的恐惧主要是对于污染或者不具体的灾难：这些可以导致强迫性的行为

◆ 沉思，包括对简单行为的无止境地回顾或者对抽象的物体的思考

◆ 强迫性的怀疑可能忽略的任务，比如关闭炉子。或者怀疑行动可能伤害他人，比如过快地开车超过一个骑自行车的人。

强迫力

强迫力包括重复的行动、固定的惯例和无法摆脱的迟缓：

◆ 强迫的行动是指那些发展成为惯例的行为，比如重复检查前门是否上锁

◆ 害怕受到污染而清洁自身或者其他物品，或者竭尽全力地避免某一地方可能受到污染

◆ 害怕厄运而使用具有魔力的数字以避免灾难：某事要做固定的次数，或者以严格的不可改变的次序进行日常行动，如穿衣。

其他症状的不同取决于患者，但包括：

◆ 人格解体，一种奇怪的不真实的感觉或者感觉外部的世界不真实

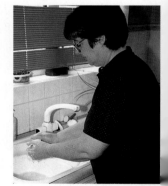

▲强迫性的清洁是强迫性精神障碍的典型特点。一些患者一天内强迫性地洗手达数百次。

◆ 焦虑，通常导致强迫的行动。患者以为这些行动可以降低焦虑，但是有时会使焦虑更严重。一个正在执行惯例的患者会感觉焦虑的增加直到完成这项惯例

◆ 抑郁，常见于强迫性精神障碍，有时是疾病的初期表现。

强迫性精神障碍的治疗

每100个人中就有1个人患有强迫性精神障碍，运用数种方法可以成功治疗患者。在药物治疗中，运用抗抑郁药物非常有用，心理治疗和认知行为治疗也非常有效。

心理疗法

心理疗法广泛用于治疗强迫性精神障碍。在严重病例中，也可以运用药物。

患者可能发现在最初和治疗师的评估中，包括吐露痛苦症状本身就是一种安慰。治疗师应该解释这些症状可能有时候是任何人都会产生的夸张的想法和冲动，并不是一开始就意味着疯狂。

自我帮助的过程中，需要鼓励，如果可能，来自朋友、同事或者团队的鼓励也有帮助。分散注意力和体育运动也可能有用。认知行为的治疗是最有效的心理治疗，可以说服患者摆脱错误的反应。其他的技术包括：

◆ 系统脱敏：一种循序渐进的方法。例如，每天用1小时暴露在可能引起症状的环境中，如做家务，但是不进入平时的惯例中

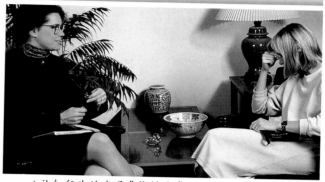

▲认知行为治疗通常能够非常成功地帮助OCD的患者。治疗师要求具有较好的技巧和丰富的经验。

◆ 避免反应：治疗师说"不要"通常会起效
◆ 模仿：为患者提供榜样去模仿。

药物治疗

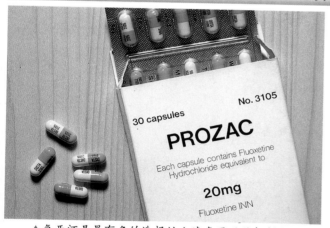

▲氟西汀是最有名的选择性血清素再吸收抑制剂之一，该药用于强迫性精神障碍的治疗。氟西汀以商品名百忧解为人们熟知。

最近的经历显示选择性血清素再吸收抑制剂（SSRIs），例如舍曲林、西塔罗帕和帕罗西汀和三环类抗抑郁药氯丙咪嗪可以帮助改善强迫性精神障碍的症状。

米氯平，用于抑郁疾病治疗的一种血清素增强剂，也可能作为该病的处方。

所有这些药物都可能存在不良反应，尽管较现代的SSRIs相对更安全。由于存在患者依赖的风险，禁用酒精和苯二氮。

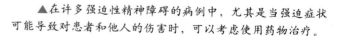

▲在许多强迫性精神障碍的病例中，尤其是当强迫症状可能导致对患者和他人的伤害时，可以考虑使用药物治疗。

谁受到影响？

每100个人中，略超过1个人患有强迫性精神障碍。3%的人群在6到70岁的过程中存在发展为该病的风险。男女患病的几率大致相同。

该疾病通常起病于青春期或者成年早期，发病高峰在20岁左右。只有15%的患者在35岁以后发病。然而，有很多患者直到中年才开始寻求治疗。

疾病的发生通常比较平缓，尽管在某些病例中，起病非常急。疾病经历慢性的过程，并且随着时间的推移，出现严重的症状。经历症状波动的过程后60%~80%的患者可能在一年内治愈。

病例学习

J女士总是在自己的外表上一丝不苟，这已经发展成为她消除污染的惯例：每次，她进入房屋，她感觉强迫性地想移开所有玄关上的衣服，洗澡并穿上干净的衣服。除了她丈夫，她能在任何人面前隐瞒这种强迫行为。除非丈夫换上干净衣服，她不允许丈夫进门。她的感觉非常强烈以至于无法抵抗。

她的医生认为她有精神疾病，给她开了些氨磺必利。但是她变得抑郁，而强迫症状并没有减弱。医生重新作出诊断并开了SSRI抗抑郁。

4个月后，J女士的症状明显改善，但是她的丈夫离开了她。

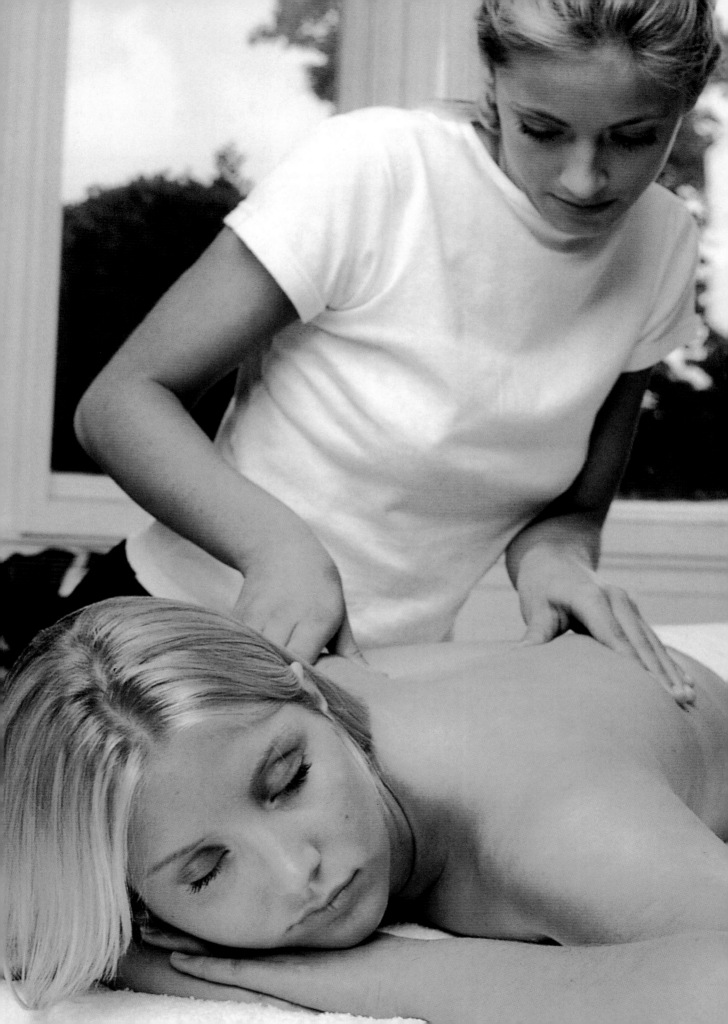

辅 助 疗 法

针 灸

针灸作为中医学的一种治疗方式，正越来越多地为传统医生所使用。这种辅助的疗法是采用针具刺入身体来治疗各类疾病。

针灸是指用细针刺入皮下来治疗疾病，是一项系统性的医学。

针灸是如何起作用的？

在传统中医学里，针灸是通过体内不可见的通道（即经络），来调整能量（气）的运行。

而现代科学则认为针灸刺激了体内各类化合物（神经递质）的释放，包括内啡肽（体内天然镇痛物质）、5-羟色胺、去甲肾上腺素等；此外，也刺激特定激素的释放。而神经系统的调控则是针灸疗法起效的关键。

▶"针灸"的字面意义即将针刺入体内；该疗法需要将针刺入体内特定部位来缓解症状。

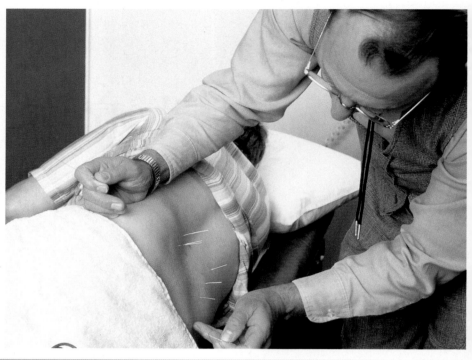

针灸的益处

目前有充足科学依据证明针灸对治疗以下疾病有效：

◆ 肌肉骨骼疾患——如骨关节炎、诸如网球肘等运动损伤

◆ 疼痛——腰背痛、偏头痛、痛经、心绞痛和三叉神经痛（一种面部感觉神经障碍，在面颊、嘴唇、牙龈、下巴和舌头突发刺痛）

▼针具用于刺激特定的部位。例如，将针刺入脸部认为会对身体的其他部位有益。

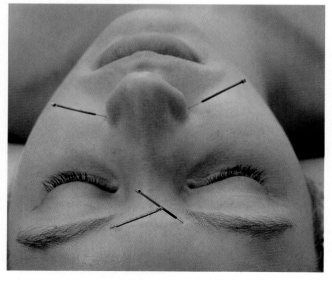

◆ 恶心呕吐——对于手术后、妊娠和化疗后伴发的恶心有缓解作用

◆ 肠道疾病——诸如肠易激综合征和结肠炎

◆ 泌尿道疾患——研究显示针灸可以改善遗尿

◆ 过敏性疾患：包括哮喘、花粉症、荨麻疹（一种皮肤过敏疾病，表现为瘙痒的粉红色肿块）

◆ 压力和成瘾——针灸有助于戒烟，治疗饮食失调和药物成瘾；同时可以缓解由于工作和个人问题引发的压力

◆ 卒中——针灸疗法有助于卒中后的康复治疗。目前一项大型对照试验正在英国进行

◆ 臀位（婴儿体位不正，不适宜分娩）——需要在子宫内调整胎儿位置。在此采用灸法（在皮肤近处熏燃艾草植物）

◆ 不孕不育——许多医生声称，采用针灸疗法已成功治愈有生育问题的夫妇。

▼针灸亦可用于治疗成瘾性，比如戒除烟瘾，可以帮助吸烟者永久摆脱抽烟的习惯。

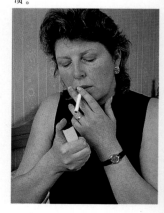

针灸的历史

针灸被认为是源自中国的一种古老的系统性医学。最初明确记载针灸的是《黄帝内经》，大概在公元前500年到300年成书。大约在17世纪，针灸疗法由荷兰商人传播到了欧洲。而西方社会真正对针灸疗法的热衷兴起于19世纪60年代。

传统的中医针灸

大多数的针灸疗法在西方传播之初是基于中医学理论的，依赖古代阴阳、气血、五行（木火土金水）学说，还有关于体内主要脏器及其功能的脏腑理论。

每一个主要脏器都有一条相应经络与之相连，或者说是一条通道。能量，或气，则被认为在其中运行，遍及全身。依据中医学的观点，当气血运行失调，则会发生疾病。

针具沿着经络循行刺入体内，所到之处清除阻滞气血运行的障碍，同时恢复体内自然平衡。虽然鲜有科学证据支持中医学的这个观点，但这确是基于多年临床实践中总结出来的经验。

西方科学的针灸疗法

西方一些医生已经根据对于神经系统的科学认识，对针灸疗法进行了改进发展。西方科学的针灸疗法分类包括：

◆ 压痛点(阿是穴)针刺——在身体疼痛之处实施针刺

◆ 骨膜针刺——针刺骨表面

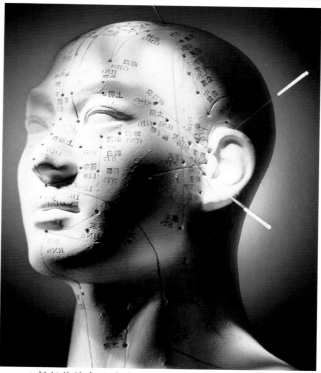

▲根据传统中医学的说法，疾病的发生是由于气血不调；而针刺入皮肤内可以调整这种不平衡。

◆ 单穴针刺疗法——例如仅用前臂的特定穴来治疗呕恶

◆ 神经节段针刺——依照内脏、肌肉、皮肤相应的神经节段来实施针刺。

◀西方科学的针灸疗法已适应了西方的一些传统习俗。目前已有科学依据能够证明针灸可缓解疼痛。

中西结合

并不是所有的西方科学的针灸疗法都和传统的中医学完全不同。举例来说，中国针灸医师也常常使用压痛点(阿是穴)针刺。很多中医师也认同单穴疗法的功效。所以没有理由认为这两者不能在一个体系内共存。

针灸与妊娠

一些助产士发现针灸疗法对妊娠和分娩具有特殊的作用。目前英国有三家国民保健服务署产科提供针灸疗法，主要运用于如下和妊娠相关的情况：

◆ 呕恶
◆ 背痛
◆ 坐骨神经痛
◆ 腕管综合征
◆ 头痛

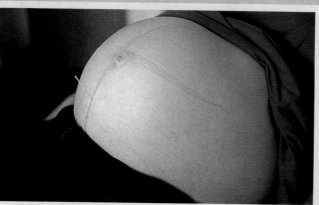

◆ 便秘
◆ 痔疮。

有时，针灸疗法可以用于引产，或用于减轻顺产或剖腹产产程中的疼痛。

◀在部分病例中，针灸疗法减少了妊娠和生育期间的用药。这些药物可能通过胎盘而影响胎儿。

针灸治疗

针灸师同其他采用综合疗法的治疗师一样，将患者作为一个整体来评估而不是仅仅针对具体的疾病。这反映在治疗过程中运用各种不同的治疗方法。

第一次就诊花费的时间可能要比之后就诊的时间要长，而且就诊的具体内容根据医疗条件来决定。所有病患都将被问及一些特定的问题。针灸医师将了解患者是否目前服药，尤其是那些会影响针灸疗效的药物，同时针灸医师还需确定患者是否一并患有其他疾病。

体检

患者将会接受体格检查，但是传统的针灸医师更加注重舌的情况和腕部脉象，因为经验丰富的中医认为，据此他们可以整体评估患者的十二经络和相应的脏腑。

施针

针的数量通常为4～10根，也许只有一根插刺入皮肤，深度从5毫米到数厘米不等。传统上将留针10～30分钟，但也有一些针灸师仅留针数秒。

针刺的部位通常就在患处或者附近，但也经常在远离部位的穴位比如手、足或耳部。

行针

针灸针非常纤细，同样刺入体内却不会像注射针头一样造成损伤。行针可以运用提插捻转和电针刺激。

虽然针刺可以做到几乎无痛，但是一些针灸师试图要产生一种称为"得气"的感觉。这种针身周围酸重温热的感觉是正确取穴和针刺的指征。

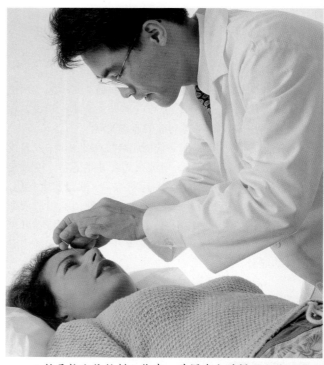

▲针具按穴位针刺入体内，其深度和时间因穴位不同而存在差异。

在治疗期间以及治疗后的一段时间内，患者经常会体验到肢体沉重或令人愉悦的放松感。因此，建议患者不要在治疗之后立即驾驶车辆。

针灸疗法的益处

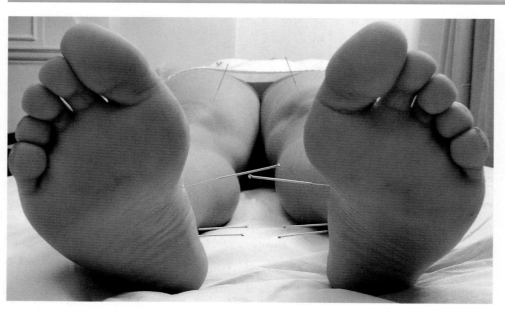

诸如肌肉拉伤等新发疾病，患者可能仅仅只需一次治疗。而更为常见的是需要一个疗程的系统治疗，通常以周为单位约4～6周。如果是长期存在，甚至持续数年的旧疾，患者则有可能需要接受更多的治疗。

然而，如果治疗6周后仍无起色，针刺疗法的裨益就可能不大。

◀疗程的长短因人、因疾病类型而异，通常情况下治疗6周之后能有所改善。

其他形式的针灸疗法

针灸师可能采取一系列不同的治疗技术，包括：

◆ 耳针——用微小的针具针刺耳体，常配以电刺激。耳被认为是人整个身体的代表，头的位置在耳垂的底部而足的位置则位于顶部。

◆ 电针——将电极连于针具来进行电刺激，感觉如发麻和抽搐，但通常不会引起不适感。

◆ 指压疗法——指采用指压穴位的方法。虽然疗效并不如直接针刺来得明显，但这确实是一种有效的自我疗法。

◆ 灸法——一些传统的针灸医师使用该方法。将艾绒做成雪茄形条状在穴位处熏燃或者包裹于针柄上点燃。

◆ 激光针灸——这是一项仅有少部分医师进行的试验性疗法。运用激光束来刺激穴位而不是刺穿皮肤。目前对于该项针灸疗法的疗效尚无定论。

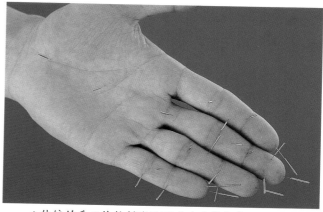
▲传统的手工捻转刺激法可以在身体各部实施，针具刺入体内可以刺激能量流动。

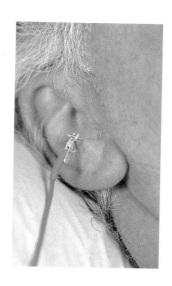

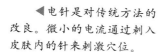
◀电针是对传统方法的改良。微小的电流通过刺入皮肤内的针来刺激穴位。

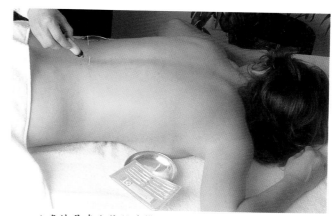
▲灸法是在穴位处熏燃一种干燥的草药（艾绒），使用温热针具刺入皮肤，刺激穴位。

针灸有风险吗？

在接受针灸治疗前，有必要让医生诊断确定，针对患者的疾病，针灸治疗是最为妥当的治疗方法。

并非所有情况都适合针灸治疗。例如没有依据表明针灸可以治疗癌症，虽然针灸可以有效缓解疼痛。

▼针灸医师必须使用一次性无菌针灸针，这样可以将感染的机会降至最低。

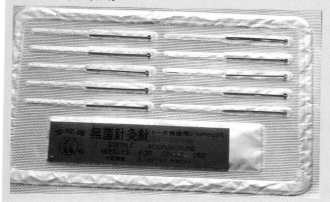

合格的针灸师实施针灸是安全的。然而偶尔也会有副反应，如疼痛加重（通常只是暂时性的）、淤青、眩晕和鲜有发生的皮肤感染，甚至是更为少见的刺中肺等（尽管这在接受过正规训练的针灸师中不应发生）。

为将感染的风险降至最小，应当使用一次性无菌针灸针。对于孕妇尤其应做好特别的预防措施。

针灸医师需要具备怎样的资质？

希望接受针灸治疗的患者应该寻找执业医生和具备资质的针灸师。所有英国医疗针灸学会的成员都是能实施安全的针灸治疗的医师。

何处能找到更多针灸师

创立于1980年的英国医疗针灸学会（BMAS）是一家致力于针灸的医生组织。目前该学会共有1700名成员在英国国家卫生事业局下从事医院医疗和私人诊疗。BMAS提倡由经培训的专业医护人员从事针灸治疗。

亚历山大技术

严格地说，亚历山大技术并不是一种治疗，而是教人们如何恢复自然姿势和有效地利用自己的身体。它可以减轻关节疼痛、呼吸疾患以及精神紧张等问题。

亚历山大技术主要研究大脑和身体间某些方面的关系，它更注重于探索人体自身抗重力的机制。

在自然条件下，信息和反馈信息的双向循环维持着肌肉的健康状态，然而，创伤、疾病、术后紧张或不恰当的生活方式可将这种信息循环打乱。一般情况下，这种循环受与现代生活相关的不同心理、身体及情感方面不良习惯的影响。

历史

亚历山大技术是由澳大利亚人弗雷德里克·亚历山大发明的，他出生于1869年。他发现首先可以识别干扰我们自然支持系统的不同方式，继而研究如何防止这种干扰的发生。

这种理论主要涉及自身及个人行为，即我们如何做事情，而不是做什么事情。亚历山大技术使用观察、意识和注意作为研究工具。

人体运动

作为一名年轻的歌剧家，严重和频繁发作的声带和呼吸系统疾病几乎使亚历山大放弃了所选择的事业，但是坚决要解决困难的决心，让他发现了人体反应的基本原理：协调和姿势。

在解决了自身病痛问题后，亚历山大因其独特的发声技巧而闻名，不久后他便开始把他所学的内容传授给其他人，如歌唱家和演员。

普遍获益

随着亚历山大声名鹊起，许多医生将有呼吸系统问题

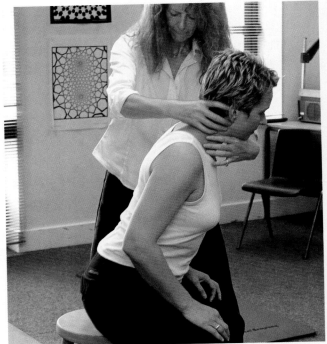

▲通过口头传授和手动指导，亚历山大技术指导人们如何有效地使用身体。

的患者送到他那里。很快证实，他的方法不仅对人们发音和（或）呼吸系统疾病的治疗有好处，对其他许多方面也大有益处。

对于许多迄今为止人们遭受的难以言状的疾病主诉，亚历山大相信自己找到了解决问题的关键。

亚历山大技术的运用

亚历山大技术是一种使身体重新恢复自然协调的方法，主要着重于研究如何消除妨碍我们正常生活的身体及精神不良习惯。

总体方法

亚历山大技术的基本原理是：大脑、身体和情感是来源于一个潜在协调的整体。除了试图解决像背痛或斜颈这些具体问题外，亚历山大技术更注重于解决产生这些问题的根源：通常是我们机能总体不协调的结果。许多例子发现，通过重建身体的协调性，这些特定的疾病就会消失。

自然姿势

随着人们每天弯身伏坐在书桌和电脑前，因此不良姿势导致的问题容易发展。亚历山大技术试图帮助人们重新获得像孩子般自然和敏捷的的动作和姿态。

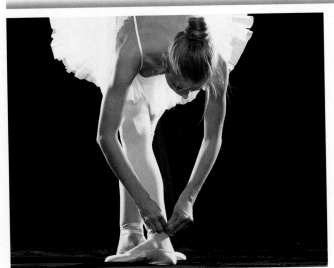

▲亚历山大技术可以解决长期以来形成的不良姿势习惯，即使是有着良好姿势的舞蹈家，也能从中获益。

亚历山大技术的原理

亚历山大技术基于以下原理：

◆ 习惯的影响力：人们对于日常姿势习以为常，所以他们通常意识不到自己已养成了一些不良习惯，这些不良习惯成为了他们工作或娱乐活动的一部分。譬如，学生一旦认为是正常的或对的习惯，即使这些习惯可能会给他们带来痛苦，他们也不一定会为此做出改变。

◆ 错误的感官意识：一旦养成不良习惯，就协调和肌肉的紧张状态而言，人们就不再依靠身体的信息反馈。亚历山大技术大大地提高了人们的感官意识，即一旦人们意识到存在肌肉紧张，他们便会调整。

◆ 抑制力：亚历山大将抑制力定义为不准许做某事的力量。人们通常会对所有的刺激物作出快速反应，如果这些无意识的反应和动作是基于习惯和错误的感官意识，那么相同的问题会随之而反复发生。如果大脑时刻处于警觉状态，很有可能人们会接受刺激物而不对此作出回应。即使作出回应，可能方式并不会涉及所有不良习惯。这个过程可能非常迅速，就如同思考的速度。

◆ 指导：肌紧张是通过大脑的信息流维持的，所以

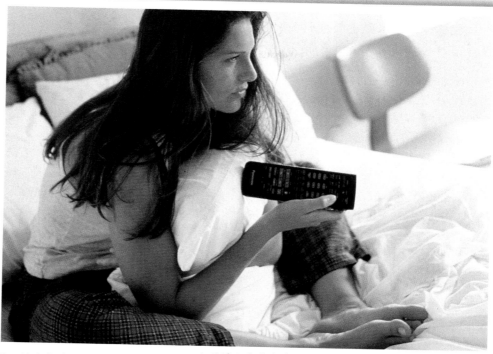

▲亚历山大技术有五项原理，这些原理能够帮助学生改进他们工作或娱乐活动中的姿势和协调性。

研究如何更加有意识地指导此信息流是有可能的。它不是通过向身体叠加某些东西，而是通过证明和协调已经被证实的不良习惯。

◆ 方法决定结果：许多人都知道：欲速则不达。在大部分活动中，人们都急于求成，这就导致了人们并不怎么关注过程如何。习惯、错误感官意识、抑制力和指导都涉及活动是如何进行的。注重过程而不仅仅是结果，使人们有可能保持平静和协调性，这样工作便能很好完成。

跟老师学习

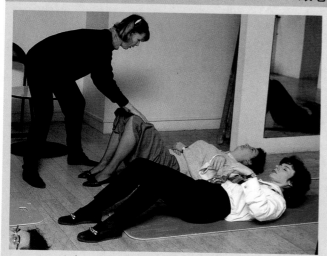

▲一共有几个月的课程，每节课30～45分钟，经过一系列一对一的授课后，小组学习会有一定帮助。

老师使用一种独特的方法，运用他们的双手来指导学生关于人体功能的原理。这些老师至少要培训3年，以获得对操作原理必要的理解并习得使用双手的技巧。

一对一授课

一对一教授技术，在6个月中有25～30个课时，早期课时较多，随着患者渐渐熟悉了原理和训练，课时慢慢变少。

一个经验丰富的老师即使是在几分钟之内也可以给学生带来变化。然而，要长期保持变化的过程，学生的课外练习是非常必要的。特别是在初始阶段，许多工作都是实际训练直到学生熟悉了技巧。当学生发现一些特别适合自身的技巧时，变化将很快。

小组学习

当学生经过学习一系列课程后，和有同等理解水平的其他人一起上课对于进一步理解技巧是有帮助的，同学们可以相互沟通，交流经验。

亚历山大技术的使用

亚历山大技术是通过数月的一系列课程教授的。通过专门技能的学习和常规训练，学生们会逐步学会怎样去确定和矫正他们的姿势问题。

每位老师都有不同的教学方式。但是学生们都会被问到他们为什么要学习亚历山大技术，老师们应该知道他们可能有某种疾病或其他内科状况。

评估

课程中学生应该穿长裤长褂（紧身的衣服是不适合的，女生应该穿长裤）。老师会要求学生做一些简单的运动，比如说在房间里来回走一下或者坐下来，从而来观察学生是如何使用身体的。此时，老师会用他们的双手在学生的头部、颈部和背部做一些细微的改变，这个通常会让学生们感到身体轻盈及放松。

放松

老师会让学生躺下来，教他们让身体放松的方式，然后用双手柔和地帮助学生解除颈部的紧张，这对于放松脊柱深部肌肉至关重要，之后背部就会伸展开来，胸廓开始放松，呼吸变得畅快。

情感协调

对于一位旁观者来说，课程中教授的东西似乎不多。然而，在学生们较大空间的运动中，有经验的老师可以发现学生们身高上的增长及姿势的改善，可以看到他们平静和健康的状态，看到他们身心一体和放松的感觉，但这些重要的变化都在潜移默化地进行着。

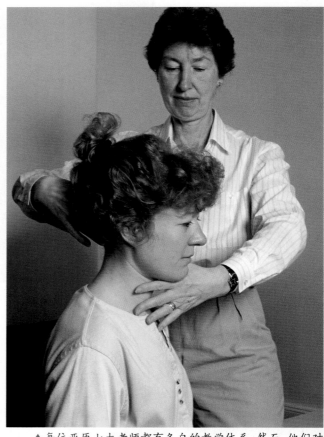

▲每位亚历山大老师都有各自的教学体系，然而，他们对于教导学生姿势学习的原理是一致的。

独特的技术

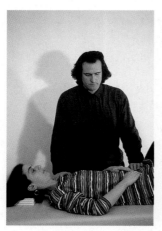

1.课程早期，老师会让学生平躺下来，教他们如何平躺才能让身体放松。

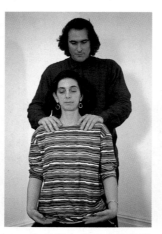

2.老师会用双手轻柔地帮助学生放松颈部的肌肉，这有助于放松脊柱间的肌肉。

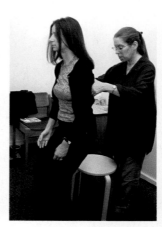

3.老师会指导学生一些简单的动作，例如坐下来和弯腰等，这能够让学生在活动中培养必要的意识。

随着学生们在进行一些简单动作(例如坐下来和弯腰)开始有所提高时，便可以进行更为复杂的动作了，例如使用键盘演奏乐器或唱歌。

亚历山大技术的应用

课外，学生们开始应用所学到的技术：

◆ 用他们所学到的方法，每天花10～15分钟的时间平躺下来，使得背部和颈部肌肉放松

◆ 更加注意日常活动

◆ 开始注意何种特定形式的刺激和应答易于重现

亚历山大技术的益处

实际上,亚历山大技术最显而易见的益处是恢复身体的自然性。

身体健康

对于许多人来说,课程的学习让他们第一次感受到身体健康的感觉,他们开始意识到他们的身体是敏感的、自成一体的。亚历山大技术帮助他们改善的典型症状包括:①僵硬的颈部和肩部;②肢体的重复性劳损;③椎间盘突出;④腰痛;⑤臀部问题;⑥心绞痛;⑦呼吸系统疾病。

心理健康

亚历山大技术不仅对减轻身体症状大有益处,它也能提高心理和情绪健康,对压力相关性疾病、焦虑、精神紧张、恐慌及全身乏力都有帮助。

由于亚历山大技术,学生们身体、心理都有所受益,使得他们不再认为心理、身体及情感是相互独立的,而是开始意识到身心一体并且可能恢复到一种更加平衡的状态。

能够有意识地使用自身的潜能去"允许或制止某事"将产生深远的意义,人们试着将这种意识运用到实践中。即使处于一个非常基础的水平,也能够得到对生活具有更大的控制力的感觉。

应用

许多年来,在欧洲和美国主要的音乐和戏剧学院,都

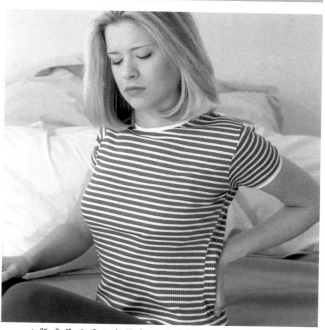

▲腰痛是亚历山大技术可以减轻症状的疾病之一,通过几节课的学习就可以见效。

设有亚历山大技术这门课程。在商务领域,也越来越多地使用这项技术,通过学习和使用亚历山大技术,全世界许多人都从中受益。

肢体的重复性劳损和亚历山大技术

肢体的重复性劳损(RSI)这个名词是用于描述不同类型的软组织损伤,包括腰痛、腕管综合征。这些症状通常都是由于过度受力、不良姿势或重复性动作引起的。当治疗对这些症状有效时,如果潜在的病因不治疗,这些损伤将会复发。肢体的重复性劳损治疗的关键在于阻断引起重复性劳损的原发因素。

肢体的重复性劳损通常是由于长时间保持不良姿势,亚历山大技术是通过改正多年来养成的不良习惯来治疗,故对处理不良姿势问题特别有效。

工作中预防肢体的重复性劳损

办公室工作是肢体重复性劳损常见的原因,因为许多人每天重复着相同的工作,长时间以相同的姿势坐在那里,并且很有可能有很大的工作量。许多办公室工作的人员都是低头垂肩地坐在电脑前工作。

为了预防肢体的重复性劳损,办公室内的良好设计非常重要,包括:

◆ 办公桌和椅子高度适中,可以使双脚平放在地上

◆ 确保椅子正对电脑,可以避免使用电脑时不便的转身动作

◆ 调整椅子的位置使得腰部可以靠在椅背上。

适当的休息、改变姿势避免相同肌肉和关节过度紧张也是一种好的方法。

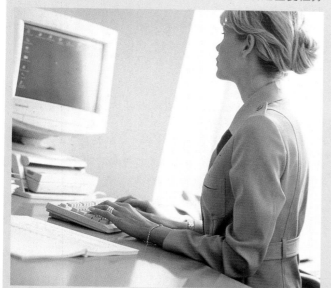

▲工作中保持良好的姿势可以预防肢体重复性劳损,应注意桌椅位置适中并且人的后背部要有支撑。

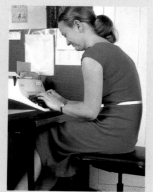

▲工作人员坐在电脑前一般会弯腰驼背。慢慢地,这种不良姿势会导致软组织损伤和背痛。

反射疗法

反射疗法是一项可以用来治疗许多疾病的辅助技术。包括按摩手部和足部的多个"反射"区域，来影响和刺激身体上的相应区域。

反射疗法是一种整体疗法，使用适中的力量按摩足部。其理论基础是，身体的每一部分在足部都相应有一个反射点或反射区域，对这些部位施力可以刺激机体自然平衡和愈合的进程。

反射疗法的历史

反射疗法已经沿用了几千年。它的起源可以追溯到远古时代，由早期印度人、中国人和埃及人率先使用。然而，目前通用的按摩技术形式是 1931 年由美国的耳鼻喉外科医生威廉·菲茨杰拉德（William Fitzgerald）发明并发展而来的。

菲茨杰拉德医生发现身体的特定区域受到的压力对于相关的区域可以起到麻醉效应。他将这个理论命名为区域疗法。这一理论中，身体被分为 10 个等同的区域，终止于手指和脚趾。对区域中的部分施加压力能够影响此区域中的任意部分，因此可以将手和脚的反射区域和此区域中身体器官和其他部分联系起来。

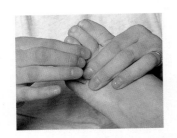

◀反射疗法需要运用足部或手部的推拿和按摩。同时这种疗法也被认为可以刺激免疫系统。

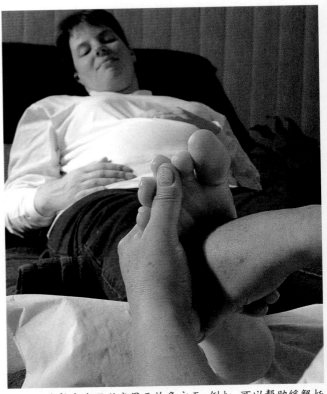

▲反射疗法可以应用于许多方面，例如，可以帮助缓解妊娠引起的疼痛。

拜访按摩师

第一次去拜访按摩师，需要带好详细的病史，以便按摩师确定患者的健康状况，并帮助按摩师决定哪些反射区需要格外注意。对于一些患者，如血栓患者或淋巴癌患者，反射疗法可能加重其疾病，因此不推荐这些患者接受反射疗法。

当患者患有一些严重疾病时，须经过内科医师会诊后，按摩师才能进行反射疗法。

▼按摩师进行按摩的过程是对患者进行治疗的过程，应当是放松且从容的。

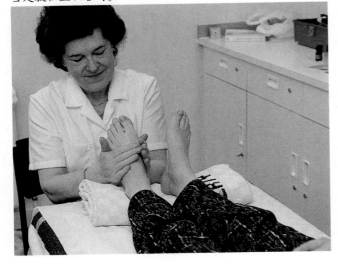

结论

询问采集病史后，患者脱去鞋袜或躺或坐于治疗床上，由按摩师进行治疗。

总的来说，治疗应该是一个享受的过程。有些部位可能感觉到触痛。这种不适感通常说明暂时性的充血或者能量的不平衡，并随着按摩发挥作用而缓解消退。

按摩可以促进机体加快毒素清除，有些人可能会经历"治愈危机"。由于机体处于转变状态中，可能会导致轻微头疼或者暂时性的症状加重。

治疗的次数根据患者的需要和治疗的效果做相应调整。为了见到治疗效果，在第一次治疗之后就有效果产生的例子并不少见。然而，越是严重的病情越是需要较长的时间来观察疗效。

交叉反射

反射疗法的理论基础是将身体划分为多个反射区，这些反射区通过其他的"交叉反射"影响身体的另一部分。

反射区遍布全身。四肢由相同的反射区构成，四肢和关节存在相互关联。这些反射相关区域被称为"交叉反射"。

这些交叉反射是从手到脚，从膝关节到肘关节，从臀部到肩部，从脚踝到腕部。交叉反射可以用来治疗因各种原因不能接受直接治疗的任何躯体部位。对这些部位的治疗被认为是"转呈区"。例如，肘部的转呈区是膝关节。

如何起作用？

反射疗法的理论之一是促进血液和淋巴液的流动。这种流动可以被尿酸结晶沉积所阻碍，并反映在足部。

按摩师利用按摩反射区域破坏并驱散这些沉积物。发现这些沉积物并不难，但只有通过仔细观察患者的反应才能清楚确认沉积物的存在。按摩这些沉积物影响的区域的感觉，从轻微疼痛到极端尖锐的疼痛不等。

足部反射区示意图

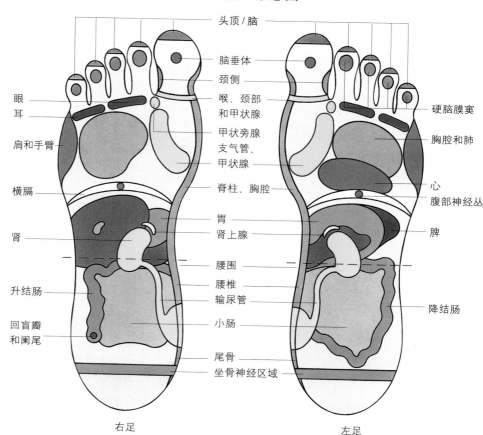

头顶/脑
脑垂体
颈侧
喉、颈部和甲状腺
甲状旁腺
支气管、甲状腺
脊柱、胸腔
胃
肾上腺
腰围
腰椎
输尿管
小肠
尾骨
坐骨神经区域

眼
耳
肩和手臂
横膈
肾
升结肠
回盲瓣和阑尾

硬脑膜窦
胸腔和肺
心
腹部神经丛
脾
降结肠

右足

左足

身体器官在足部反射区的相应位置图，某些区域在双足是相同的。

不同医师认定的反射区不同。上图是由多琳·贝利（Doreen Bayley）绘制。

治疗不同区域

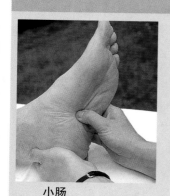

小肠

小肠的反射区在双足都有，拇指像"毛虫"运动一样，穿过脚底的较低部位，从中心向足内侧移动。

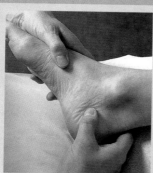

生殖器官

生殖器官的反射区位于双足部踝关节周围。子宫和前列腺点（男性和女性区域相同）在足内侧，踝关节区的下方。

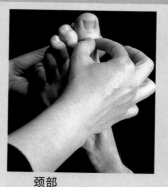

颈部

足部的颈部反射区是按摩从大脚趾的前面到甲床，再到大脚趾的背面。这可能会有些痛，尤其是按摩到第二个脚趾时。

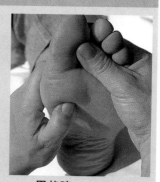

甲状腺

甲状腺反射区在双足，用"毛虫"样按摩从第一跖骨底部开始到大脚趾。在这个区域以带状方式按摩。

反射疗法的应用

反射疗法可以用于治疗多种疾病，从呼吸困难到缓解疼痛。这种治疗方法也越来越多地用于传统医学的补充治疗。

反射疗法是一种有效的治疗形式，并有多种不同应用方面。这种疗法可以缓解一系列急性和慢性症状，包括骨骼肌疼痛、循环疾病、消化不适、激素水平失调、呼吸困难和偏头痛。

缓解疼痛

研究表明，反射疗法可以有效地减轻某些综合征的症状，如慢性疲劳综合征和多发性硬化症，而这些综合征是传统医学所无法缓解的。

目前，反射疗法越来越多地应用于医院和终末期疾病的姑息治疗中。研究显示，反射疗法可以加速疾病和手术后的恢复，并能极为有效地缓解疼痛，降低对止痛药（例如吗啡）的依赖，同时在许多情况下也可以降低对药物治

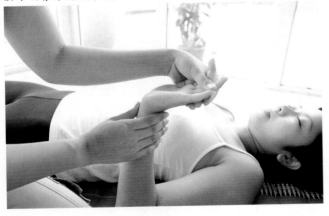

▼对于终末期疾病的患者来说，如艾滋病患者，反射疗法可以暂时缓解疼痛。

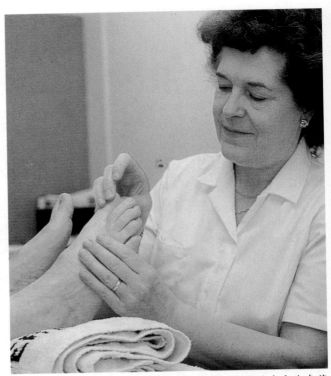

▲反射疗法可以缓解肌肉骨骼疼痛，这种治疗方法在英国的医院越来越多地被采纳。

疗的依赖。

研究表明，反射疗法可以降低心率和血压。对用药物控制这些生理指标的人来说，告知按摩师上述信息是非常重要的。

利用反射疗法缓解压力

反射疗法通常可以缓解压力，使人放松。许多人生活和工作在高压力的环境中，并且很难放松。这会使免疫系统慢慢损伤，导致失眠和疾病发生。

许多大公司现在为员工提供反射疗法治疗，发现这可以降低疾病发生率和缺勤率，提高生产率并培养了员工的热情和斗志。

控制睡眠模式

反射疗法的另一应用方面是可以有效调整时差。因为睡眠模式通常是由内分泌系统调节的，按摩师通过对这些反射区域的特殊关注，可以帮助机体生物钟恢复平衡。

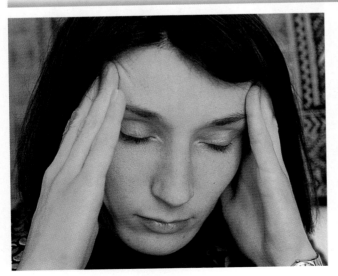

◀许多患者利用反射疗法帮助缓解压力和放松。规律地进行治疗有助于调节睡眠模式。

反射疗法和滥用药物酒精

反射疗法对治疗药物和酒精滥用问题的患者具有特别有效的作用。有这些滥用问题的患者，通常其化学物质和腺体之间不平衡，并可引起他们自身机体的严重损伤。反射疗法可以极大程度地纠正这种不平衡，并加速解毒过程。

情感作用

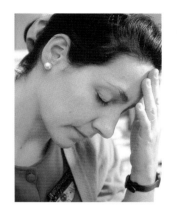

反射疗法有助于治疗药物和酒精成瘾性，因为它在情感层次发挥作用，这个是最常见的引起药物和酒精相关问题的诱因。反射疗法有降低和镇静负面情绪的作用。在治疗前生气和愤怒的人，在治疗后变得

◀有酒精成瘾的患者要是没有酒就不能入睡或者放松。反射疗法能够打破这种依赖循环。

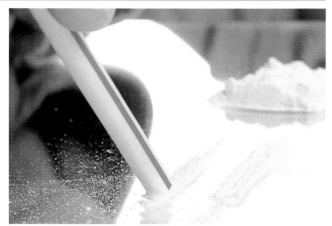

▲毒品成瘾（例如可卡因）可以导致体内化学物质失衡。反射疗法可以为有这类型问题的患者提供一些帮助。

伤心或者感觉非常冷静。这种情况非常常见，并且在治疗前后形成鲜明对比。

药物和酒精成瘾的人常见的问题是失眠，在没有药物和酒精的帮助下不能放松，反射疗法对于这些情况非常有效。

反射疗法和儿童

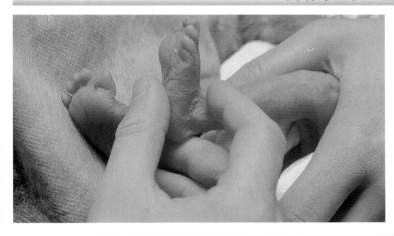

一旦排除严重疾病，婴儿和儿童可以通过反射疗法得到有效的治疗。儿童的足部比成人的足部反应灵敏得多，所以需根据情况进行治疗。对儿童的按摩力度要比成人的轻很多。对婴儿来说，用一根手指轻轻地按摩就足够了。治疗快到青春期的儿童时也要格外注意，因为他们的内分泌系统正处于高度活跃期。

◀新生儿可从反射疗法中获益，但动作要轻柔，因为新生儿的足部非常敏感。

手部按摩

足底按摩可以用手部按摩来代替。手部和足部有完全相同的反射，但由于手部有更大的活动性，这些反射并没有很清楚的界定。由于我们一直使用手部，并且持续地暴露在各种情况下，手部并不十分敏感，要触及敏感区并不容易。

对按摩师来说，熟悉手部的反射区非常重要，在不能对足部进行治疗的时候可以在手部进行治疗。在受伤或足部截肢的情况下，可以通过手部按摩进行缓解。

另一个手部反射区的作用是进行自我治疗，和足部相比，对手部的自我疗法更简单方便。医师可为患者展示能缓解疼痛的部位。

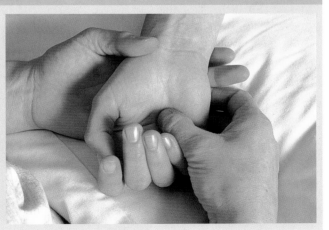

▶和足部一样，也可以对手部进行按摩。在接受反射疗法的间隙通过自行手部按摩来缓解疼痛也是很有帮助的。

香熏疗法

香熏疗法是指用精油来增强人的身心健康，精油可通过皮肤吸收，或者点燃后散发芬芳气味，以达到使人心神安宁的作用。

香熏疗法是指系统地使用精油来作为整体治疗方法，从而增强人的生理和心理机能。纯天然植物精油是由带有特殊香气的植物物质，包括花、茎、叶、木、果、树胶等，经过蒸馏等方法所提取的。

高浓度精油散发着芳香，包含植物的治疗性精华，并具有预防疾病，增进健康的治疗功效。

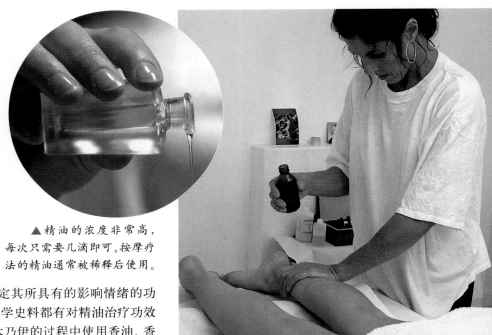

▲精油的浓度非常高，每次只需要几滴即可。按摩疗法的精油通常被稀释后使用。

▲按摩法是香熏疗法中非常理想的一种方法，其精油可被肌肤直接作用吸收，可治愈很多问题。

起源

很多古老文化认定精油具有的治疗功效，以及肯定其所具有的影响情绪的功能。古印度文献与传统中国医学史料都有对精油治疗功效的记载。古埃及就已在制作木乃伊的过程中使用香油、香茎、松香、香料、杜松、没药、肉桂等。植物在埃及人的生活、死亡、复兴中成了至关重要的一部分。

治疗功效

在第一次世界大战期间，精油被大量使用在平民与军队医院中。1920年，法国化学家雷尼·莫瑞斯·加德佛塞（Rene-Maurice, Gattefosse）博士在成功地用薰衣草精油治愈其严重烧伤的双手后，发现了精油的潜在治疗功效。他研究发现精油比许多人工制品的抗菌功能更为有效，并创立香熏疗法。

在第二次世界大战期间，法国外科医生吉恩·瓦涅（Jean Valnet）继续研究调查，并成功地在手术中使用精油。1950年，他的学生Arcier女士将香熏疗法作为美容治疗引入英国，美容治疗师学会使用混合精油于按摩治疗中。

广泛使用

自那以后，香熏疗法不仅局限于美容治疗。1970年，香熏疗法作为一种具有辅助康复治疗功效的方法，在英国逐渐获得大众认可。迅速增长的使用人群主要是为了寻求一种更温和、更自然的化学药品的替代品。现今，香熏疗法作为最流行的辅助治疗已成为健康保健必不可少的一部分。

香熏疗法的作用

与许多整体医疗形式相同，香熏疗法可运作于全身系统，以增强人的综合健康。

香熏疗法可有效缓解以下情况：

◆ 紧张与焦虑
◆ 风湿病与关节炎
◆ 经期问题
◆ 更年期主诉
◆ 皮肤问题
◆ 消化功能失调
◆ 失眠
◆ 抑郁

香熏疗法可使用于老年人、晚期绝症患者以及无学习能力的人群，从而提高生活质量。同时其在妇产科病房中也扮演着非常重要的角色。使用精油治疗可有效地促进个人健康及预防保健。

◀香熏疗法普遍使用于医院中，其对减轻疼痛、促进睡眠有十分良好的疗效。

香熏疗法如何起作用

精油具有各种独特的有益健康的成分。例如，英国最常见的精油——薰衣草精具有抗菌、止痛、抗炎、放松及镇静等功效。因此，应用范围广泛，可用于皮肤问题、睡眠障碍及抑郁等。

使用方法

香熏精油有多种使用方法，包括：

◆ 按摩法——这是最常见及有效的方法，通过按摩手法将精油全部吸收入肌肤，从而促进身心健康

◆ 沐浴法——精油也可以使用于沐浴及足浴中，只需将精油加入温水稀释，即可使用

◆ 吸入法——精油可以被直接吸入或蒸汽吸入

◆ 敷法——可以将棉花放入含有精油的水中浸湿，然后敷在患处，可以帮助减轻肌肉疼痛及皮肤的淤青

◆ 同样可以将精油加入乳液，与其混合使用。

心理益处

香熏治疗同时可以给心理带来巨大的益处。当精油吸收后，立即将信号传递给控制记忆及情感的大脑边缘系统，从而影响人的情绪状态，使其达到身心愉悦。

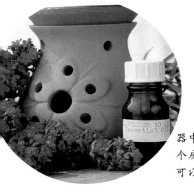

◀精油可以放入香熏容器中点燃，使其香气充满整个房间，尤其是薰衣草精油可以使人心神宁静。

精油

▶香熏精油可在专卖店内购买，每一种精油都具有其特殊的功效及适用治疗范围。

各种类型的精油都具有其特殊的治疗功效，常用的品种包括：

◆ 桉树精油——具有抗菌及减轻充血功能，适用于治疗肺部感染及感冒

◆ 薰衣草精油——具有抗菌及放松心情的功能，适用于治疗皮肤问题、消化不良、头痛及烧伤

◆ 迷迭香精油——具有清新空气、平抚情绪的功能，适用于治疗感冒、疼痛及循环不良

◆ 柠檬精油——具有抵抗忧郁、振奋精神的功能，适用于治疗抑郁及疣、粉刺等皮肤问题

◆ 天竺葵精油——具有调节精神压力、放松情绪的功能，适用于治疗调节经前期紧张、焦虑及更年期症状等

◆ 薄荷精油——具有改善消化系统的功能，适用于治疗口气、消化不良、牙疼等。

吸收作用

香熏精油是由微小的分子所组成，从而很容易被肺部薄膜吸收，同时也非常容易通过皮肤表层、毛孔及发囊。当精油作用于皮肤时，其有效成分迅速传播至身体其它部分，引起温和的生理反应。

咨询与治疗

专业的香熏治疗师懂得如何运用香熏疗法来增强人的身心健康。治疗师在确定治疗方案之前，会完成一个全面的咨询评估，包括既往史、现存的医疗问题、健康状况及生活方式等。

▼完成咨询评估后，香熏师会根据不同个体选择精油。

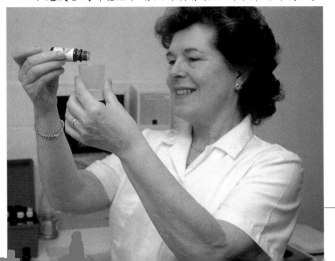

按摩疗法

香熏治疗师首先指导治疗者脱去衣物并躺在按摩床上，然后会选择适合患者的精油稀释于基底油中。如果患者对某些精油有偏好，治疗师通常会选择这些精油，因为有事实证明这能增强疗效。治疗师会运用传统的按摩手法将精油作用于全身肌肤，此疗法也可以在家中使用。

按摩法益处

基底油本身也对身体有一定的益处，是香熏疗法中非常重要的部分之一。精油的组合具有其特殊有效的治疗功能，通过有效的抚触按摩手法，从而达到增进健康的疗效。

按摩治疗一般为30~45分钟，治疗结束之后，通常建议治疗者休息放松片刻，并且不要立即进行淋浴，直至精油的芳香逐渐消失，以保证精油可以充分地被肌肤吸收。精油也可由患者带回家中自行使用。

中草药

中草药被使用了数千年，用以治疗多种生理、精神和情感上的疾患。治疗的主要方式是中药煎汤。

中草药使用各类不同的植物，可以按个体需求防治身心疾病。

中医学

中草药是中医学中治疗的方法之一，数千年来中医学一直是整个东亚地区疗疾的主体。中医学对机体运作的理解方式和西方生物医学模式完全不同。因此，中医师所认为的一种疾病状态并不能简单地定位在生物医学模式下的疾病范畴内。

▶中草药中，草药被用来治疗潜在的病因。中药饮片可以依据处方在中药房配到。

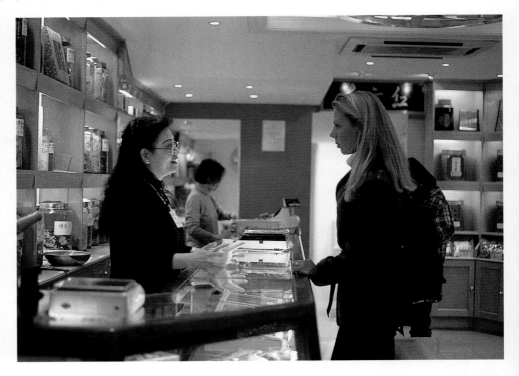

中医学重要理念

中医学当中的重要理念，包括：

◆ 阴阳：阴阳平衡是一个基本理念。全身的物质和功能有两个相辅相成的方面构成——阴，凉爽的、松弛的、晦暗的、安静的；阳，有活力的、温暖的、明亮的。身体要和谐，阴阳需平衡。若是一个人成天东奔西走，入夜毫无休止，自觉身热无凉；或是一个人人生中充满悲伤，毫无欢悦，终会使身体丧失和谐而导致疾病发生。

◆ 气、血、津液：气，生命的原动力和能量，是仅次于阴阳的重要理念。气由水谷精微之气、宗气、元气合为一体。血和其他津液，如泪唾等，被视作其他形式的气，能使能量流转周身而保持健康。周身之气需充足流畅，如若气在体内某处受阻不能周身流转会导致疾患发生。如若体内之气过少，人易虚弱疲劳。同样体内之气过度上犯则易发头痛眩晕。

◆ 脏腑：中医学对体内脏腑的认识和西医略有不同。心被认为是由气生血之所，肺则将呼吸纳入之气转为体内之气并推动散布周身。脾是消化系统的一部分，将饮食水谷之精微转化成体内之气。如果脾运华有度而饮食得宜，人觉得充满能量。胃气宜降，可以使饮食得以更好地消化。

环境因素

中医学中环境因素也作为病因，包括：

◆风：和头部疾病、感冒、关节痛、皮肤疾病相关

◆燥：和皮肤干燥、眼激惹、口干舌燥、胸科疾病、便秘相关

◆寒：和腹痛、痛经、关节痛、手足不温相关

◆热：和炎症、大出血相关

◆湿：和头痛、皮肤疾病、感觉肿胀、肢体僵硬、阴道分泌、疲劳相关。

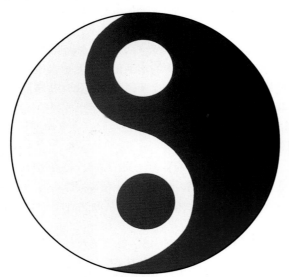

▲阴阳是中国哲学中的两个对立面，阴是内在可见的力量而阳则更为动态。

疾病病因

中医学特别强调对发病病因的认识,所以必要时患者可以调整饮食起居预防疾病复发和恶化。

急性病症

中医师旨在寻找到疾病潜在根本的病因,部分疾病是由于创伤或者病原侵入,如:

◆ 风热:造成发热和流感样症候
◆ 饮食不节:造成胃肠湿热内侵,引发腹痛腹泻
◆ 大量使用抗生素:造成体内热邪滞留。

慢性病症

由于不健康的生活方式而使得疾病逐渐显现。可导致身体不佳的因素有:

◆ 同一种类的超负荷工作和活动
◆ 情感问题:如受挫或者忧虑过度
◆ 不合适个人情况的饮食。

中国式的解决方法

中草药治疗的不仅是症状,还要处理潜在的根本病因。这就是所谓对患者的整体医疗——诊治疾病时对患者的身心健康和生活方式综合考虑。

热性病症

一个典型整体医疗的接受者可能总是自觉发热,

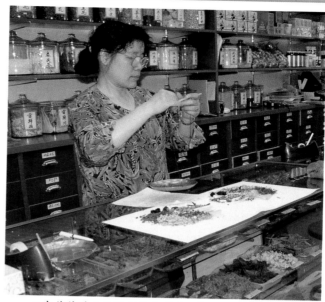

▲中草药对人体进行整体治疗。其治疗的不仅是症状,还要处理潜在的根本病因。

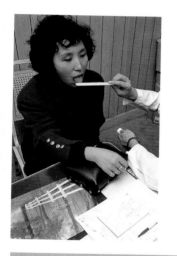

◀中医中检查舌苔是诊断的重要步骤。舌苔能反映出患者的一系列健康问题。

患有湿疹,总是吃咖喱、红酒和咖啡等热性食物,这些都会使皮肤每况愈下。此外,患者还可能发展其他的热性疾病,如消化不良的烧灼不适和膀胱炎。中草药可以治疗消化不良、膀胱炎和湿疹,但是患者同时需要减少热性食物的摄入,以此来杜绝潜在的根本的病因。

东方模式

在某些方面中西医的目标是一致的。许多方面的差异仅仅存在于医学术语和中医用语之间。从长期的角度看,判断一个系统的科学性要从疗效着手,临床试验表明中药能够改善一些病症。

中草药治疗的常见问题

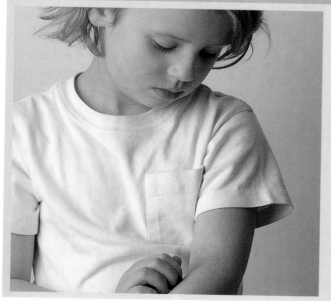

由于其特殊理论基础的优点,中药几乎可以治疗任何症状。在今天的中国,中药和常规药物常被一同使用,因为已有共识某些疾病由一种或多种治疗效果更佳。

西方的中草药疗法

目前西方人因为各种疾患到中医师处就诊。许多人选择中医药治疗因为目前西医对他们的病症没有治疗措施,也有人不能耐受西医的药物疗法,期望在走手术道路前选择一种更为温和的治疗措施。婴幼儿和年老体弱的患者可以同样受益但需要更为小的剂量。接受西药常规治疗的患者应向中医师询问所推荐的中药是否能两者兼容并用。

可以治疗的疾病

中医药负有盛名能取得良好疗效的疾病有:皮肤疾患:如湿疹、银屑病、痤疮;妇科问题:例如痛经、更年期综合征、不孕不育;呼吸系统病变:哮喘和鼻炎;消化道不适。

◀诸如湿疹等皮肤疾患,可采用中医药治疗,即使是儿童患病,较小剂量的给药同样疗效理想。

按摩疗法

按摩是一种治疗肌肉及骨骼系统功能障碍的方法。这种治疗采用一系列的推拿技术，主要适用于脊椎和神经系统。

按摩治疗适用于诊断、治疗以及护理关节和肌肉，特别是脊椎的机械性损伤。按摩师同时也关注损伤对神经系统的影响。

手法治疗

按摩(chiropractic)一词来源于希腊单词cheiro（意为"手"）和praktos（意为"用"），意即"用手完成"或"手法治疗"。虽然按摩是一种相对新的治疗方法，身体按摩在古代希腊和中国文明中均很常用。

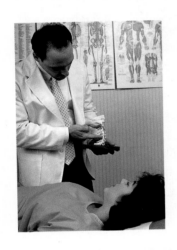

技法

按摩治疗包括一系列手法技巧，又叫做"调节"，用于恢复肌肉和关节的正常部位和运动。治疗减轻疼痛和不适，提高灵活性。药疗和手术不属于按摩的范围。

◀按摩疗法适用于身体的肌肉骨骼系统，主要针对脊椎和神经系统。

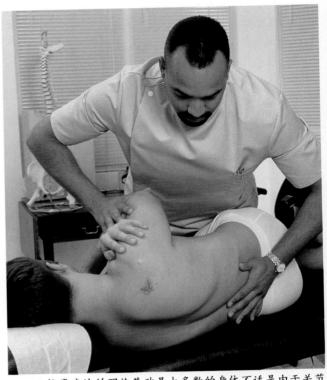

▲按摩疗法的理论基础是大多数的身体不适是由于关节的功能失调，从而导致神经系统的干预所致。

中医学重要理念

脊椎神经（正面图）

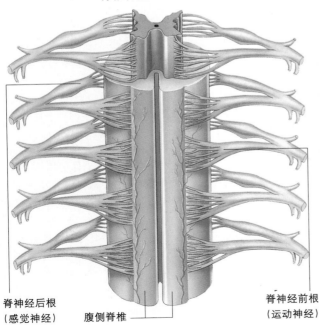

脊神经后根
（感觉神经）　腹侧脊椎　脊神经前根
（运动神经）

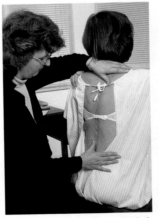

▲按摩师运用一系列手法治疗肌肉骨骼不适，经过一段时间逐渐恢复其灵活性。

◀共有31对脊椎神经分布在脊髓的两侧。按摩治疗主要集中在脊椎和神经系统。

按摩疗法主要适用于脊椎和神经系统。脊髓在脊柱中从脑部下行。31对神经从脊髓伸出，并通过椎体间空隙向外传出。这些神经组成一个流经关节、肌肉和皮肤的复杂网络，影响到身体的所有组织。

功能丧失

关节和椎体在事故、紧张、过度使用或其他生活方式原因中可能失去正常功能。神经系统区域会受到刺激，从而导致疼痛或不适。按摩师运用手法技巧消除神经干预并恢复正常灵活性。

按摩疗法的适用范围

适用性

　　按摩跟正骨术很类似。然而，按摩的区别主要是它一次专注于一个关节而正骨同时作用于几个关节。

　　按摩师针对每个患者不同的情况决定使用的技法。这意味着按摩治疗适合所有年龄的人群，包括婴儿、孕妇和老人。不适用的人群主要是骨骼受伤、骨骼疾病，如骨癌患者。

　　一般而言，按摩治疗并不疼痛。可能短时稍有不适，但多数患者的不适会迅速消失。

适用病症

　　按摩可以用于治疗一系列疾病，包括：

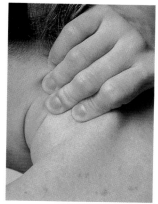

▲颈痛是求助按摩治疗的病症之一。疼痛可能由于肌肉痉挛或受伤引起。

- ◆ 背痛
- ◆ 坐骨神经痛
- ◆ 紧张性头痛
- ◆ 偏头痛
- ◆ 颈、肩、手臂疼痛
- ◆ 膝、踝、脚痛
- ◆ 运动创伤
- ◆ 重复肌肉劳损
- ◆ 骨质疏松
- ◆ 关节炎
- ◆ 其他关节和肌肉不适。

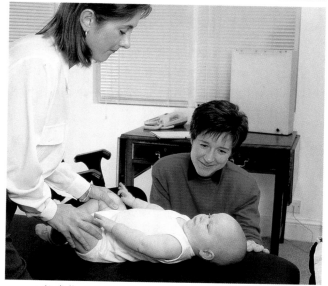

▲按摩能减轻婴儿腹痛。这是受益于治疗的几种非严格"骨科"病症之一。

其他情形

　　用按摩治疗过上述一种或多种病症的患者经常发现，由于人体神经系统、器官和组织的关联性，他们其他不相关的症状也得到了改善。

　　于是，越来越多的患者为非骨科的病症去看按摩师。按摩疗法确实减轻下列症状：

- ◆ 哮喘
- ◆ 肠易激综合征
- ◆ 痛经
- ◆ 消化不良
- ◆ 便秘。

　　证据还表明按摩对婴儿腹痛亦有疗效。

转诊

　　虽然许多人是医生介绍转诊按摩治疗，但也有很多人是自己直接去看按摩师。医生推荐并非必需，除非患者的私人医疗保险公司要求这样做。

监管

　　按摩师在医疗界被认可为基本健康护理人员。最近关于补充及替代医学的报告将按摩列为法律规范的主要医疗学科之一。医生指南中建议全科医生在接诊腰背痛患者的首6周内使用按摩治疗。

培　训

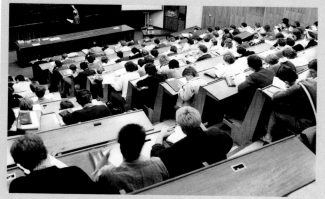

▲按摩师需经历几年学习。在正式从业之前，他们还需在专业人员的指导下在按摩诊所实习。

　　只有经过国际认证标准培训的按摩师才能够加入英国按摩师协会，这是该行业英国最大的协会。

　　该协会成立于1925年，目前有全英按摩师会员超过800人。由于按摩师能操作X线，协会下发了严格的电离辐射操作指南，同时聘用辐射防护技术人员定期检查所有成员的X线装置。

　　在英国，有数所大学提供英国按摩师协会批准的4年制按摩学位课程。课程末期，毕业生被要求接受为期一年的研究生职业训练计划，在专业培训人员的指导下工作于按摩诊所，之后才能获得按摩资格证书。

　　已经获得医学本科学历的学生可以进修为期2年的按摩课程获得理学硕士学位。

按摩医生

初次看按摩医生基本上是评估和检查。接下来的治疗取决于病症的性质，其风险极小。

首次看按摩医生平均要40分钟。按摩师接诊之后通常与患者谈论症状、过去的病历、生活习惯和病症体位。按摩师记录详细情形并保守秘密；没有患者的许可任何人不得接触病程记录。

体检

在得知病史后，按摩医师运用标准的神经学和骨科测试手段进行检测，以确认他或她对病症的早先评估结论。在此过程和以后的治疗中，患者要脱到仅剩下内衣，女患者通常穿上后背敞开的长衫。

X线摄影

诊断可能需要X线摄影，但该措施在与患者协商后实施。需要做X线摄影的患者包括最近受伤的、有骨密度问题的老人、检查结果异常的或有其他严重病史的。如果检查发现基础疾病或不适合按摩的情况，按摩医师将立即建议患者转诊全科医生或顾问医生。

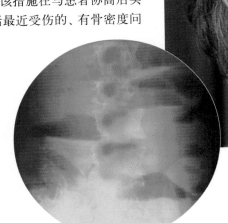

▶ 诊断可能需要X线协助。按摩医师通过评估骨骼和关节发现异常情况。

▲ 在初诊中，先讨论和记录患者的病史，然后按摩医师才进行全面体检。

治 疗

在治疗开始之前，按摩医师与患者详细讨论初诊结果，并回答患者关于治疗的任何问题。

调适

患者被要求躺在特制的用于治疗的桌面上。按摩医师进行调适——一种调节功能不正常椎体和关节的手法。

总共有超过100种按摩的技法，其中常见的有：

◆ 顶推技术——将一个关节的两个表面分开。这个动作会引起关节空间的压力变化，所以患者常听到一些声音。这种声音是气泡爆裂而来，声音不大，也不疼痛。

◆ 软组织技术——通常在按摩之前做，以利于关节疏松和减少肌肉痉挛。

除了运用一系列的按摩技巧外，按摩医师经常给患者提供一些关于体位、饮食和其他生活方式改变方面的建议。

▲ 按摩医师通过观察和检查诊断病情。治疗中多达约150多种按摩技法都可能被用到。

所需治疗强度

按摩治疗平均耗时 15 分钟左右。按摩治疗的次数差异很大，主要取决于患者、病情和病症初次显现的时间。

有些患者能够立即感受到病情的舒缓，有的在几次治疗之后才有改善感觉。一旦情况好转，许多人就不需要再看按摩医师。也有的被告知定期复查以确保正常。

生活方式

许多人，特别是那些病症由生活习惯引起的人，需要定期接受按摩治疗，从而确保病症消失和完全健康。这些人包括容易受伤和紧张的运动员和妇女，以及那些姿势有问题的久坐工作人群。

▼ 下背部疼痛通常是由于坐姿不正引起。患者需要接受坐姿方面的建议并同时接受按摩治疗。

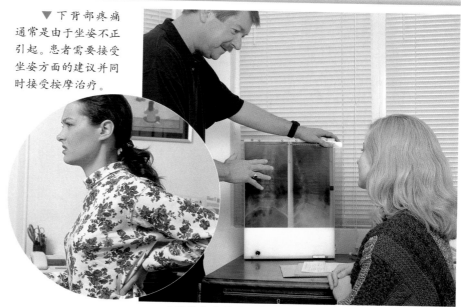

▲X 线检查被用于评估问题的严重程度。如果病情严重，则定期治疗非常必要。

治疗反应

按摩治疗关节和肌肉不适的风险比其他治疗方式（如非类固醇消炎药物）要小得多。

有的患者会经历治疗区域的短暂酸痛或者深组织推拿引起的皮肤发红或擦伤。

椎间盘

治疗初期，椎间盘问题可能凸现，尤其是有基础炎症的，初期情况可能会恶化。

头痛

颈部治疗可致短暂头晕目眩感，少数情况下，患者有短时头痛。

严重的不良反应极其少见。虽然研究表明，按摩是治疗全身神经、脊椎和肌肉疾病的最安全有效的方式之一，极少数情况下颈部推拿会和卒中有关联。

▶ 短时头痛是按摩治疗的偶发不良反应。总的说来，该治疗方式是极其安全有效的。

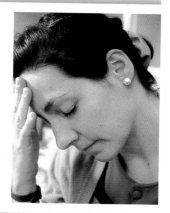

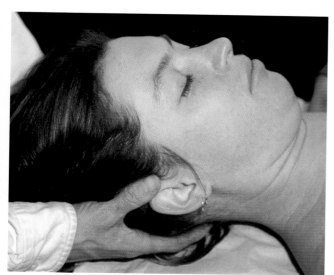

▲颈部治疗适用于颈部关节功能失常。患者在治疗后偶有头晕目眩感。

麦克悌姆尼脊椎指压疗法

该方法由约翰·麦克悌姆尼（1914～1980 年）发明。他起初取得按摩资格，然后发明了一套叫做"椎节弹击"技术。

椎节弹击技术

麦克悌姆尼脊椎指压疗法中的椎节弹击技术和传统脊椎矫正法相似。该技法独特之处就是椎节弹击按摩。

该技法通过一只手做"槌"，另一只手做"钉"的办法迅速敲击关节。目的是放松关节，增强其灵活性。

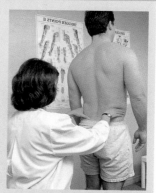

▲ 麦克悌姆尼脊椎指压疗法运用诸多传统治疗方法。治疗之前通常要通过评估检查。

顺势疗法

　　顺势疗法是一种整体疗法，其目的是针对个人整体进行治疗。顺势疗法基于"相似治疗相似"的原理，通过提取动物、植物及矿物中的相关物质，并将其稀释后作为药剂使用。

　　顺势疗法是建立在"同类相治"理论的基础上的。"同类相治"，即对于任何症状，最好的治疗方法就是摄取可使健康人体产生同样症状的物质。这个理论和"对抗疗法"（传统医学的基础理论）正好相反，对抗疗法是产生和疾病相反症状的疗法。例如，普通医生会使用镇静剂来治疗失眠，而顺势疗法者则可能采用兴奋剂来治疗。

　　虽然这种方法看起来不合逻辑，但是顺势疗法旨在暂时扩大症状，从而刺激机体，通过自身调节达到治疗的目的。

顺势疗法的发明

　　"同类相治"理论最早是在 18 世纪，由德国的一名内科医生塞缪尔·哈内曼(Samuel Hahne mann)提出的。他对于当时的传统治疗方法感到不满。当时的药物（例如吗啡）均混杂了许多其他杂质。出于好奇心，他在研究奎宁对于疟疾的作用时，自己服用了奎宁，之后产生了类似疟疾的发热症状。他意识到这也许可以用"同类相治"这个理论来解释，于是开始着手研究其他物质。

　　在多次试验后，他开始在他的患者身上试验他的理论。比如被蜜蜂刺过的症状和荨麻疹非常类似，都会出现有炎症的皮肤并伴有肿胀和发痒。哈内曼决定使用蜂毒作为荨麻疹的一个合适的顺势疗法方案。

　　哈内曼每次诊断都坚持只开一种药物来保证处方者能够确定哪种治疗方案是有效的，从而避免了相互作用。这

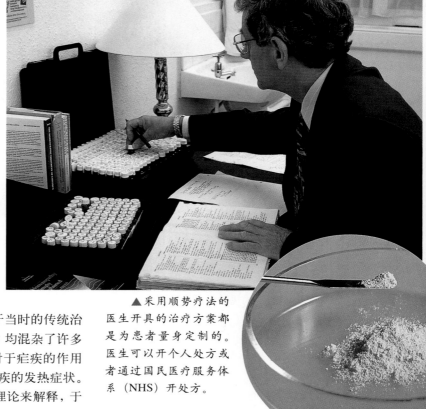

▲采用顺势疗法的医生开具的治疗方案都是为患者量身定制的。医生可以开个人处方或者通过国民医疗服务体系（NHS）开处方。

▲顺势疗法的原理是用小剂量的药物来治愈大剂量所引起的症状。这个原理对于毒药也同样有效（如砒霜）。

是一个重要的理论，虽然在实践中一种特定的治疗方案只对一种症状有效。

个体化的顺势治疗法

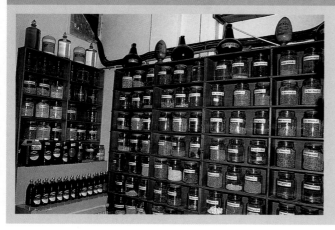

　　随着临床经验的积累，发现同一种治疗方案，对于不同的人疗效是不同的。顺势疗法把人的体质、对环境的反应（例如气候）及性格等特性全部考虑进来。所以顺势疗法是一种整体疗法，关系到疾病在各个方面的表现（生理、情感、精神）。开具顺势疗法的处方，重要的一点是要尽可能的模拟疾病的症状。此外，顺势疗法的治疗方案超过3000种，其中许多具有共同的特点。为了能够找到正确的方案，最重要的就是能够找出个体疾病的独特症状。这也是顺势疗法最吸引人的地方，那就是疾病的个体化。

◀顺势疗法已经发展出了大量的治疗方案。通过对患者的分析后选择一种最合适的方案。

顺势疗法治疗方案

反复稀释药物中的活性成分可以降低药物的不良反应。顺势疗法医生认为这样做同样可以增加药物的疗效。

作为一个特征，也是有争议的地方，那就是顺势疗法使用的是非常低剂量的活性成分。哈内曼稀释的物质，如颠茄（致命葵类植物），含有毒性并可能导致有害的不良反应。他发现在反复稀释药物的过程中振荡药物，不会使药效产生明显的损失，反而可以增加药效。这种现象即使在药物被稀释了很多次以后依然存在。

顺势疗法逐渐被接受

从化学角度来看，高度稀释的药剂往往不含有原始物质的一个分子。因此，这一点成为了顺势疗法被主流医学界接受的一个障碍。主流医学界认为药物的功效在于化学分子对细胞受体的作用。

相反，顺势疗法医生则认为通过振荡可使药剂原始的成份即使高度稀释后仍然具有一种物理意义上的"记忆"，而它区别于纯水。然而药剂究竟是如何起作用的仍然无法解释，而研究也还处于初级阶段。

药剂的配制方法

顺势疗法的药剂比如颠茄的配制方法如下：将整个植

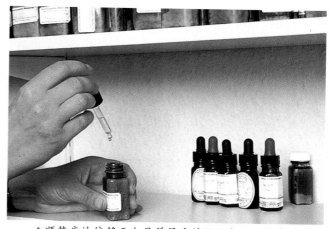

▲顺势疗法依赖于大量稀释后的活性成分。这意味着微量的药剂必须被谨慎地稀释于酒精中。

物切块后浸入70%酒精，配制"母酊"。使用最常见的势能级别（百分比）在99滴酒精溶剂中加入1滴母酊后剧烈振荡来配置"第100分"势能级别。这个过程再重复5次后配制"第600分"或者"6C"势能级别，它已经使得稀释剂中的成分只含母酊中的10亿分之一。这种势能级别就是平时在药房柜台可以买到的药剂。

大多数的顺势疗法者使用更高势能的药剂（稀释更多次），一般为"30C"或者更高。理论上势能高于"12C"的药剂就不包含原有成份的分子。然而，因为这些药剂被振荡了许多次，从而会具有更多能量，因此顺势疗法医生认为势能越高代表药效越强。

药剂制备

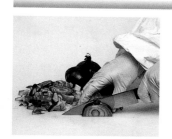

1.顺势疗法的药剂都萃取于植物、矿物及动物。顺势疗法者首先将原料切块。

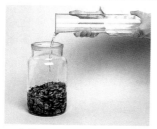

2.原料通过浸泡在浓缩的酒精溶液中来萃取。这需要浸泡2～4周。

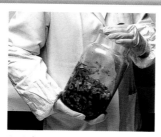

3.混合物密封于容器中，定期摇动以便使材料进一步溶解。现代药剂一般由机器摇动。

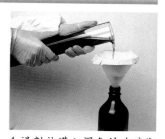

4.浸剂被灌入深色的玻璃瓶中。现在瓶中的就是所有后续稀释剂的基础——"母酊"。

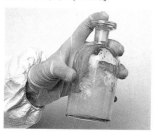

5.酊剂的样本被进一步用酒精按1：100的比例稀释。溶剂被剧烈振荡。这就是被大家所知的振荡法，并被认为会增加药剂的势能。

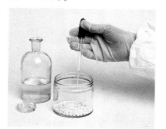

6.样本可能要被稀释和振荡更多次直到得到所需的稀释剂（势能等级）。药剂然后被加入乳糖（牛奶中的糖分）片剂中。

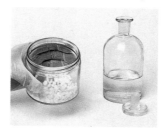

7.将罐中的药剂和片剂轻轻搅拌使得所有的片剂都被包裹足够剂量的药剂。

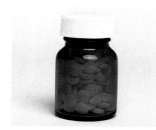

8.制成的药片储存于深色的避光密封瓶中。容器需要被储存在避免阳光直射的地方。

催眠疗法

催眠是使个体进入放松状态从而是使之直面问题的方法。催眠疗法包括使用催眠术来治疗各类生理和情感上的问题。

催眠疗法是一种使患者在放松状态下直面自己问题的治疗方法。治疗者和患者共同努力从而找到一种解决问题的方法。

关于催眠的原理有两种不同的观点。一种认为，存在一种明确的催眠状态，包括意识状态的改变。另一种观点认为催眠仅仅是简单使注意力集中。

无论治疗者说服力有多强，不可否认的是，催眠是一种愉悦和快乐的体验。

谁能被催眠？

患者被催眠的能力因人而异。一些人可以很好地被催眠，而另一些人则比较困难。有许多因素影响被催眠的深度，包括恐惧、偏见以及宗教观念。总的来说，具

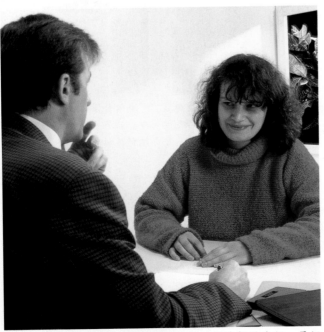

◀催眠疗法可以帮助治疗许多上瘾症，比如吸烟和酗酒。

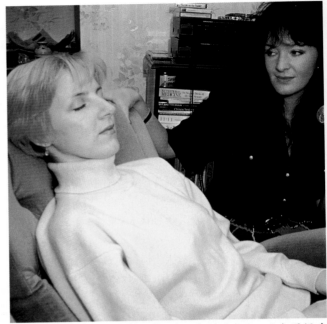

▲催眠疗法可以作为许多情绪失调的疗法，比如恐惧症和口吃。

有强迫型人格的人，比如有强迫症的人，会被认为基本不可能对催眠疗法产生反应。

对于催眠疗法的误解

催眠疗法不能神奇地治愈患者，也不能迫使患者做违背他们意愿的事情，更不会使他们遭到愚弄。被催眠的患者不是睡眠也不是失去意识，而是处于一种愉悦的休息状态。

合适的催眠治疗师

学习催眠的技术相对比较简单。然而这还不足以使一个人成为一名催眠治疗师。

催眠治疗应该由合适并具有保健资质的专业人员完成，比如医生、牙医和诊疗心理学家。这一点是很重要的，因为患者在被催眠时会招致无法预期的反应，只有有经验和资质的治疗师才知道如何合适地处理这些问题。

▶大众对催眠的印象通常是患者被催眠后处于冥想状态。然而，这并不是对催眠疗法最准确的描述。

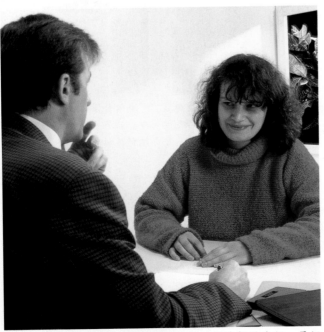

▲想要进行催眠治疗的人需要慎重的选择治疗师。最好是去具有权威认证的医生、牙医或心理学家处就诊。

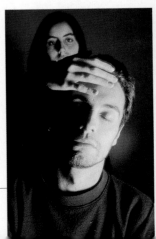

催眠疗法的作用

催眠疗法可以被用来治疗许多身体和精神上的失调，并且可以用来控制疼痛和提升行为活动能力。

在一个安静、镇定、舒适的环境中，催眠能够使得患者生动清晰地想象出对于他们来说有压力的情景。如果压力是在某一场景产生的，这个场景可在当时的时间点被"冻结"，并同时产生一个解除反应。

解除反应是不引起患者焦虑的一种思维模式。它有助于减轻患者对于恐惧状况的焦虑。所以当重新回到产生焦虑的场景时，患者会意识到压力的减轻。

催眠往往被认为可以治疗药物治疗无效的情况。作为一种自然的疗法，它不会产生传统药物可能产生的不良反应。

催眠疗法可以用于治疗：

◆ 情感失调
◆ 生理失调
◆ 运动能力。

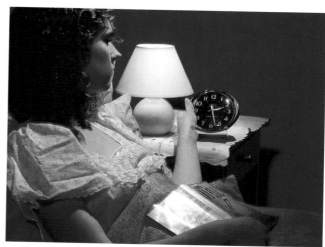

▲焦虑可以使人失眠。患有失眠症并对安眠药无效的患者可以进行自我催眠从而进入睡眠状态。

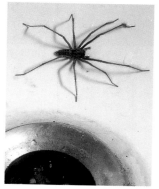

▲催眠疗法可以帮助患者克服一些特殊的恐惧症。例如克服蜘蛛恐惧症。

治疗情况

对催眠治疗产生较好的反应之一是过度流汗。这种情况是焦虑的一种生理反应。为了治疗这种情况，患者会在催眠状态下被引导经历一系列被分级并且程度不断增加的恐惧场景，并把这些场景用解除反应代替，直到解除每种情况的焦虑为止。这项技术可以用来解决许多问题，包括阳痿、交通恐惧症以及创伤后遗症。

催眠可以在多种方面帮助癌症患者，例如它可以被用于：

▼催眠可以降低高血压患者的血压。对于皮肤瘙痒也有帮助。

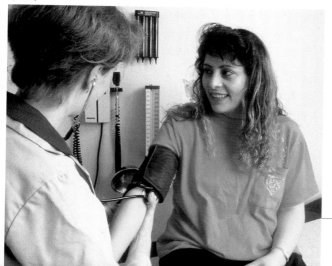

◆ 减轻疼痛
◆ 帮助减轻化疗患者的恶心和呕吐症状
◆ 改善运动能力
◆ 改善食欲。

催眠对于其他一些情况也有帮助，它们包括：

◆ 焦虑症状(如考前焦虑)
◆ 偏头痛
◆ 皮肤病。

除了癌症以外，催眠疗法在很多疾病中都具有减轻疼痛的效果。尤其在牙科手术中，麻醉师在场的情况下，催眠曾被用于代替手术中的麻醉。

改善运动能力

催眠被对于改善运动能力和增强个人成就感是有益处的。比如，催眠疗法对于参与运动者，如高尔夫、足球、箭术和滑冰都有帮助。

一些奥林匹克体操运动员使用催眠疗法来改善他们的套路动作，职业歌手使用它来提高演唱技巧。它也用于提高武术的表现等方面。

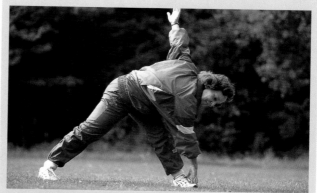

▲一些专家相信催眠能使人们提高耐力并表现得更好。已有证据显示它能改善运动能力，如高尔夫运动等。

印度头部按摩

印度头部按摩有益身心，缓解压力，促进健康。按摩师所应用的一系列技术各具功效。

印度头部按摩是一种安全、温和的减压疗法，在身、心两方面发挥着促进放松和有益健康的效应。印度头部按摩法在上背部、肩膀、脖子、手臂、头部、面部及耳朵等部位给予系统按摩，是非侵入性的，顾客在着衣情况下享受这种服务。任何人包括孕妇和体弱多病者，都可以从中获益。

起源

印度头部按摩早在1000多年前就已经在印度出现。它最初源于一种信仰，认为用纯植物油按摩头部有助于促进长发健康，所以主要在妇女中实践流行。

母亲从孩子出生起就定期为她们按摩，从而使得该技术代代相传，逐渐成为家庭日常生活的一部分。

这种按摩技术于20世纪80年代初期被引入西方，按摩范围也由头部和头发扩展到上背部和肩膀等其他部位。

缓解张力

压力作为日常生活的关键要素之一，无处不在。当压力升级到让个体无法应付时，紧张性张力就会被诱发，并削弱机体的免疫系统。肌肉收缩会带来诸如脖硬、肩紧及头疼等症状。

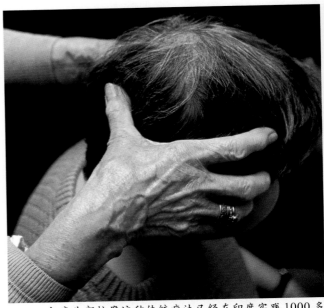

▲印度头部按摩这种传统疗法已经在印度实践1000多年，能缓解张力，促进头皮血供。

印度头部按摩有助于减轻阻塞，缓解这种累积的张力效应，同时也促进了发根的营养供应，有益于发质及生长。

优　势

印度头部按摩疗法聚焦于个体的心理、身体及精神三者的统一，是一种综合疗法。

▼应激相关症状，比如头痛和眼疲劳等都能从头部按摩受益。随着张力的减轻，效果立竿见影。

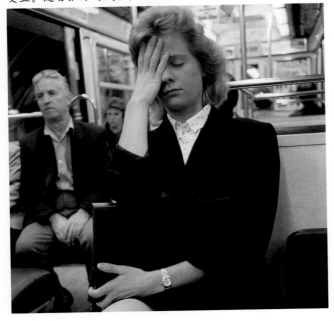

效应原理

按摩治疗师举证印度头部按摩的益处如下：

◆ 促进血液循环，提高脑组织氧供
◆ 增敏淋巴系统，更有效清除毒素
◆ 增强免疫系统功能
◆ 辅助呼吸系统以利于增加有益健康的深呼吸
◆ 调节身体能量的再平衡
◆ 提高肌肉张力，利于身体复苏
◆ 改善脑脊液循环从而缓解疲累，提高警觉性
◆ 通过诱发解毒剂的产生从而应对压力、焦虑及精神紧张，提高机体的自我修复功能
◆ 促进头发生长，改善发质，增强头皮能量。

主要适应证

印度头部按摩为整个机体提供及时的减压程序，有利于帮助肌肉松弛，减缓压力，效果立竿见影。

许多与应激相关的症状都可从按摩疗法中获得缓解，比如失眠、焦虑、抑郁、视觉疲劳、发质和头皮问题、头痛、鼻窦炎、耳鸣、肩颈僵硬、偏头痛、梦魇以及肌肉和呼吸系统问题。

寻访治疗师

一把能保持顾客和治疗师处于舒适体位的直椅是印度头部按摩所需的唯一设备。另外，治疗室要保证安静祥和，可借助柔和的灯光，舒缓的音乐等。

历史

治疗开始时，医生需与患者沟通，确认是否存在并不适合进行头部按摩的状况，包括最近头部伤、头皮或眼睛感染、血栓史、癫痫或是皮肤病比如银屑病。

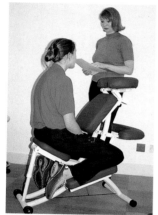

▲治疗师在按摩开始前先询问病史。这有助于评估个体对治疗的适应性。

按摩时治疗师征询患者意见，是否同意使用按摩油。由于对改善头发和头皮尤具优势，椰子油是最常使用的，但不是必需的。按摩时不能佩戴项链和耳环。

深呼吸

顾客不交叉双腿坐下，手平放于大腿，脚底着地。治疗师站在顾客后面，手放于顾客肩膀，嘱顾客做三个深呼吸。

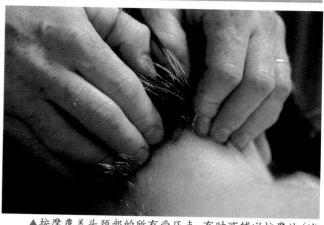

▲按摩覆盖头颈部的所有受压点。有时可辅以按摩油（比如椰子油）应用，但不是必要的。

然后治疗师轻轻将手移放于顾客头顶，再嘱其3次深呼吸。这项操作同时以顾客和治疗师为核心及基础，有利于顾客的放松，跟随治疗师的按摩节拍。

随后按摩即正式开始，终止于对气卦（印度瑜伽用语，人体的七个能量中心，又称七轮）中上级轮（喉轮、眉间轮和顶轮）的按摩，整个过程持续约30分钟。七轮控制着身体健康所需的能量，对上级三轮的按摩治疗有利于体内能量回归平衡。顾客应该在按摩结束后多喝水，以促进毒素的释放。

按摩技术

印度头部按摩中所涉及的技术是简单而有效的。治疗师一般都是两手并用，倘若一手主按摩，另一手则起辅助支持作用，这样有利于保持顾客和医生处于持续性"对话"状态。按摩手法多样，可以应用手掌、拇指或手指，或单用或合用。

多样效果

有些模式的按摩能轻缓地增加按摩部位的血供，而一些则起镇静作用。有些按摩促进局部升温，从而有助于肌肉组织变得柔韧可触，而有些则促进毒素的排放，放松肌肉，后者被广泛应用在颈部、肩部及手臂处。

疗程

头部按摩可在任何时候进行。倘若按摩目的是为缓解治疗某一特定明确的症状，疗程根据症状情况来定。

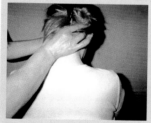

施压——深部组织施压按摩法可保持神经通路畅通，促进循环。可被应用在颅骨、头部及面部的受压点。

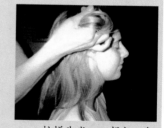

拉搓头发——提起一把头发然后轻轻拉搓，有助于增强头皮血供。

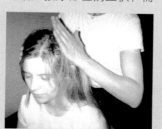

叩击——手掌尺侧缘轻快地敲击肩部，可增强血液供应，减轻张力。

揉搓——手掌面轻轻磋磨头部一侧，可温暖刺激头皮，改善整体状况。

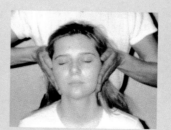

轻柔搁置手掌——这是一种舒缓的上提按摩技术，可应用于头面部和喉咙部。

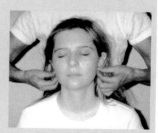

挤压及绕圈揉摩——用拇指和示（食）指挤摩耳廓外缘，有助于调节消化系统，增强免疫力。

按 摩

按摩通过应用系列技术来调控机体软组织，可针对特定症状，也可促进整体健康，是一种安全有效的治疗形式。

按摩治疗是一种安全的、非侵入性的对软组织的系统性调控。按摩师能够定位那些位于肌肉、肌腱或韧带的疾病，并可进而通过应用系列技术缓解治疗这些疾病。

按摩的起源演化

事实上每个人都在本能地实践按摩。当情绪不安时，尤其是在孩子处于这种情境时，人们经常用抚摩行为来给予安慰。这也许就是按摩成为最持久的物理治疗模式之一的原因，其应用可追溯到公元前 3000 年古代中国、埃及和印度的医疗系统。

几乎所有的主流文化，尤其是希腊人和波斯人，对按摩益处罗列了很多例证，并经常把按摩纳入他们的医疗实践。

瑞典按摩

我们今天所知的西方式按摩（即通常所称的"瑞典按摩"）最初是被瑞典的体操运动员 Per Henrik Ling(1776～1839 年)引进的。在中国旅行时，他学到了不少非常有效的按摩技术，返回瑞典后，他将所学归纳整理出一套针对中风的按摩技法，今天该治疗形式已众所周知，并已经成为许多其他按摩治疗的基础。

整体性治疗

在 20 世纪六七十年代的美国，Per Ling 关于按摩的

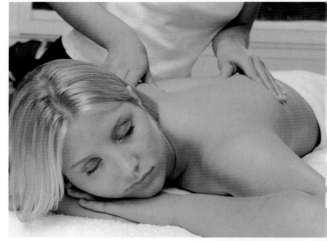

▲按摩通过调节软组织功能达到促进健康的目的，治疗师通过各自的技法来发现并治疗组织内的疾病。

见解方法等信息被加州 Esalen 研究所采纳应用。在那里，治疗师意识到按摩在整体性治疗中的价值，即通过促进心、身、神的交联统一从而帮助机体达到整体均衡健康。

其他治疗

按摩可和其他治疗形式相结合，比如芳香疗法。按摩是将精油的有效成份导入体内的方法之一。

按摩是如何起作用的？

按摩在心、身、神水平促进机体放松。通过促进内环境（不受外界环境影响的、由机体内部系统性调节而处于平衡的生理过程）稳定而让机体受益。

目前按摩仍然被看做是一门艺术，但研究者已经从生理机制方面强调了按摩的治疗功效，其所影响的主要系统如下：

循环系统

◆ 促进血液循环
◆ 刺激淋巴系统
◆ 强化免疫系统
◆ 增加细胞的血供和营养。

消化系统

◆ 可以减轻肠易激综合征和结肠痉挛
◆ 减轻水肿(组织肿胀)
◆ 通过调理肾脏净化血液
◆ 有助于消除便秘和代谢废物排泄。

▼ 按摩有助于减轻疼痛，恢复正常的肌肉活动。例如颈部按摩，可使帮助伸展从而得到紧张或收缩的肌肉放松。

肌肉系统

◆ 减少肌肉紧张
◆ 清除代谢废物，如乳酸
◆ 帮助恢复肌肉张力
◆ 有助于增加关节灵活性
◆ 促进血液和营养供应。

神经系统

◆ 放松镇静
◆ 治疗失眠和头痛
◆ 提高内啡肽（内源性缓痛物质）水平
◆ 释放被压抑的情感。

呼吸系统

◆ 改善呼吸节律
◆ 缓解咳嗽和哮喘。

骨骼系统

◆ 增加对骨组织的营养供应
◆ 减少肌肉紧张
◆ 有利于姿势和平衡的矫正。

按摩技巧

目前按摩技法主要有三种：轻抚法、揉捏法、叩抚法。

轻抚法

轻抚法是一种滑翔法按摩，应用两个手掌，以适当的力度施压向上。

滑动轻抚可被用作热身按摩，调定治疗节奏，配合使用精油或乳液温暖皮肤和肌肉，有助于再继续深入按摩的进行。滑动按摩法能帮助受益者放松，也用在按摩结束时（即"收尾"按摩）。

揉捏法

揉捏法是按压、推揎、揉捏肌肉等操作的通用叫法。可双手并用，也可在小按摩面单用拇指垫或手指。

揉捏法可以挤压出肌肉中的代谢废物，并且逐渐将张力感、毒素及疲惫感从体内清除，最终达到放松并延展肌肉纤维和筋膜（结缔组织），有利于机体处于适合深层次揉搓按摩的状态。

叩抚法

叩抚法是通过不同按压法以达到多样调控的通用术语。它包括：

◆ 轻度叩法——拧按，拍击或是指尖敲叩

◆ 中度叩法——掌拍、掌叩，用掌侧缘轻中度敲叩

◆ 重度叩法——击打、冲击。

深入按摩技法

若要增加局部循环或提高刺激力度，需要运用更深入的按摩技术，而这些技巧则需要按摩治疗师经过全面深入

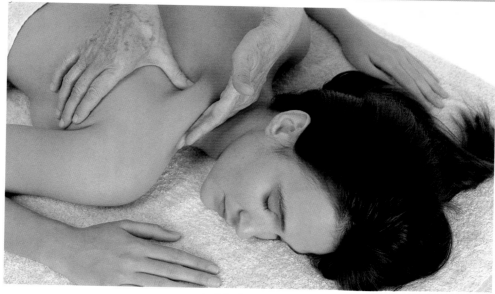

▲揉捏法是按摩的基本技术。治疗师施压并挤搓皮下肌肉，以释放张力，缓解僵硬。

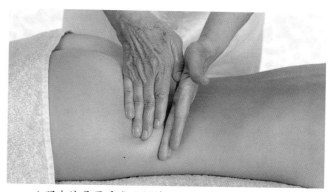

▲叩击法是用手掌尺侧缘以刀切运行方式敲摩皮肤，被用在脂肪和肌肉组织丰富的部位。

的培训。其他一些深层次按摩技巧比如颤动、震动和搓摩等也会用到。

注意事项

一般来讲，按摩是安全放松的，但有些常识性指南需要遵从。对按摩安全性尚不能确定的患者应该在预约前咨询医生。

按摩在如下情况下是禁忌的：

◆ 饱食2小时内，或者很长时间未进食

◆ 在虚弱或临床衰弱阶段，包括处于流感或其他病毒感染性疾病恢复期

◆ 经历大手术12个月内，或小手术6个月内

◆ 伴有严重内科疾病而未获得医生许可

◆ 在最近骨折、拉伤或扭伤部位

◆ 早孕期，孕中晚期应避免对腰部和腿内侧缘区域的施压

◆ 正处于放疗或化疗的癌症患者

◆ 患有皮肤感染性疾病

◆ 按摩前后立即饮酒或服用非处方药。

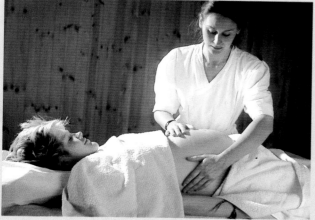

▲孕早期禁止按摩。孕中晚期，应避免对腰部的按摩。

营养疗法

营养疗法是指通过饮食和辅助方法来调节身体，治疗各种病变。它是目前最安全的辅助治疗方法之一。

营养疗法通过饮食和辅助治疗来达到最佳的健康和身体功能状态，是一种改善健康的整体治疗方法。

治疗目的

营养疗法涉及人体健康和生活方式的各个方面，旨在改善由各种原因所导致的健康问题：

◆ 清除身体的毒素
◆ 提高营养水平
◆ 传授饮食知识
◆ 改善饮食观念。

起源

已经很难追溯饮食治疗的起源，因为食物作为药物已经有数百年的历史了。公元390年，希波克拉底曾经说过："药补不如食补。"在希波克拉底时代，没有现代的抗生素和药物，人们只有依靠可以得到的药草和食物。例如，人们通常将大蒜作为抗生素。

今天，研究者已经证实大蒜包含大约100种活性成

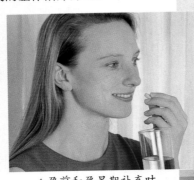

▲孕前和孕早期补充叶酸可防止胎儿神经管畸形。这是饮食可影响人体健康的例子之一。

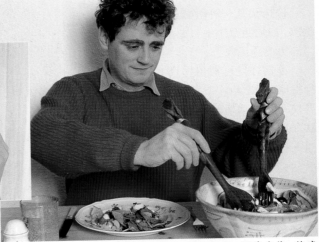

▲营养疗法主要是利用饮食来治疗疾病，调节身体。健康的饮食必须包括身体所有必需的各种营养。

分，可以改善各种疾病，包括高胆固醇和免疫力低下等。

人们每年都能发现更多的关于食补的配方。许多年前，研究者发现在怀孕前后3个月补充叶酸可以降低发生脊柱裂的风险。新的研究提示在妊娠后半期服用维生素C和维生素E可以降低子痫前期（高血压）的发生率。

营养疗法的优点

众所周知，营养对健康和幸福起着至关重要的作用。然而，有些人不同意使用补品，因为他们觉得自己通过均衡饮食就能得到所需的营养。

专业知识

我们需要指出的很重要的一点是，营养师接受过专业的知识和训练，所以他们能够根据自己的专业知识来回答某些饮食相关问题。他们也可以提供各种建议，例如特定食物中包含不同等级的营养，一些食物可能缺乏一些重要的营养素，食物的营养在烹饪过程中可能会被破坏。此外，每个个体每日所需摄入的食物营养素是不同的。

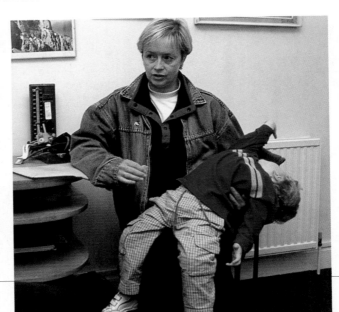

▶众所周知，营养疗法可以改善例如多动症等疾病。所以避免食用一些特定食物是非常有益的。

疾病

营养治疗师对患者选择正确饮食的帮助不可估量。营养治疗对一些疾病可以起到有效的治疗作用：

◆ 疲劳
◆ 头痛和偏头痛
◆ 抑郁
◆ 消化不良
◆ 激素问题
◆ 皮肤病，例如湿疹
◆ 关节炎
◆ 体重问题
◆ 糖尿病
◆ 腹部疾病
◆ 过敏症
◆ 高血压
◆ 念珠菌症
◆ 肠易激综合征
◆ 多动症和学习障碍，如自闭症。

初次咨询

在营养师实施任何饮食调整之前，他/她可能要咨询患者的全科医生。由于营养师并没有经过系统医学培训，所以需要上述谨慎的步骤。

患者信息

治疗师要对患者的病情有所了解，他们将会询问患者的生活方式、病史、家族史、情绪、消化系统健康状况、饮食记录和女性的月经史。

虽然有些问题可能很私密，但患者必须要诚实回答，因为治疗师的目的是为了了解患者情况和身体功能的整体状况。这些答案可能为治疗师提供患者可能存在的营养缺乏、过敏或毒素积累等情况。

测试

如果治疗师想要检测矿物质和毒素的含量，他们可以做头发检测。在检测矿物水平时，头发可以比血液提供更多信息。操作方法是在脑部剪一小撮的头发，将样品送到实验室进行检查。

如果一个妇女有月经和生育方面的问题，治疗师可能要建议进行激素的检查。这个检查可以提供激素水平的详细信息，以便确定疾病的原因。

在初步咨询结束时，治疗师会建议患者作出饮食的相关调整，并在营养补剂方面提供建议。患者也将会拿到下

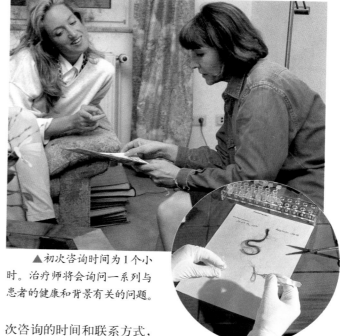

▲初次咨询时间为1个小时。治疗师将会询问一系列与患者的健康和背景有关的问题。

▲可以将头发样品送到实验室检测各种矿物质的水平，并据此调整饮食。

次咨询的时间和联系方式，如有疑问可以在咨询间隔期予以回答。很多问题可通过电话咨询成功解决。

治疗病例

许多疾病可以通过改变膳食结构获得益处。营养治疗常与传统治疗并行。

关节炎

关节炎患者可以从低毒素饮食中得到改善，例如减低红肉的使用量，增加油性鱼类、蔬菜和谷物的摄取，大幅度减少小麦和奶制品的摄取量直至完全不摄取。

呼吸系统疾病

试验显示患有鼻塞或肺部疾病如哮喘的患者可以从无奶制品饮食中得到改善。奶制品会导致体内黏液的集聚，加重症状，而大蒜可以帮助减少和消除黏液。

湿疹

湿疹是肠蠕动迟缓、脂肪酸缺乏、毒素增加的表现。湿疹的患者经常会对小麦或者牛奶过敏，因此需要根据这些因素，将这些刺激性食物从食物中去除。嗜酸乳杆菌可能会帮助促进肠道蠕动而补充必需脂肪酸从而改善病情。

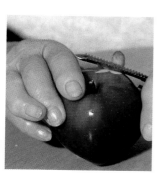

◀关节炎有时可以通过食用天然食品，避免人造食品得到改善。营养师可以对此提出建议。

营养治疗完全无风险的吗？

虽然营养治疗带来的风险非常小，但要记住重要一点是营养补剂可能会与药物相互作用。

例如，如果患者在服用华法林（一种抗凝剂）或阿司匹林，他们应该避免服用维生素E或大剂量鱼油（除非有医嘱），因为这些物质都会稀释血液。同时，对于孕妇和哺乳期妇女，她们所服用的补剂需要非常小心。

营养师的选择

选择营养师的时候，很重要的一点是确定他们是否经过注册的。只有完成所有公共课程，接受公认的资格证书的人才是营养师。他们有一套严格的法规约束来保护自己和患者。

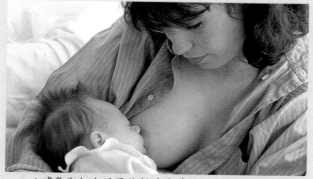

▲哺乳期妇女服用补剂时要遵循医生的意见。因为一些药物可能会从乳汁中排出。

整骨疗法

整骨疗法是一种轻柔调整身体的系统性疗法，旨在纠正骨骼和肌肉的不平衡状态。它是一种越来越流行的学科，可以用来治疗许多疾病，例如背痛。

什么是整骨疗法？

整骨疗法的创始人安德鲁·泰勒·斯蒂尔（Andrew Taylor Still）(1828～1917年)相信结构主导功能，也就是说，当身体的解剖结构在某种程度上受到干扰，身体的功能也会相应受到影响。

整骨疗法旨在利用解剖学的大量知识和充分发展的触叩诊技术来治疗患者。这种治疗不但影响患者的骨骼、肌肉系统，也会对他们的生理产生深远的影响。这种治疗的基础在于相信人体可以通过自我调节机制来治愈疾病的潜能，但这种潜能需要激活和协助。

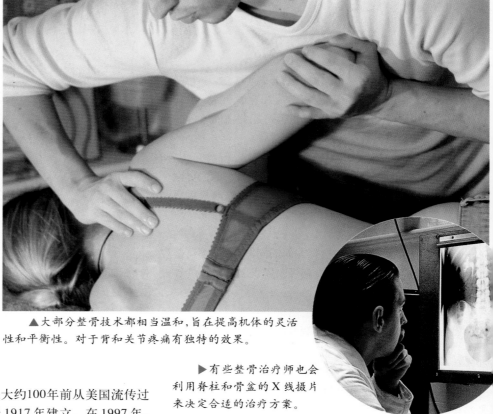

▲大部分整骨技术都相当温和，旨在提高机体的灵活性和平衡性。对于背和关节疼痛有独特的效果。

英国的整骨疗法

英国的第一次整骨治疗是大约100年前从美国流传过来的。英国整骨疗法的学校于1917年建立。在1997年，每天都有23000位患者前来咨询，年咨询量达到600万。在英国，整骨疗法越来越获得认可，为此1993年出台了《整骨疗法法案》，从2000年起，所有在英国执业的治疗师必须是综合理疗学会的会员，协会要求他们证实自己的资质和安全性，从而对治疗过程严格把关。

▶有些整骨治疗师也会利用脊柱和骨盆的X线摄片来决定合适的治疗方案。

颅骶骨整骨疗法是基于威廉·萨瑟兰（William Sutherland）的努力展开的，他在20世纪30年代发表了大量著作，之后的15年，这种治疗方法在普及性方面取得长足进展。整骨疗法的轻柔技法使得此法亦可运用于一些纤弱的患者，如儿童。

整骨医生处就诊

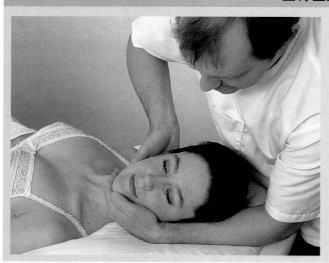

咨询开始的时候，整骨师要了解患者的详细病史以确定他们的整体健康状况和疼痛的来源。整骨治疗师还要仔细检查患者的身体结构。

许多人在关节活动时出现偶发的咔哒声响时并不在意，这将可能推迟整骨治疗就诊的时间。这声音是由关节面的微小空腔快速出现缺口而造成的（通常但不都是颈椎），该声音非常像把吸盘从平滑的表面拉开。要注意的是这种技术(通常称为高速推力)只是整骨治疗中的一种方法。

大部分治疗技术都与身体的自然机制相协调，非常柔和，例如，软组织治疗（推拿）、骨骼肌肉能量修炼、颅骶骨整骨疗法，筋膜放松治疗。在最近的研究中，只有不到一半接受治疗的患者曾受到高速度推力。

◀整骨疗法通常与理疗联系在一起。整骨治疗可以极大地缓解疼痛，但此学科所包含的却远远不止这些。

颅骨和颅骶骨整骨疗法

颅骨和颅骶骨整骨治疗是一项日益流行的技术。颅骨整骨可以治疗头颅骨，颅骶骨整骨可以治疗颅骨、内关节、脊椎骨和盆骨的疾病。

整骨疗法是基于以下事实的基础上：中枢神经系统浸没于脑脊液中，承受着周期性的急剧的压力变化，全身都能感受到这种如潮汐般的波动，尤其是颅骨之间的运动和骨盆骶骨的运动。虽然这种影响是轻微的，但对于整个系统的正常运作起着至关重要的作用。

颅骶骨整骨疗法试图治疗由于颅骨和盆骨之间运动限制所导致的畸形，也可以治疗结缔组织收缩导致的畸形。

新生儿疾病

整骨师相信儿童容易出现骨骼畸形，尤其是经产钳助产出生的。试验发现，80%的婴儿存在一些不平衡状态。通常，这些情况可以自愈，然而，有相当一部分病例，身体轻微的机械性异常可以导致各种疾病，例如疝气、喂养问题、其他消化道症状、抑郁、行为烦躁和睡眠障碍。

剖腹产的婴儿在压力和疲劳方面比其他新生儿要好一些，但他们缺乏由于分娩过程中突然减压所致的"启动"过程，因此可能导致鼻窦外流不畅、耳部反复感染、头痛、行为异常和其他各种情况。

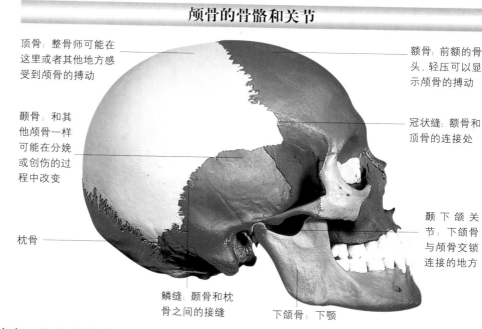

颅骨的骨骼和关节

顶骨：整骨师可能在这里或者其他地方感受到颅骨的搏动

额骨：前额的骨头，轻压可以显示颅骨的搏动

颞骨：和其他颅骨一样可能在分娩或创伤的过程中改变

冠状缝：额骨和顶骨的连接处

枕骨

颞下颌关节：下颌骨与颅骨交锁连接的地方

鳞缝：颞骨和枕骨之间的接缝

下颌骨：下颚

▲28块骨骼通过交锁的关节在颅缝相互连接，颅骶整骨疗法试图沿着颅缝轻柔地按摩骨骼。

整骨疗法和儿童

当对儿童进行治疗时，诊断过程与成人相同，但是当需要进行颅骶治疗的时候，所用的力量要非常小，目的在于让身体进行自我康复。治疗过程不需要让儿童处于睡眠状态，虽然有人不喜欢被人按住他们的头。

颅骶治疗技术

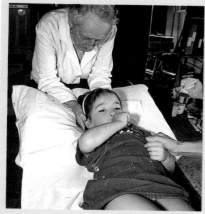
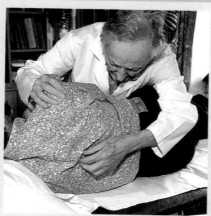
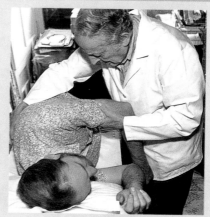

通过对颅骨施加非常轻柔的压力，治疗者可以感受到颅内脉动的节律，通过轻柔的按压可以转变不规则的节律。

治疗者进一步治疗患者的背部来纠正脊椎骨脑脊液循环的不平衡状态。

最后，治疗者纠正位于脊柱低位，构成骨盆的骶骨（颅骶治疗）。

指压推拿疗法

指压，是一种起源于日本的康复疗法。这种推拿疗法的原则有点类似于针灸。

指压推拿疗法是从早期的推拿法中发展而来的，Anma 推拿法来自于日本，Tuina 推拿来自于中国。像针灸及其他的东方医学治疗法一样，它是沿着人体的能量系统进行治疗。利用能量穴位网络，反映治疗内部的器官或者身体感情状态。

指压是怎样起作用的

指压推拿法通过激发疏通体内的能量流动来提升身体的健康状态。能量流动贯穿整个机体，经过各个穴位，类似于一个管道系统。当一直很平缓的能量流动被打断或者变得不协调，则人的机体、情感及精神状态就会表现出平衡被打乱的状态。

指压通过对身体的按压，如握、旋转、伸展，改变机体的状态，重建能量流动平衡状态。

影响

机体上，指压能够影响全身的血液和淋巴流动，这有利于释放毒素和缓解肌肉深层的紧张，并且能够激发体内激素系统。

更微妙的是指压的轻轻按压能使受治者全身得到深度的放松。因此，机体能利用其自身的激发能力。

按压的力度

尽管有多种按压形式能够满足人们在按压中的需求，指压在按摩治疗中是一种特别有效的方法。原因如下：

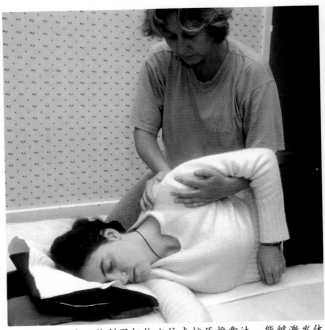

▲指压是一种利用机体穴位点按压推拿法，能够激发体内的能量流动。

◆ 患者在治疗中仍旧穿着衣服，对治疗中的力度更会完全接受

◆ 指压具有与别的推拿法不同形式的缓慢的、持续的按压。相比于其他推拿方法，这有利于机体肌肉释放紧张；

◆ 指压非常容易实践，它不需要特殊的设备，仅需要在地板上铺一张薄毯、一个安静的环境和正确的目的。

指压的作用

通常指压可作为预防手段使身体保持健康和平衡的状态。而且，指压可以使受治者更好地满足其精神、身体和感情上的需要。

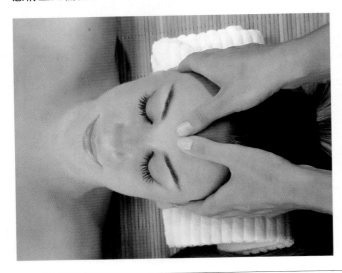

身体机能紊乱

对于那些已经存在健康问题的人，指压可以作为一种治疗方法或者作为其他治疗方法的补充。在很多情况下指压治疗效果很好。

指压治疗时对肌肉及韧带有联合和伸展的作用，也可以治疗骨骼肌肉间的疼痛不适，如背痛和关节炎。指压治疗还能够影响机体内的液体流动，如血液、淋巴和胞浆，因此也影响了组织间隙和它们的功能。在治疗肠道疾病、循环系统、呼吸系统疾病和激素问题中，指压能够起到很有效的作用。

情感上的作用

指压能够使身体深度放松，在身体应对各种焦虑、紧张、沮丧和情绪不稳等状态时能够发挥微妙的作用。

◀指压可以用来治疗那些具有健康问题的人。放松肌肉的紧张性，治疗一些不适，如头痛等。

治疗过程的表现

在治疗开始之前,医生要对患者的健康状态及目前服用的药物做一个病史记录,并且了解患者的生活习惯、饮食特点、锻炼方式。医生也可用中医学方式对患者舌头进行检查。

治疗中需穿着衣服,最好选择轻柔的棉质衣服,且最好是长袖、长裤。

治疗常常是在铺在地板的指压推拿垫上进行,指压推拿垫是一种很薄的垫子。

哈拉诊断法

治疗常常从哈拉诊断开始。哈拉是指身体前面腹部从骨盆以上延伸到肋骨下的部分。

通过触诊腹部,医生可以找出被封阻的穴位,或者看起来比较虚弱和空白的部位。根据这个部位会诊结果医生一般进行两到三条经络进行治疗。经络遍布全身,但没有

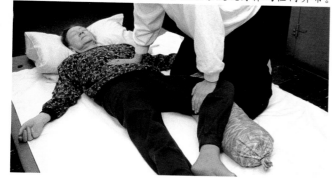

▼下图示为了检查患者的身体情况,指压推拿医师在对患者腹部进行推拿触诊。这种触诊法能够发现身体的任何异常。

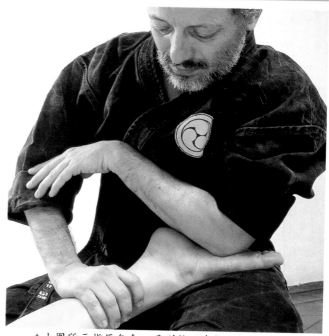

▲上图所示指压包含一系列技巧来按压经络以刺激能量的流动。这包括按压脚上的穴位。

两条经络是完全相同的,但形式上可能具有相似性。

治疗技术

按摩师根据患者能量部位和穴位的不同选择相应的技术。摇动、伸展和转动等动作分散阻滞的能量流。大拇指和手掌长时间深压某个穴位可以帮助驱动病变部位的能量流动。

治疗后

在治疗最后,患者允许睡觉休息,即给予治疗后睡着的患者睡醒的时间。

治疗后效果

治疗后患者普遍反映很放松、感觉很好并且很平静,有些人感觉精力充沛,热情膨胀,也有些人喜欢继续睡觉。这往往依赖患者治疗前的能量状态和给予的治疗方式。

治愈反应

新接受治疗的患者偶尔会因为释放了一些毒素和负面的情绪而经历一个暂时治愈反应。这种情况常以头痛或短暂的感冒样症状出现。

在指压推拿法治疗后如果有任何不适症状,要及时向医生咨询。

建议

医生可以给患者提供饮食、锻炼及生活方式的建议,鼓励患者深入了解自己的身体状态,以便更好地应对身体出现的问题。

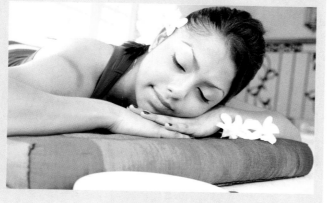

▼如图,治疗后,医生往往让患者好好休息放松一下。治疗后患者将会有一定的反应,即治愈效应。

指压推拿师

患者如果想要进行指压推拿疗法,请找具有指压推拿协会颁发的执业医师资格证的医生。

注册职业推拿医师

指压推拿协会成立于1981年,是英国指压推拿协会的一个分支机构。

每个注册医师证在其名字后面均有一个原始的MRSS编码,这表示他们已得到了由指压推拿协会制定的标准训练,并已达到合格要求。作为协会成员,他们有能力进行安全的指压推拿。并且,他们受职业道德规范章程的约束,具有职业保障保险。

阿育吠陀医学——印度传统医学

阿育吠陀医学是一门在印度和斯里兰卡广泛应用的传统医学。阿育吠陀医师利用排毒疗法、草药、合理饮食以及运动来解决个体健康失衡的问题。

阿育吠陀作为一门古老而全方位的医疗体系，在印度和斯里兰卡广泛应用。在梵文中，阿育吠陀意指"科学"或"生命（阿育）的智慧（吠陀）"。

传统医学

阿育吠陀是一个相当复杂的医疗保健系统，通过运用诸如排毒疗法、冥想、运动和饮食指导这些因素，来促进身体、情绪、精神和心理的健康。据一些贤达之士在一篇古代的印度文献中的记载，阿育吠陀医学可以追溯到公元前3000年，因此被认为可能是最古老医学体系。

阿育吠陀医师认为万物都是由火、水、土、气和大气五种基本元素组成。经过"阿格尼"（生物火）的作用转化为三种督夏（dosha），即存在于整个自然界包括人体内的三种能源，是维持我们的身体和精神正常的重要能源。

督夏，即能源波动的中心，每一种能源都由五大元素中的两种组成。气和大气结合形成瓦塔（Vata）、火和水结合形成皮塔（Pitta）、水和土结合形成卡法（Kapha）。

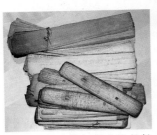

▲古代的阿育吠陀教材被记录在竹制品或棕榈叶上。这一医疗体系可以追溯到公元前3000年。

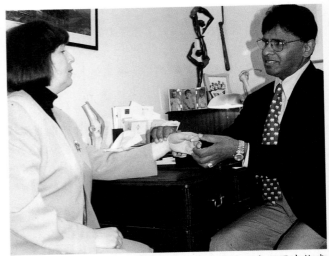

▲在阿育吠陀的医疗中，医师在手腕的三个不同点检查病患的脉搏。各点分别对应于三种能源之一。

体质

每个人都有一个比较占优势的督夏，这也决定了个体的体型和性格。每个人生来就处于一定的"prakruthi"（体质）状态，这意味着出生时的督夏是个体能源的最佳水平。

阿育吠陀医师认为疾病是由于督夏失衡所引起的，可因不良的饮食习惯、压力、损伤或者创伤所导致。这些失衡会阻碍"普拉纳"（prana）——生命气息的流动。阿育吠陀医师们通过恢复督夏到其应有的状态来治疗患者。

三种督夏（dosha）

▲水、火、气、土这四大元素（以及第五大元素，大气）构成完整的阿育吠陀。五大元素中的两种结合形成一个督夏。

每个生命体都具有三种重要能源或者称为督夏，而其比例各有不同。三种督夏分别为瓦塔、皮塔和卡法。

◆瓦塔：瓦塔是身体的驱动能力，功能类似于神经系统的运作功能。

瓦塔平衡时，个体保持足够的精力和快乐。当瓦塔能量不足，可以导致体液堆积、肠道感染、疲劳和循环障碍。当瓦塔能量过剩时会产生皮肤干燥、发质变脆、骨骼问题、肠道疾病、担心、焦虑、失眠和抑郁症。

◆皮塔：皮塔是身体的代谢能力。它掌控的因素包括胃口、体温和消化。

皮塔平衡时，人们可以正常地吃喝而不会发生超重或体重不足，并且可以保持身体的能量。皮塔不足可引起消化不良、食欲不振、体重减轻和嗜睡。皮塔过剩时会引起反酸、胃溃疡、炎症、皮肤疾病、烦躁不安和愤怒。

◆卡法：卡法控制体内水分的功能，包括各种黏液、脂肪和体液。

卡法不足会导致体重下降、肺部干燥、脱水和口渴。卡法过剩则引起哮喘、鼻窦问题、水肿、肥胖和高胆固醇。

治　疗

在治疗之前会有一个将近一小时的初步咨询。在咨询过程中，阿育吠陀医师会询问患者的健康状况、生活方式、职业、饮食和胃口等情况。随后医师将进行体格检查，并且记录下所有的特殊问题。

排毒疗法

在开始治疗前，必须排出身体内的毒素。根据个体的健康状况，患者可能接受一个为期7天的排毒治疗（帕奇卡玛排毒疗法，panchakarma），其中涉及多种措施，包括灌肠剂、通便药、泻药和鼻腔雾化吸入治疗，以清除肺部和上半身的毒素。治疗师认为这种强有力的措施对于病程较长的患者是必需的。

草药治疗

排毒治疗后，可以先采用草药或矿物质治疗来纠正个体督夏的失衡。各种药丸、补救药品和滋补品均由植物、

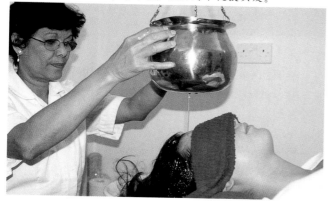

▼油疗或希罗达拉法可以有效地治疗失眠或偏头疼。治疗时，将油倒在患者的前额，然后向下抚摸头发。

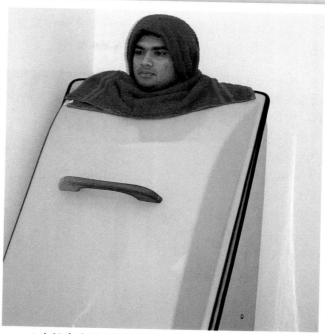

▲出汗疗法可以使患者排出体内的废物。常在洗完蒸气浴后进行一次精油按摩，可使体内的毒素上升到皮肤表面。

矿物、贝壳和金属制成。草药治疗包括辛辣调料，如用于发热、腹泻和流感的芫荽子，和用于哮喘和呕吐的姜。阿育吠陀医学中，芦荟是一种重要的植物草药，用于治疗肠道疾病和皮肤疾病。

推荐愉快的治疗：例如，marma按摩是采用精油按摩的一种治疗手段；rasayana是一个综合了瑜伽、诵经、冥想和日光浴的恢复性治疗。

治疗适应证

阿育吠陀对于湿疹、粉刺和银屑病这些病症有很大益处，也对与压力相关的一些病症如偏头疼、失眠和肠易激综合征有益。对于慢性关节疾病（如关节炎和风湿病），早泄和不育这类的性疾病，阿育吠陀对其也有一定疗效。

▼印度精油按摩旨在促进血液循环，清除体内垃圾以及放松肌肉。患者常常在蒸气浴后接受精油按摩。

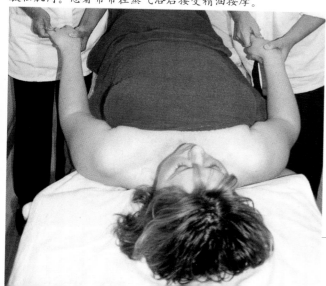

消化作用

阿育吠陀学认为，良好的消化功能是身体健康的关键。消化不良可产生"ama"，被认为是一种可以导致疾病的有毒物质。"生物火"（阿格尼）失衡时会引起新陈代谢紊乱，从而产生"ama"。当生物火运行正常时，能保持个体正常的功能。生物火的失衡是由于督夏的不规则而产生，它归根于进食过多错误的食物和液体以及情绪压抑。

过剩的卡法作用于生物火会减慢消化过程，使人感觉沉重和懒散。过剩的瓦塔则引起抽筋、便秘与腹泻交替。

精神健康

引起疾病的毒素不仅可以由躯体因素产生，还可由情绪因素产生。例如，恐惧和焦虑与瓦塔和大肠有关；当这些情绪持续存在，可能引起胃胀气和肠道疼痛。

不良的精神疾患也可以引起食物过敏。情绪表达的障碍可诱发食欲异常，进一步引起失衡，而瑜伽和冥想可以帮助人们认识和处理消极的情绪。

生物反馈训练

生物反馈训练使得个体能够利用自身的信息来控制某些生理过程。通过这种方法可以做到调节心跳、血压和体温。

生物反馈训练是一种治疗和冥想的方法，通过这一方法，个体可以学会控制某些生理过程，例如心跳、体温和血压。

一般情况下，生理过程不受意识控制，与这些生理过程通常无法自觉地感觉到有关。生物反馈通过监测生理过程，并且将其中的信息以视觉或者听觉的形式呈现给接受治疗的患者，令患者能够意识到这些生理过程。

◀生物反馈训练可以用于治疗持续性头疼。贴在前额的电极片能监测肌肉的电活动。

▲生物反馈训练监测某些生理过程，例如脉搏。获得的这些信息被反馈给个体，使得个体能够影响这些进程。

生物反馈的学习

以下是生物反馈中的一个典型例子，我们监测一个生物反馈学员的心率并且以一系列蜂鸣声反馈给学员。学员尝试通过集中注意力来加快或者减慢蜂鸣声。

当学员掌握了生物反馈的技巧，他可以随意行使，而不需要再使用生物反馈监测仪。目前我们仍不知道生物反馈是如何起作用的，但是它确实是有效的。

历史

传统医学理论认为，生理过程，如心率和血压是由自主神经系统所支配，因此，人们无法有意识地控制这些过程。

然而，许多印度瑜伽修行者就提出了相反的观点，并且，在20世纪60年代晚期，尼尔·米勒（Neal Miller）的试验对其提出了进一步的挑战。米勒发现，接受过训练的老鼠可以增加一只耳朵的血流量。这一学说提出，既然老鼠能够做到，为什么人类不行呢？

在20世纪70年代初，运用生物反馈训练来治疗慢性紧张性头痛的研究很成功。自从那以后，人们还尝试了其他多种生物反馈训练。

瑜伽的力量

瑜伽修行者都是瑜伽/冥想的专家，他们可以随意减慢自己的心率和呼吸，从而使他们在无空气的状态下生存更长时间。他们还能控制其循环和疼痛反应，以抵御燃烧或创伤。

还没有人能理解这一过程是如何起效的，瑜伽修行者可以通过放松身体以达到深层次的冥想状态来获取能量，与此同时，其头脑保持清醒状态。

脑电波的节律

生物反馈训练可用于同样的目的，通过对脑电波的反馈以及学习诱发关键节律。α波（放松波）和θ波（睡眠波）节律能放松身心；

◀冥想包括深思冥想和放松技巧。当头脑保持清醒的时候，生物反馈可以产生相似的效果。

通过加强β波（集中）的节律，可以达到身体放松/头脑清醒的状态。

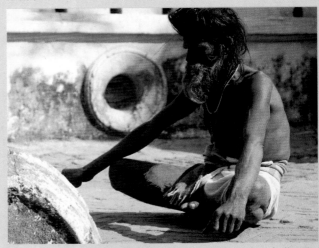

▲瑜伽大师，即瑜伽修行者，可以控制自身的机能，如心率。目前还不明白他们是如何实现这个过程的。

生物反馈的应用

通过现代的先进设备,我们可以实时监控几乎所有的生理过程,并且能够将获得的信息转换为视觉或听觉形式。

技术

生物反馈训练中最常用的监测方法有以下几种:

◆ 皮肤电阻器(ESR):ESR用于测量皮肤导电性,由汗腺分泌汗液的多少来决定,其次由生理觉醒的水平来决定。因此,皮肤电阻是测定压力的一种方法。

◆ 肌电描记器(EMG):用于测量肌肉的活动性,包括那些在通常情况下人体所无法感受到的肌肉活动。

◆ 脑电描记器(EEG):用于测量大脑电活动模式(脑电波),通过粘贴在头皮上的一系列电极片实现。某些脑电波与一些特定的意识状态息息相关;例如,α波是一种典型的放松状态的脑电波型。

◆ 心率、血压和其他生理过程的测量方法:除了作为生理觉醒和压力的标志之外,这些措施本身也具有重要生物学指示作用。

应用

成功应用生物反馈训练来治疗的适应症相当广泛。其中比较重要的包括以下这些:

◆ 紧张性头痛和偏头痛:有人认为额肌(围绕头部的一条肌肉,在通常情况下个体是无法意识到它的)的压力与慢性头痛性疾病有关联。通过监测患者额肌的肌电图,并将监测结果以咔哒音的形式经耳机反馈给患者。通过学习减慢咔哒音的节律,患者学会放松他们的额肌从而减轻头痛。

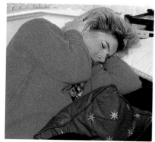

▼生物反馈训练也能用于治疗头痛。患者通过学习放松围绕头部的肌肉来减轻头痛。

◆ 失眠、疼痛和癫痫:通过脑电描记器来监测脑

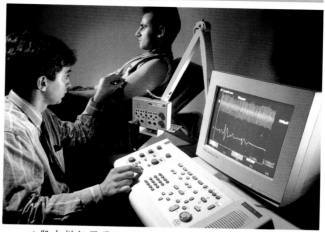

▲肌电描记器用于测量肌肉活动,如二头肌的收缩。肌肉活动的信息被反馈传送到屏幕上。

电波,并以色调的形式在一个光学显示器上显示来反馈。患者可通过学习来诱发与睡眠、放松、缓解疼痛相关的甚至固定的脑电波形式,从而帮助他们入睡、阻断疼痛或中止癫痫发作。

◆ 心律失常:心脏流速器也是一种肌电描记器,专门用于心脏监测。有致死性心律失常的高危患者可以通过心脏流速器学习调整自身的心跳,甚至可以在没有使用监护仪的情况下意识到心律失常的发生。

◆ 哮喘和焦虑:通过监测压力,如皮肤电阻器、肌电描记器和呼吸监视器,患者可以学会放松,从而降低他们生理觉醒的水平,保持平稳呼吸,并且应对哮喘发作或焦虑情绪。

◆ 血压问题:通过血压监测的生物反馈,患者可以学会控制他们的血压。因此,高血压患者可以降低其血压。

某些脊髓损伤的患者,站立时可能突发血压下降并引起意识的丧失;运用生物反馈训练可以帮助这些患者通过利用意识提高他们的血压来解决这一问题。

生物反馈训练的成功率

大多数生物反馈训练的研究显示,这种治疗方法有很高的成功率。但是,我们缺乏适当的对照试验,这可能与还没有人真正理解生物反馈因素是如何起作用有关,使得我们很难控制这一变量。

怀疑论

相当一部分人,对患者是否能真正学会控制其自身生理过程抱有怀疑。因此,主流医学界仍然对生物反馈训练的效果持怀疑态度,而且认为它往往只是以心理治疗的形式起效,这很大程度上与它提供了一种安慰剂效应有关。

患者的参与

姑且不论生物反馈训练是怎样起效的,它在治疗方面

确实有一定作用。它使得参与的患者投入其自身的每一个生理过程中,从而在治疗过程中更为积极主动。研究发现,这些因素对治疗结果影响很大,也使得生物反馈治疗成为一种很有价值的治疗手段。

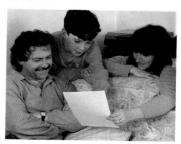

▶尽管生物反馈训练的作用机制还不明确,但是这一方法已经成功解决了一定范围的疾病。

THE PREGNANCY HEALTH GUIDE

孕产健康

· 英国医学教授为您解说健康知识 ·

[英] 彼得·亚伯拉罕斯 著

杨祖青 叶伟萍 熊瑛 译

知识决定健康，超过 400 张图片，为您解读

* 备孕事项 * 各阶段情况 * 综合征分析 * 应对方法

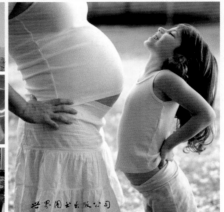

HEALTH FOR SENIORS

老年健康

· 英国医学教授为您解说健康知识 ·

[英] 彼得·亚伯拉罕斯 著

方宁远 汪海娅 译

知识决定健康，超过 300 张图片，为您解读

* 预防手段 * 病因分析 * 临床症状 * 治疗方法

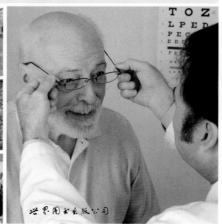

WPCSH